Haug

Christina Casagrande

Spagyrik

nach Alexander von Bernus

4., überarbeitete und erweiterte Auflage

37 Abbildungen

Karl F. Haug Verlag · Stuttgart

Bibliografische Information der Deutschen Nationalbibliothek
Die Deutsche Nationalbibliothek verzeichnet diese Publikation in der Deutschen Nationalbibliografie; detaillierte bibliografische Daten sind im Internet über http://dnb.d-nb.de abrufbar.

Anschrift
Christina Casagrande
Mozartstr. 6
82299 Türkenfeld
Deutschland

Ihre Meinung ist uns wichtig! Bitte schreiben Sie uns unter:
www.thieme.de/service/feedback.html

1. Auflage 2009 Sonntag Verlag
in MVS Medizinverlage Stuttgart GmbH und Co. KG
2. und 3. Auflage (2011 und 2014) Karl F. Haug Verlag
in MVS Medizinverlage Stuttgart GmbH und Co. KG

Rüdigerstr. 14
70469 Stuttgart
Deutschland

www.haug-verlag.de

Printed in Germany

Umschlaggestaltung: Thieme Gruppe
Umschlagfoto: © faustasian – stock.adobe.com
Zeichnungen: Christine Lackner, Ittlingen;
Karin Baum, Paphos, Zypern
Satz: SOMMER media GmbH & Co. KG, Feuchtwangen
gesetzt in Arbortext APP-Desktop 9.1 Unicode M180
Druck: Westermann Druck Zwickau GmbH, Zwickau

DOI 10.1055/b-006-161642

ISBN 978-3-13-241945-2 1 2 3 4 5 6

Auch erhältlich als E-Book:
eISBN (PDF) 978-3-13-241946-9
eISBN (epub) 978-3-13-241947-6

Danksagung

Neben der Autorin wirken beim Schreiben eines Buches immer viele Helfer und Helferinnen mit. Allen danke ich ganz herzlich für ihre Arbeit.

Ganz besonders gilt mein Dank Frau Karin Proeller und Herrn Christoph Proeller vom Laboratorium Soluna für Informationen und Bilder. Für die tatkräftige Unterstützung bei der Realisierung des Buches danke ich meiner Freundin Britta Arnold sowie Herrn Christian Böser, Frau Ulrike Marquardt vom Karl F. Haug Verlag.

Und nicht zuletzt einen liebevollen Dank an meinen Mann Donato, der mich durch die spannende Zeit des Schreibens mit Geduld, Anregungen und technischer Unterstützung begleitet hat.

Christina Casagrande

Vorwort zur 4. Auflage

In den vergangenen Jahren fragten mich viele meiner Patienten, welche spagyrischen Mittel sie zuhause haben und/oder welche Solunate sie in die Reiseapotheke mit aufnehmen sollen. Diesen Fragen habe ich ein eigenes Kapitel am Ende des Buches gewidmet.

Ansonsten sind nur wenige zusätzliche Tipps hinzugekommen. Die traditionelle Behandlung mit Solunaten hat sich über die Jahre, auch nach Rückmeldungen meiner Kollegen, bewährt.

Allen Leserinnen und Lesern, die die Spagyrik mit Solunaten für sich neu entdecken, möchte ich folgende Empfehlung beim Erproben dieser Mittel mit auf den Weg geben: Beginnen Sie mit der niedrigsten angegebenen Tropfenzahl und beobachten Sie, wie das Mittel an Ihnen oder an Ihrem Patienten wirkt. Die Erfahrung der vergangenen Jahre zeigt, dass viele Menschen immer schneller und intensiver, selbst auf kleinste Dosierungen, reagieren. Andere wiederum brauchen deutlich höhere Dosierungen. Wenn keine Testmöglichkeit zur Verfügung steht, hat es sich bewährt, schrittweise die ideale, persönliche Dosierung herauszufinden. Mit der Zeit kommt die Erfahrung, die Sie schnell das richtige Maß finden lässt.

Ich wünsche Ihnen alles Gute und die Neugierde eines Kindes beim Erforschen neuer Wege.

Türkenfeld, im März 2019
Christina Casagrande

Vorwort zur 3. Auflage

Während meiner Ausbildung zur Heilpraktikerin machte uns ein Lehrer auf ein Seminar in Norddeutschland aufmerksam. „Thema: Spagyrik, am Beispiel des Rosmarinmagisteriums; Seminarleitung: Professor Manfred Junius, Alchemist und Musiker". Damals sagte mir das nicht viel, denn was bedeutete mir schon Spagyrik, und was bitte war ein Magisterium?

Besagter Lehrer hatte uns während seiner Unterrichtsstunden oft auf die Möglichkeit einer anderen Betrachtungsweise des Alltäglichen hingewiesen, die analoges Denken übt. Ganz egal, was gerade Thema war, er verstand es, unsere Aufmerksamkeit auf Dinge zu lenken, die logisch zusammenhangslos erschienen und doch in ihrem gleichzeitigen Auftreten dem Zufall Hohn sprachen.

So legte ich seine Information zum Spagyrik-Seminar nicht gleich zur Seite und fragte mich immer wieder: „Soll ich wirklich für eine Woche in den Norden fahren und mich mit Dingen auseinandersetzen, die für die anstehende Heilpraktikerprüfung völlig nutzlos sind?"

Letztendlich fuhr ich doch zu einer alten Windmühle in der Nähe von Bremen, in der das Seminar stattfand. Ich fühlte mich anfangs wie in einer Klausur bei den Zenmönchen. Wir wohnten und aßen in der Mühle und verließen diesen Ort eine Woche lang nicht. Eingesponnen in den Kokon alchemistischer Laborarbeit, tauchten alle Teilnehmenden in eine andere Welt, in eine andere Zeit ein. Wir erlebten das Trennen („spao" = „Ich trenne") und das Verbinden („ageiro" = „ich verbinde") der Pflanzenanteile, destillierten, veraschten, filtrierten und kohibierten. Abends spielte Junius für uns auf seiner Surbahar (einem indischen Saiteninstrument) indische Ragas, immer dem Element gewidmet, mit dem an diesem Tag dominant gearbeitet wurde.

Dieses eindrückliche Erlebnis ließ mich nicht mehr los. Zwar führten mich meine therapeutischen Wege erst zu Homöopathie, Bachblüten- und Aromatherapie, ich lernte Fußreflexzonenmassage und Farbpunktur. Doch immer wieder begegnete ich Kollegen, die mir von spagyrischen Heilmitteln erzählten, die ich unbedingt kennenlernen müsse. Was sollte ich mit noch einer Ausbildung?

Susanne Fischer-Rizzi, meine Lehrerin in Aromatherapie, empfahl mir dringlich, das alte Schloss in Tapfheim bei Donauwörth zu besuchen. Ich sollte mir die Bibliothek des Alexander von Bernus anschauen und versuchen, dort einen Einstieg in die Spagyrik zu finden.

Auf dem Weg zu meinem ersten Seminar dort geriet ich in ein gewaltiges Gewitter mit sintflutartigem Regen, Sturm und Hagel, fast so, als wollte mich etwas hindern. Ich kam verspätet, aber dann doch in Tapfheim an. Im alten Bibliothekssaal hörte ich zum ersten Mal von den Solunaten, hielt seltene Bücher aus dem 16. und 17. Jahrhundert in der Hand, sah einige Briefe der Korrespondenz zwischen Rudolf Steiner und Alexander von Bernus.

Marino Lazzeroni, der damals das Laboratorium Soluna leitete, öffnete mir durch seine Begeisterung für diese Arbeit eine weitere Tür zur Spagyrik. Er ließ uns Seminarteilnehmer im Labor an den Pflanzen riechen, die umso vieles intensiver rochen, als ich es von getrockneten Pflanzen gewohnt war. Er zeigte uns das Rhythmisieren der Tinkturen und vermittelte Zusammenhänge, die weit über die Herstellung von Heilmitteln hinausgehen. Er hatte seine Aufgabe gefunden, war in ihr aufgegangen und streckte seine helfende Hand aus für alle, die sich mit Spagyrik vertraut machen wollten.

Viele Male habe ich seine Hilfe in Anspruch genommen, als ich begann, meine Patienten mit den Solunaten zu behandeln. Wann immer ich ihn anrief, erhielt ich einen Hinweis, wie ich meinen Therapieansatz verbessern konnte. Mit der Zeit wurde mir dieser Weg vertraut und es gelang mir, vielen meiner Patienten zu helfen.

Dieses Buch ist aus dem Gefühl der Dankbarkeit entstanden gegenüber all den Lehrerinnen und Lehrern, denen ich begegnen durfte, die mir ihr Wissen so großzügig vermittelt haben. Und es entstand der Wunsch, meine Erfahrungen mit Ihnen zu teilen.

Ihnen, liebe Leserin, lieber Leser, wünsche ich Freude beim Lesen dieses Buches, Erfolg und gutes Gelingen zum Wohle Ihrer Patienten.

Türkenfeld, im Juni 2013
Christina Casagrande

Inhaltsverzeichnis

Teil 3

Basistherapie

Teil 4

Bewährte Indikationen

Teil 5
Anhang

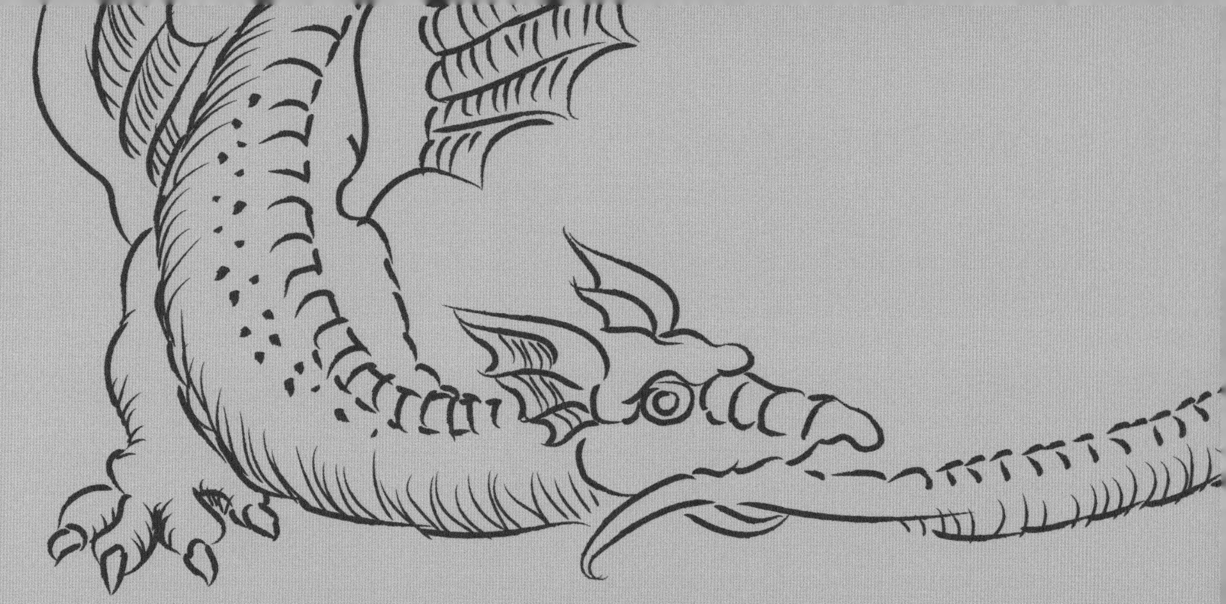

Teil 1
Einführung in die Spagyrik

1 Was ist Spagyrik?

Ich hatte schon viele Jahre Vorträge über Spagyrik gehalten, da wurde ich eines Tages gefragt: Was ist Spagyrik wirklich? Ein Handwerk, eine Kunst, eine Wissenschaft oder etwa Philosophie?

Das war keine neue Frage für mich, aber doch ein klarer Anlass, endlich eine befriedigende, möglichst einfache Antwort darauf zu finden. Schlage ich eines der üblichen Bücher zum Thema auf, finde ich meist eine längere Abhandlung über Philosophie. Manchmal werden auch merkwürdige Dinge geschildert oder der Leser findet hauptsächlich Spott über den vermeintlichen Aberglauben. Doch ich habe eine ganz andere Sicht der Verbundenheit der Dinge und die möchte ich hier mit Ihnen teilen.

Die Menschen wollten schon immer verstehen, wie die Natur ihre Wunder vollbringt. Diejenigen, die sich einst auf den Weg machten, diese Wunder zu begreifen, nennen wir heute Alchemisten. Sie suchten und sie fanden, sie irrten und sie glaubten zu wissen. Viele von ihnen schrieben Bücher in einer seltsamen Sprache, die sie erst erfinden mussten, weil es keine Begriffe und Wörter gab für die Dinge und Zusammenhänge, die sie erforschten.

- Ihr Prüfstein war die Laborarbeit, hier wurden sie zu Handwerkern.
- Sie brachten sich mit Leib und Seele in diese Arbeit ein, und das machte sie zu Künstlern.
- Ihre Neugier und ihr Zweifel, der Wille zu überprüfen, da waren sie Wissenschaftler.
- Und weil sie die Zusammenhänge des gesamten Kosmos begreifen wollten, weil sie an einen Gott glaubten, waren sie Philosophen.

Einige von ihnen haben sich verirrt. Sie wollten Gold machen, um reich zu werden, und verloren ihr Ziel, die Wunder des Lebens zu verstehen, aus den Augen. Andere wiederum, unter ihnen **Paracelsus,** hatten den Wunsch, mit ihrer Laborkunst dem leidenden Menschen zu helfen. Paracelsus nannte seine Kunst Spagyrik. Der Begriff leitet sich ab aus den griechischen Worten „spao“ für „ich trenne“ und „ageiro“ für „ich verbinde“.

In der Weltsicht des Paracelsus sind alle materiellen Dinge aus den **vier Elementen Feuer, Erde, Wasser und Luft** sowie nach den drei philosophischen Prinzipien aufgebaut. Die **philosophischen Prinzipien Sal, Sulfur und Merkur** sind an sich nicht stofflicher Art, sondern beschreiben Qualitäten und Eigenschaften von Substanzen. Darüber hinaus lassen sich mit den philosophischen Prinzipien auch dynamische Vorgänge charakterisieren.

Das Trennen und Verbinden, die spagyrische Aufarbeitung von Heilpflanzen, Mineralen und Metallen, beziehen sich – folgt man Paracelsus – auf die philosophischen Prinzipien Sal, Sulfur und Merkur. Andere Denkschulen definieren andere Prinzipien und Zuordnungen. In jedem Fall werden bei der Verarbeitung Substanzen, die den jeweiligen Prinzipien zugeordnet sind, herausgelöst, um sie dann, von „vergänglichen“ Teilen befreit, wieder zusammenzuführen (Kap. 4.1 und Kap. 5.1). Durch **Rhythmisierung** werden die gereinigten Substanzen „erhöht“, d. h. durch Veränderung der Molekularstruktur in einen dynamischen Zustand gebracht (Kap. 5.2).

Die Verarbeitung spagyrischer Mittel unterscheidet sich auf der rein materiellen Ebene nicht wesentlich von den modernen Verfahren der pharmazeutischen Arzneimittelherstellung. Der wesentliche Unterschied beruht auf Qualitätsanforderungen an Ausgangsmaterial und Verarbeitung, die jenseits von rein chemischen Faktoren liegen. Der Qualitätsunterschied lässt sich am einfachsten am Beispiel der Herstellung von Wein erklären: Rein chemisch gesehen sind Weine aus industrieller Massenproduktion nur schwer von Spitzenprodukten eines Kellermeisters zu unterscheiden. In dem Augenblick, in dem man den Wein kostet, muss man aber kein Kenner sein, um den Unterschied festzustellen.

2 Paracelsus

Bei Paracelsus finden wir erstmals die Verwendung des Begriffs „Spagyrik" für das Herstellungsverfahren seiner Heilmittel. Ursprünglich wurden Heilmittel von den Ärzten selbst hergestellt – und Paracelsus forderte dieses Können auch als Kennzeichen eines wahren Arztes ein. Das Herstellungsverfahren seiner Heilmittel basierte auf alchemistischen Methoden. Um hier jedweder Verwirrung vorzubeugen, sei darauf hingewiesen, dass Paracelsus die Begriffe „Alchemie" und „Spagyrik" synonym gebrauchte.

Paracelsus wurde als Theophrastus Bombastus von Hohenheim um 1493 im schweizerischen Einsiedeln geboren und starb 1541 in Salzburg. Über die Bedeutung des Namens Paracelsus gehen die Meinungen auseinander. Jedenfalls bedeutet „celsus" hochragend und „para" jenseits oder gegen. Nun fassen das die einen als Paraphrase von „Hohenheim" auf, die anderen beziehen sich auf Aulus Cornelius, der Celsus genannt wurde. Dieser hatte zwischen 25 und 35 n. Chr. eine Enzyklopädie der griechischen Heilkunst verfasst. Auf diese Texte bezogen sich von Galen (128 bis ca. 216 n. Chr.) und Avicenna (980 bis 1037 n. Chr.), die „Säulenheiligen" des Medizinverständnisses z. Z. des Paracelsus.

In der ihm eigenen theatralischen Art verbrannte Paracelsus 1527 als Stadtmedicus und Professor an der ehrwürdigen Universität Basel öffentlich, was er die „Die Summe der Bücher" nannte – möglicherweise eben genau dieses sakrosankte medizinische Lehrwerk. Das war dann auch der Anfang vom Ende seiner akademischen Laufbahn. Paracelsus sollte zeit seines Lebens nicht mehr zur Ruhe kommen. Mit schöner Regelmäßigkeit musste er seine Wirkstätten immer wieder verlassen.

In seinen Schriften klagte Paracelsus über die Anfeindungen, die er seitens der Ärzte und Apotheker überall erfuhr. Aber er hatte unbestrittene Erfolge und war bei seinen Patienten beliebt. Paracelsus stellte an jeden, der als Arzt wirken wollte, höchste Ansprüche, denn in seinen Augen musste die ärztliche Kunst auf den vier Säulen der Philosophie, Astronomie/Astrologie, Alchemie und Tugend ruhen.

2.1 Philosophie

In Bezug auf die Philosophie forderte Paracelsus: *„Zuallererst muss der Arzt Himmel und Erde kennen"* ([23], S. 31). Er meint damit allerdings nicht das Lernen von Daten und Fakten aus Büchern, sondern verlangt, der Arzt müsse die Natur untersuchen, um zu lernen, alle Dinge, die ihm begegnen, in das alchemistische Schöpfungsschema einzuordnen. Er muss die kosmischen Wirkprinzipien sowohl in den Krankheiten als auch in den Heilpflanzen erkennen und um deren Gesetzmäßigkeiten wissen. Nur auf diesem Wege erwirbt er sich aus Paracelsus' Sicht die Fähigkeit, einer Krankheit das passende Heilmittel zuzuordnen. Die so gefundenen Erkenntnisse muss ein Arzt schließlich in der Praxis überprüfen.

Genau dieses geforderte Grundprinzip führte dazu, dass Paracelsus später als einer der Begründer der wissenschaftlichen Medizin angesehen wurde.

In ► **Abb. 2.1** ist das philosophische Prinzip von Paracelsus bildlich dargestellt. Die Natur ist eine schöne, kräftige, selbstbewusste Frau, der Alchemist folgt ihren Spuren. Er hält die Lampe hoch (Feuer der Erkenntnis), tastet mit dem Stock den Weg ab (schrittweises Erkennen). Zudem trägt er eine Brille (schärfere Sicht).

2.2 Astronomie/Astrologie

Den Himmel zu kennen bedeutet, den Lauf der Gestirne berechnen zu können. Aber im paracelsischen Weltbild sind die Gestirne die kosmische Uhr, die Hinweise auf den Lauf der Wirkkräfte der Natur gibt. Ohne dieses Wissen kann der Arzt weder eine umfassende Diagnose stellen noch die genaue Art der Krankheit erkennen und somit auch keine Aussage über die einzusetzende Arznei oder den Zeitpunkt und die Dauer der Behandlung machen.

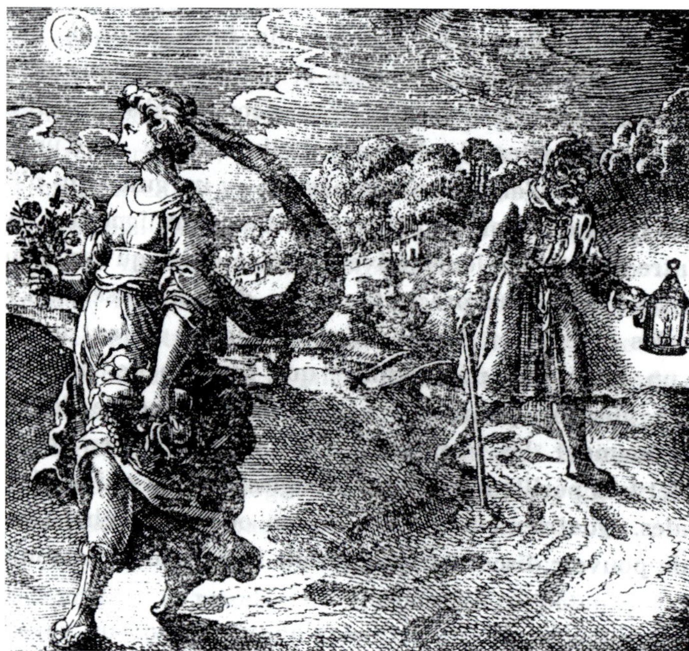

▶ **Abb. 2.1** Alchemist folgt den Spuren der Natur. (aus: Maier M. Atalanta Fugiens, hoc est, Emblemata Nova De Secretis Naturae Chymica. Oppenheimii; 1618)

2.3
Alchemie

Die Alchemie, oder genauer die Spagyrik, ist die Voraussetzung für die Herstellung der Arznei. Paracelsus verglich die Verwendung einer unbearbeiteten Substanz als Arznei mit dem Essen von rohem Fleisch und dem Tragen von ungegerbten Häuten: Grobschlächtig, unbeholfen, ja gesundheitsgefährdend nannte er das.

Für Paracelsus sind die Wirkkräfte zur Heilung von Krankheiten in der Natur so subtil, dass sie erst aufgeschlüsselt werden müssen. Der alchemistische Prozess dient dem Trennen aller grobstofflichen Teile von der innewohnenden Heilkraft. Nur nach einer solchen Aufbereitung kann die Arznei vom „Himmel" zum Ort der Krankheit geführt werden.

2.4
Tugend

Die Tugend als vierte Säule ist im Arzt selbst angesiedelt. Sie führt die anderen drei Säulen zusammen. Paracelsus rückte den Arzt, der sein Wissen und Können von und durch Gott hat, in die Nähe der Propheten und Apostel. Die Macht des Arztes über Gesundheit, Leben und Tod, die ihm aus dem Vertrauen seiner Patienten zuwächst, ließ Paracelsus höchste Anforderungen an den Charakter stellen. Es gehört zu den Widersprüchlichkeiten des Paracelsus', dass er trotz seines Lebenswandels letztendlich die Meinung vertrat, er sei der Einzige unter den Lebenden, der diesen Anforderungen genüge, sprich, der einzig wahre Arzt seiner Zeit.

Der Nachwelt fällt es offenbar entschieden leichter als seinen Zeitgenossen, über die menschlichen Unzulänglichkeiten von Paracelsus hinwegzusehen. Die von ihm angestoßene Revolution des ärztlichen und naturwissenschaftlichen Verständnisses wirkt bis in unsere Zeit hinein und wird als Fortschritt gewertet. Paracelsus ist vom verteufelten Feind der damals etablierten Medizin zum Namensgeber für die höchste Auszeichnung der heutigen deutschen Ärzteschaft geworden: die Paracelsus-Medaille.

Paracelsus scheint das vorhergesehen zu haben, denn er sagte:

„Ich werde grünen und ihr werdet dürre Feigenbäume werden. … Die Erde und das Wasser werden ihre Philosophen erneuern und das Licht der Natur wird seinen Alchemisten zum anderen Mal gebären."
([8], S. 9)

3 Alexander von Bernus

Zu Beginn des 20. Jahrhunderts war die Faszination der paracelsischen Medizin ungebrochen. Sie erhielt in dieser Zeit durch die Anthroposophie zusätzliche Impulse. Es wird als ein zentrales Anliegen von Rudolf Steiner, Begründer der Anthroposophie, beschrieben, aus dem geistigen Bereich Wissen zur Verbesserung des menschlichen Lebens zu gewinnen. Dieses Wissen beruht auf alten Weltanschauungen, die aber in die Moderne hinein weitergedacht wurden.

Bei den Vorarbeiten zur Entwicklung seiner Heilmittel arbeitete Alexander von Bernus (▶ **Abb. 3.1**) intensiv mit Rudolf Steiner zusammen. Sein Ziel war es, ein einfacheres Heilsystem als das der Homöopathie zu finden – sein Weg dahin war die Alchemie.

Alexander von Bernus (1880–1965) wird von Klaus Mann in seiner Autobiografie als ein Mensch beschrieben, der seine Laufbahn als

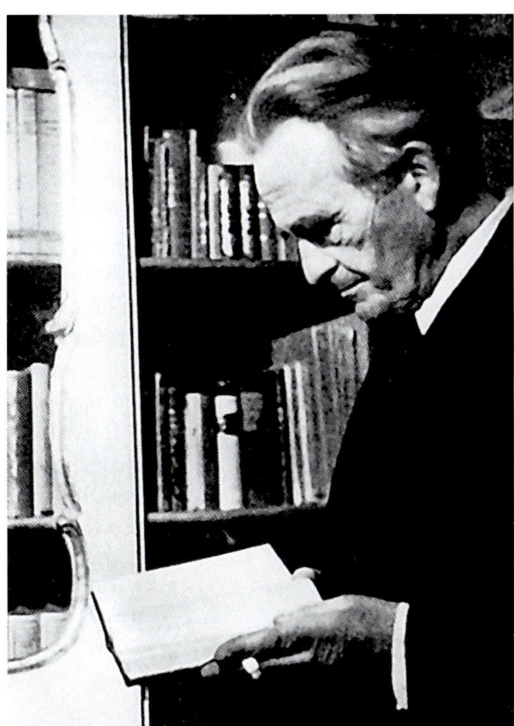

▶ **Abb. 3.1** Alexander von Bernus. (Laboratorium Soluna, Donauwörth)

„… literarischer Bohemien begonnen [hatte], um sich aber bald tieferen Studien und Abenteuern zuzuwenden. Aus dem verspielten Ästheten wurde ein Mystiker, aus dem Mystiker ein professioneller Adept und Künder der okkulten Sphäre. Nach kurzer Lehrzeit bei verschiedenen esoterischen Gruppen schloss er sich der Anthroposophischen Gesellschaft an, deren Gründer und Leiter, Dr. Rudolf Steiner, dem Hause Bernus auch persönlich nahestand.“ ([22], S. 139). Alexander von Bernus selbst sagte in einem Rundfunkinterview am 6. Februar 1952, dass die Theosophie von Blavatsky der „… Anfang [war] meines Werkes zu diesem ganzen okkulten, theosophischen Gebiet, und von da kam ich dann zur Astrologie, zur Alchemie und zur esoterischen Medizin, der mittelalterlichen Medizin, und dann habe ich das meiste aus dem Paracelsus natürlich.“ ([29], S. 78)

In den Jahren 1912 bis 1914 studierte von Bernus Medizin, Chemie, Botanik sowie Physik und richtete auf Stift Neuburg, dem damaligen Familiensitz, ein alchemistisches Labor ein. Die ersten Heilmittel stellte er ab 1914 zusammen mit dem in praktischer Alchemie bewanderten Conrad Johann Glückselig her – nach Angaben von Paracelsus [29]. Nach sieben intensiven spagyrischen Arbeitsjahren gründete er 1921 ein pharmazeutisch-spagyrisches Labor, aus dem das Laboratorium Soluna hervorging. Die hier hergestellten Arzneimittel heißen entsprechend Solunate.

4 Spagyrische Grundbegriffe

4.1 Die Grundprinzipien Merkur – Sulfur – Sal

Merke

Die Grundprinzipien Merkur, Sulfur und Sal sind die Dreh- und Angelpunkte der Philosophie von Alchemie und Spagyrik.

Unglücklicherweise besteht in den Werken der verschiedenen Autoren keinerlei Einigkeit darüber, was unter diesen Prinzipien genau zu verstehen ist. Es herrscht noch nicht einmal Einigkeit darüber, ob sinnvollerweise von zwei, drei oder fünf Prinzipien ausgegangen werden soll [24].

Ebenfalls strittig ist die Zuordnung der Begriffe Merkur zu Geist, Sulfur zu Seele und Sal zu Körper. Einer der Diskussionspunkte, nur um ein Beispiel zu nennen, betrifft die Frage, ob der unsterbliche Anteil des Menschen die Seele oder sein Geist sei.

Eine für mich einleuchtende Erklärung der drei Prinzipien gibt Manfred Junius, Professor für Biologie, Musiker und Alchemist in der Tradition von Paracelsus, für die praktische Arbeit im Labor ([15]). Er betont jedoch dabei, dass er damit kein Dogma aufstellen will. Im Folgenden eine Zusammenfassung seiner Ausführungen, wie ich sie während meiner Ausbildung bei ihm verstanden habe.

- **Merkur – das Geistprinzip.** Das Geistprinzip wird als transpersonales Prinzip beschrieben, das in jeder Lebensform vorhanden ist. Es hat selbst keine individuellen Eigenschaften, sondern dient als vermittelndes Prinzip, wie Merkur, der Götterbote, der Nachrichten unverfälscht übermittelt. Seine materielle Repräsentation ist immer ein **Lösungsmittel,** in der Regel Ethanol. Alkohol löst organische Substanzen aus einer Pflanze und bindet sie an sich. Die frühen Alchemisten mögen beobachtet haben, dass bei spontanen Vergärungen die Pflanze zerfällt und Alkohol entsteht. Daraus wurde abgeleitet, dass der Geist aus der Pflanze tritt und das Wesen mitnimmt. Spagyriker unserer Zeit verstehen die Rolle des Alkohols mehr als Lösungsmittel, sind sich aber nicht einig, ob dieser als Vergärungsprodukt der Ausgangspflanze entstehen muss oder zugesetzt werden kann. In den verschiedenen spagyrischen Schulen scheiden sich die Geister eben am Geistprinzip. Die einen vertreten die Ansicht, dass der Alkohol, gewonnen durch die Vergärung verschiedener Pflanzen, sehr wohl feine Prägungen der einzelnen Pflanzenart aufweist. Vertreter anderer Schulen wiederum – und zu diesen gehört auch Alexander von Bernus – sind der Ansicht, dass die dazu nötige Beifügung von Zucker und Hefe die Tinktur an sich verunreinigt und zudem durch den Gärungsvorgang wichtige Bitterstoffe zerstört werden [2]. Sie haben es vorgezogen, rektifizierten Weingeist zuzufügen, um die organischen Substanzen aus der Pflanze zu lösen.
- **Sulfur – das Seelenprinzip.** Die materielle Repräsentation des Seelenprinzips sind in der Pflanzenalchemie die **ätherischen Öle** (flüchtiger Sulfur) einer Pflanze und ihre **wasserlöslichen Salze** (fixer Sulfur). Der Duft macht eine Pflanze unverwechselbar, er ist sozusagen ihre individuelle, unverwechselbare Seele. In der Pflanzenalchemie nach Junius wird Sulfur zum einen durch Wasserdampfdestillation für das Abscheiden der ätherischen Öle gewonnen, die wasserlöslichen Salze werden zum anderen durch Eindampfen des Hydrolats, des wässrigen Rückstands bei der Wasserdampfdestillation, ausgefällt.
- **Sal – das Körperprinzip.** In der Pflanzenalchemie wird dieses Prinzip materiell repräsentiert von dem dichten, materiellen Körper der Pflanze mit den **wasserunlöslichen** oder nur sehr **schwer löslichen Salzen.** Diese werden durch Veraschung des festen Rückstands der Pflanze nach der Wasserdampfdestillation gewonnen und zugleich gereinigt. Die Veraschung wird so oft wiederholt, bis die Salze je nach Pflanzenart zartrosa, silbergrau oder schneeweiß erscheinen (Kap. 5.1).

Diese durch Trennen („spao“ = „ich trenne“) geschiedenen und gereinigten Prinzipien Merkur (mehrfach destillierter Weingeist), Sulfur (die ätherischen Öle und die wasserlöslichen Salze) sowie die wasserunlöslichen Salze des Sal werden zuletzt durch Verbinden („ageiro" = „ich verbinde") wieder zu einer Tinktur zusammengefügt.

Merke

Nach Auffassung und Lehre der alten Spagyriker und Alchemisten ist die aufbereitete Tinktur von allen irdischen Verunreinigungen befreit und Träger reiner Heilkraft.

In der Spagyrik nach Alexander von Bernus liegt eine besondere Betonung auf dem **dynamischen Aspekt** der drei Prinzipien, sowohl bei der Herstellung als auch bei der Wirkungsweise der Solunate.

- Merkur ist die dynamisierende, die Materie auflockernde, verfeinernde, flüchtig machende Kraft. Das Erwärmen und Verflüchtigen bei der Wasserdampfdestillation ist ein Beispiel für einen merkuriellen Vorgang. Alle Solunate, die eine anfachende und beschleunigende Wirkung auf Körperfunktionen haben, werden in ihrer Wirkung als merkuriell beschrieben, ebenso die Solunate, die auf seelisch-geistiger Ebene stimmungsaufhellend und dynamisierend wirken.
- Sulfur ist hier das unverwechselbare, individuelle Prinzip. In den einzelnen Solunaten wird es durch den speziellen, also sulfurischen Organbezug zum Ausdruck gebracht. Der Organbezug resultiert aus der jeweiligen Zusammensetzung der Rezeptur.
- Sal steht für die zusammenziehende, strukturierende, kühlende Wirkkraft. Sie kommt einerseits in der Herstellung zum Tragen, also beim wässrigen Auszug (Mazeration) und stillen Ruhen, andererseits entfalten bestimmte Solunate aufgrund ihrer Zusammensetzung eine entsprechende „salische" Wirkung.

Die einzelnen Tinkturen enthalten, je nach Eigenart der Pflanzen und ihrer Zusammenstellung mit Mineralien und Metallen, überwiegend merkurielle oder salische Wirkkräfte. Einige Tinkturen bergen die Wirkkräfte in perfektem Ausgleich in sich.

4.2 Das Sinnbild des Ouroboros

Für Alexander von Bernus war die Herstellung der Solunate eng mit dem Sinnbild des Ouroboros verknüpft. Die alten Griechen bezeichneten mit „Ouroboros drakon" eine Schlange, die sich vom Schwanz her selbst verzehrt, ein sich ständig erneuerndes Wesen (▶ **Abb. 4.1**). Das Motiv taucht bereits in Ägypten (Grab des Tutenchamun) und als Midgardschlange auf Runensteinen auf [11].

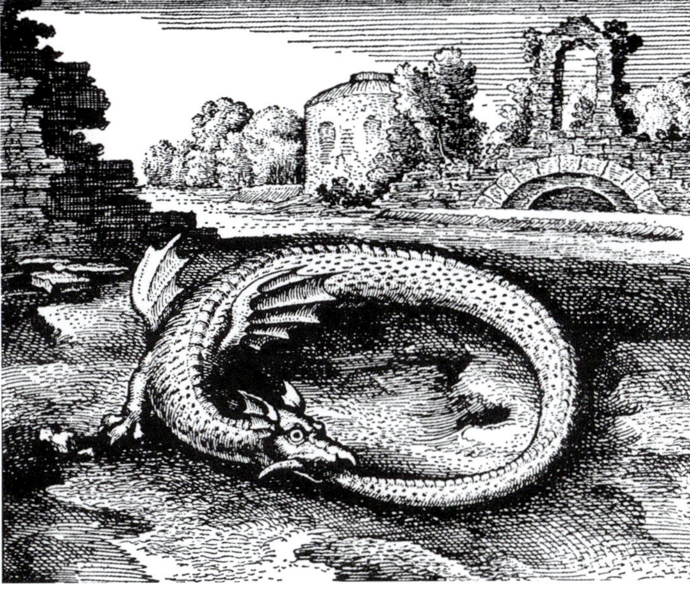

▶ **Abb. 4.1** Darstellung des Ouroboros. (aus: Maier M. Atalanta Fugiens, hoc est, Emblemata Nova De Secretis Naturae Chymica. Oppenheimii; 1618)

Der Leitgedanke des Ouroboros ist das Nachvollziehen der Kreisläufe der Natur. In **unzähligen Wiederholungen gleichartiger Vorgänge** entsteht am Ende qualitativ Neues, eine höhere Stufe derselben Substanz. Die Laborarbeit in der Spagyrik und ihre Ergebnisse sind der von außen sichtbare Teil des Kreislaufs. Unsichtbar und individuell bleiben dagegen die Teile, die in der handelnden Person ablaufen.

4.3 Die planetaren Prinzipien

Die Planetenprinzipien sind eine Form des analogen Denkens, das dem hermetischen Wissen der Priester und Heiler des alten Ägyptens zugeschrieben wird. Es handelt sich hierbei um ein Ordnungssystem, das sich auf Qualitäten und nicht auf messbare Eigenschaften bezieht. Qualitäten werden sensorisch wahrgenommen und sind deshalb von dem Menschen abhängig, der sie empfängt. Hier ist die subjektive Wahrnehmung mit im Spiel und das ist auch der Zweck eines analogen Denkansatzes. Die äußere Wahrnehmung soll, über das rationale Wissen hinaus, auf eine persönliche Erfahrungsebene (innere Wahrnehmung) geordnet übertragen werden.

In der Spagyrik hat sich das Wissen um die Planetenprinzipien bei der Auswahl der Zutaten für spezielle Tinkturen bei bestimmten Krankheiten bewährt. Auf der Ebene des analogen Denkens finden wir für ein planetares Prinzip das dazugehörige Metall, meist mehrere Mineralien und viele Heilpflanzen. Ebenso werden einem planetaren Prinzip Organe und Funktionsabläufe des menschlichen Körpers zugeordnet.

Diese Vorgehensweise war durch die Jahrhunderte bei der Behandlung von Kranken hilfreich. Das Wissen ist aber nicht Voraussetzung für die Anwendung spagyrischer Heilmittel. Es ist ein Angebot an Sie und Sie finden dazu eine ausführliche Beschreibung und Zuordnung in Kap. 6.3.

5 Spagyrik als Herstellungsverfahren

5.1 Traditionelles Herstellungsverfahren

Das fundamentale Anliegen in der Spagyrik ist der **Aufschluss der Ausgangssubstanz** in einer Art und Weise, dass die definierten philosophischen Prinzipien daraus gewonnen werden können. Beispielsweise gibt es für den Auszug von Sal, Sulfur und Merkur zwei Möglichkeiten:

- Der eine Weg ordnet die Prinzipien jeweils einem Trägerstoff zu und trennt diese Trägerstoffe materiell, um sie dann gereinigt wieder zusammenzusetzen. Eine Besonderheit dabei stellt das Prinzip Sulfur dar, das in einen flüchtigen und einen fixen Anteil getrennt und durch zwei verschiedene Trägerstoffe dargestellt wird.
- Die zweite Möglichkeit ist, die Prinzipien gemeinsam mithilfe eines Lösungsmittels aus der Ausgangssubstanz zu gewinnen. Dabei werden die Trägerstoffe nicht explizit getrennt, sondern liegen gemeinsam im Lösungsmittel vor.

Das erste Verfahren ist ein linearer Prozess, der in der Literatur als **philosophische Trennung** beschrieben wird. An diesem Verfahren ist die Trennung in die drei Prinzipien am einfachsten zu erklären, da die Träger der Prinzipien tatsächlich stofflich getrennt und gereinigt werden.

Das zweite Verfahren, das als **Spagyrik nach von Bernus** bezeichnet wird, ist ein dem Sinnbild des Ouroboros nachempfundener zirkulärer Prozess. Die Träger der drei Prinzipien werden hierbei nicht explizit getrennt, sondern rhythmisch aus der Ausgangssubstanz gelöst (Kap. 5.2).

Wie das erste Verfahren in praktischer Hinsicht aussehen kann, möchte ich mit der folgenden Bildserie einer solchen Laborarbeit zeigen. Die gewählte Kamille eignet sich aufgrund der intensiven Färbung des ätherischen Öls gut für eine Visualisierung.

Wir beginnen mit der getrockneten Kamille in einem 6 Liter fassenden Kolben (▸ **Abb. 5.1**) und geben destilliertes Wasser hinzu, bis der Kolben zu etwa ⅔ gefüllt ist.

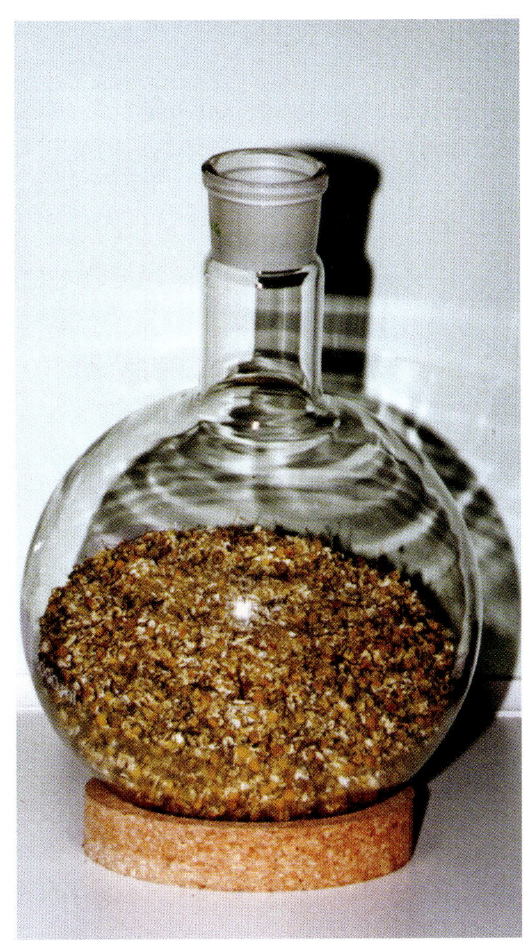

▸ **Abb. 5.1** Getrocknete Kamille. (Donato Casagrande, Türkenfeld)

5.1.1 Gewinnung des flüchtigen Sulfurs

Das ätherische Öl (flüchtiger Sulfur) wird mittels eines Ölabscheiders, in diesem Fall eines sogenannten Soxhlet-Aufsatzes, gewonnen (▶ **Abb. 5.2**). Aus dem beheizten Kolben steigt der Dampf über ein Rohr bis zum oberen Kühler auf, kondensiert dort und tropft in das dünne Rohr des Soxhlet-Aufsatzes. Das blaue ätherische Öl der Kamille sammelt sich oben (▶ **Abb. 5.3**), das Wasser tritt unten durch eine Glasfritte aus, sammelt sich im Mantelrohr und wird durch einen Siphon periodisch in den Kolben zurück entleert. Das ätherische Öl wird abpipettiert und aufbewahrt.

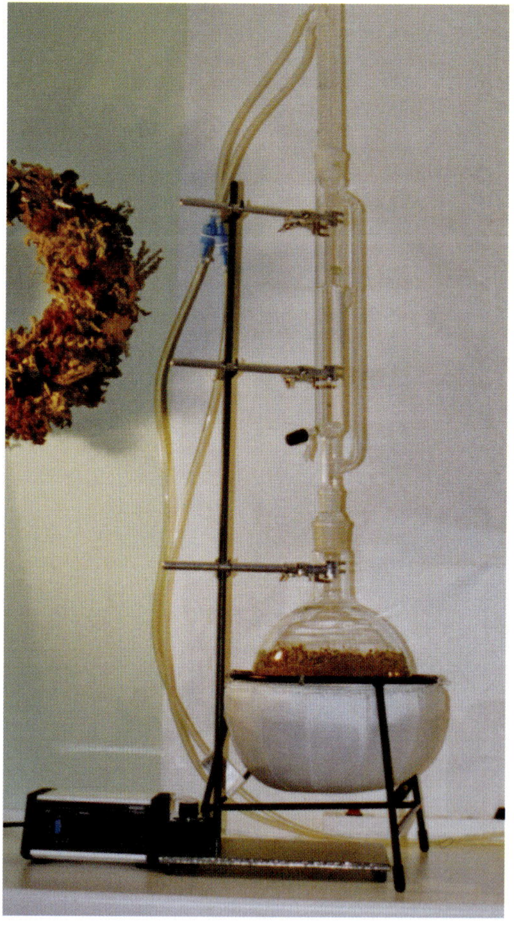

▶ **Abb. 5.2** Soxhlet-Extraktion des ätherischen Öls (flüchtiger Sulfur). (Donato Casagrande, Türkenfeld)

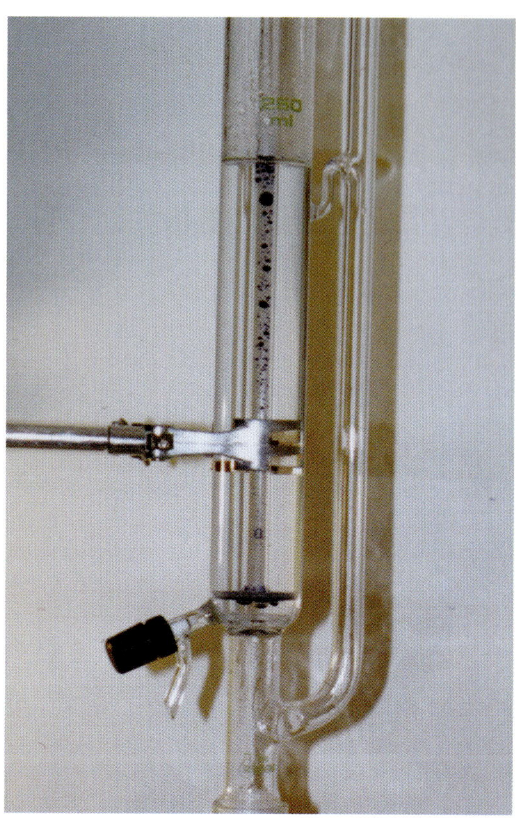

▶ **Abb. 5.3** Abgeschiedenes Öl (flüchtiger Sulfur). (Donato Casagrande, Türkenfeld)

5.1.2 Gewinnung des Merkurs

Zur Gewinnung des Alkohols wird der wässrige Rückstand der Extraktion (▶ **Abb. 5.4**) abfiltriert, der feste Rückstand dient später der Gewinnung des Sal (▶ **Abb. 5.5**). Die Flüssigkeit wird im Kolben mit Zucker und Reinzuchthefe versetzt, mit einem Gäraufsatz verschlossen und bei gleichmäßiger Temperatur der Gärung überlassen (▶ **Abb. 5.6**). Wir gehen davon aus, dass die Pflanze selbst keinen Zucker enthält, und berechnen die zugesetzte Menge entsprechend dem Filtrat. Als Faustregel können wir pro Liter Filtrat 100 Gramm Zucker hinzugeben, mehr würde die Gärung behindern. Die Art der Hefe bestimmt die Höhe der Ausbeute und auch, welcher Art die Nebenprodukte sind, die entstehen. Nebenprodukte sind Fuselalkohole und Aromastoffe, die spezifische Geschmackskomponenten ergeben. Nach der Gärung sollten wir etwa 10 bis 12 Volumenprozent Ethanol vorfinden.

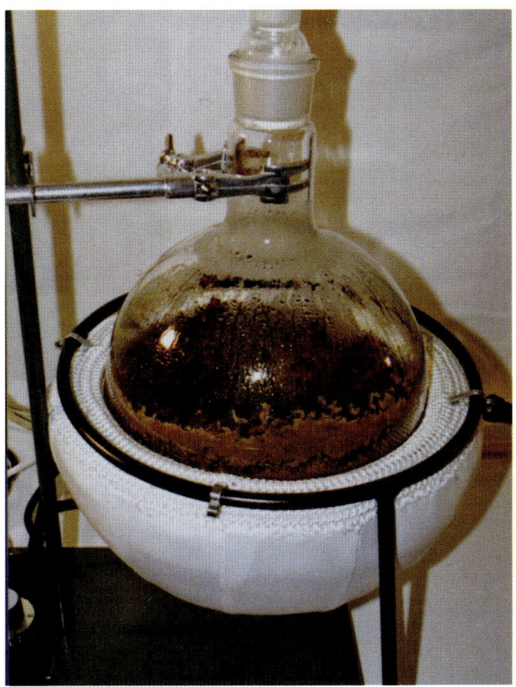

▶ **Abb. 5.4** Kamillerückstand aus der Extraktion nach Abscheiden der ätherischen Öle. (Donato Casagrande, Türkenfeld)

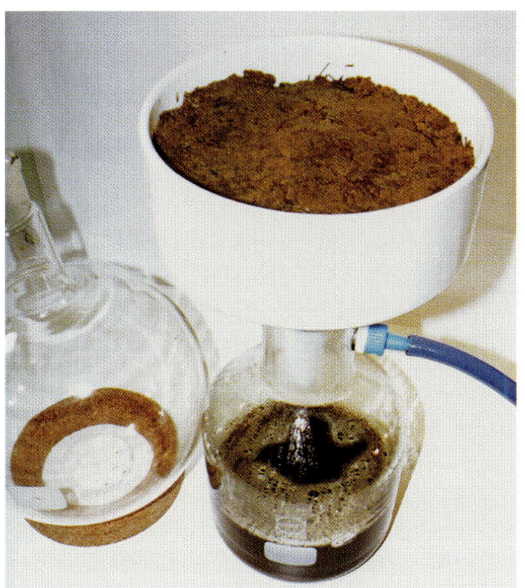

▶ **Abb. 5.5** Rückstand der Kamille während der Filtration. Oben im Bild ist der feste Rückstand zu sehen (enthält Sal), unten im Bild der flüssige Rückstand (enthält fixen Sulfur). (Donato Casagrande, Türkenfeld)

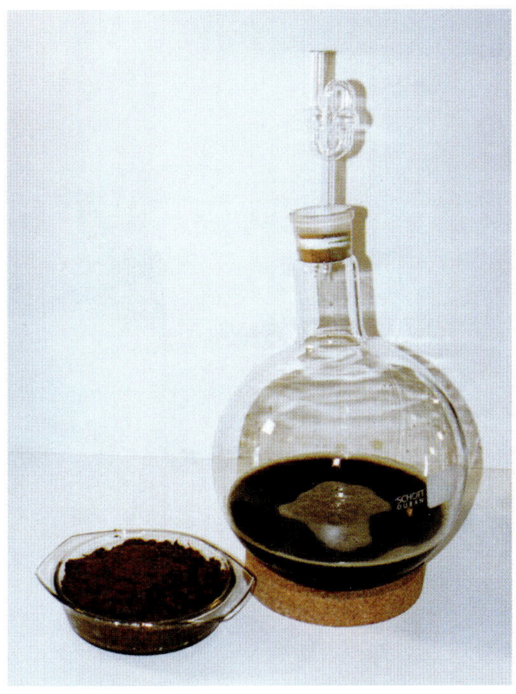

▶ **Abb. 5.6** Rückstand der Kamille nach Filtration. Der flüssige Rückstand wird vergoren (Merkur „tritt hervor", im Bild rechts mit Gäraufsatz), der feste wird verascht (im Bild links). (Donato Casagrande, Türkenfeld)

Im flüssigen Rückstand, der zunächst vergoren wird, befinden sich außerdem die wasserlöslichen Salze des fixen Sulfurs. Diese werden erst nach Abschluss der Gärung gewonnen.

5.1.3 Fortsetzung zur Gewinnung des Merkurs

Wenn über den Gäraufsatz kein Gas mehr austritt, wissen wir, dass die Gärung zum Stillstand gekommen ist, also der Zucker von der Hefe anaerob in Ethanol verstoffwechselt wurde.

Wurde auf eine Vergärung verzichtet, muss jetzt, statt Zucker und Hefe, rektifizierter Alkohol in den Kolben gegeben werden.

Wir setzen nun eine Destillation auf, in diesem Fall ohne Gegenstromkühlung über eine einfache Brücke (▶ **Abb. 5.7**). Bei dem ersten Durchgang werden wir ein Wasser-Ethanol-Gemisch von etwa 60 Volumenprozent erhalten. Je nachdem, wie sauber wir gearbeitet haben, finden wir noch daneben die oben erwähnten Fuselalkohole und

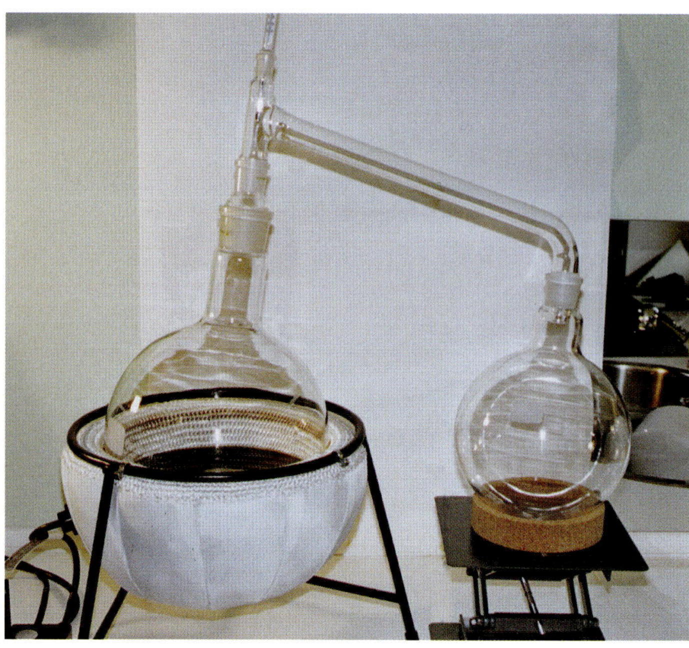

▶ **Abb. 5.7** Der Alkohol (Merkur) wird abdestilliert. (Donato Casagrande, Türkenfeld)

Aromastoffe, die wir im philosophischen Merkur nicht haben wollen. Eine Rektifikation, eine nochmalige Destillation des Alkohols, ist deshalb angezeigt. Mit etwas Ehrgeiz lässt sich Ethanol mit etwa 96 Volumenprozent Reinheitsgrad herstellen, darüber hinaus wird es schwierig.

5.1.4 Gewinnung des Sals

Der feste Rückstand aus dem Filtrat der Kamille wird in einem speziellen Ofen (Muffelofen) bei etwa 750 °C verascht, wir erhalten weiße Asche (▶ **Abb. 5.8**).

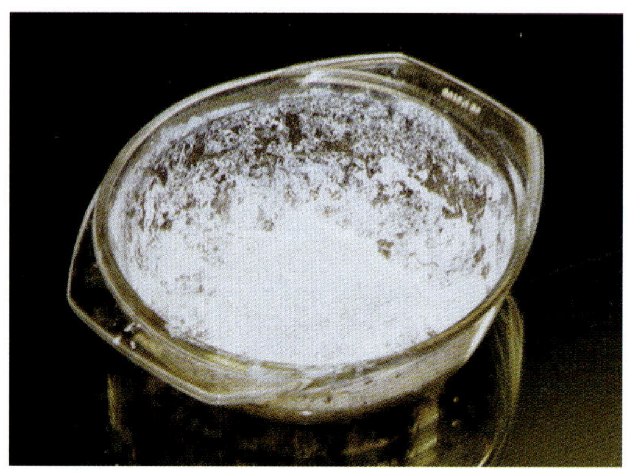

▶ **Abb. 5.8** Weiße Asche. (Donato Casagrande, Türkenfeld)

5.1.5 Gewinnung des fixen Sulfurs

Nach dem Abdestillieren des Alkohols wird der restliche flüssige Rückstand zunächst verdampft, dann im Muffelofen zu Asche verbrannt. Hier können allerdings höhere Temperaturen als bei der Veraschung des festen Kamillerückstands erforderlich sein, bevor die „Weißung" der Asche eintritt. Wir waschen die Asche aus, dampfen die Flüssigkeit erneut ein und erhalten ein kristallines Salz, philosophisch gesprochen den fixen Sulfur (▶ **Abb. 5.9**, links). Mit demselben Verfahren wurde philosophisches Sal aus dem festen Rückstand der Asche gewonnen (▶ **Abb. 5.9**, rechts).

Die Rückstände in den Filtern (▶ **Abb. 5.9**, jeweils oben) sind trocken, die unterschiedliche Färbung entsteht durch das Lösen der Salze.

5.1.6 Zusammenfügen von Merkur, Sulfur und Sal

Nun haben wir das ätherische Öl (flüchtiger Sulfur), Alkohol (Merkur) sowie zwei Salze, das fixe Sulfur und das Sal, aus der Ausgangssubstanz, dem Kamilleansatz, getrennt. Das Zusammenfügen der einzelnen Teile – im alchemistischen Sinne – ist eine Kunst für sich. Jeder Laborant muss darauf seine eigene Antwort finden. Das Öl wird sich

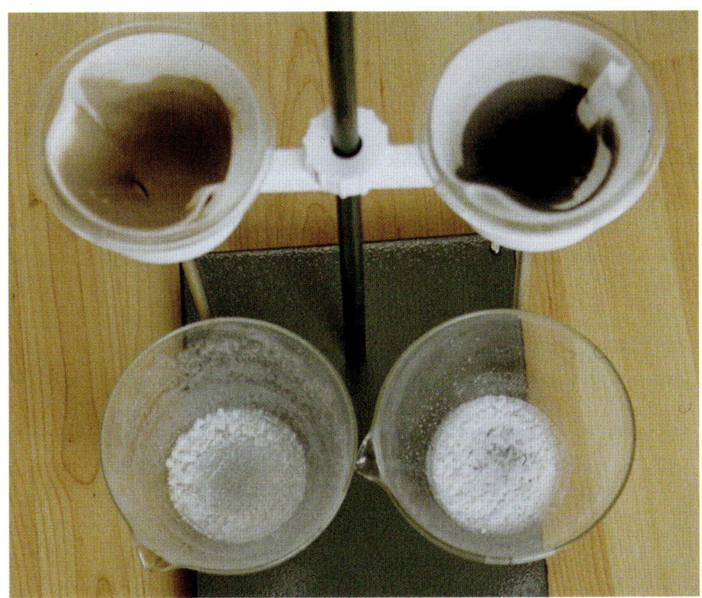

► **Abb. 5.9** Rückstand der Kamille. Rückstand der Flüssigkeit (verascht, im Bild oben links) und das ausgewaschene und kristallisierte Salz daraus (fixer Sulfur, im Bild unten links). Fester Rückstand (verascht, im Bild oben rechts) und das ausgewaschene und kristallisierte Salz daraus (Sal, im Bild unten rechts). (Donato Casagrande, Türkenfeld)

zwar problemlos im Alkohol lösen, die Salze allerdings nicht so ohne Weiteres. Die Salze in Wasser zu lösen und beizufügen ist insofern schwierig, als ein basisches Milieu entsteht, das den ätherischen Ölen abträglich ist. Unter Umständen bilden sich dabei sogar gesundheitsschädliche Verbindungen. Es ist also wichtig, trotz der Salze eine pH-neutrale Lösung zu erhalten. In jedem Fall aber haben wir hier nun eine hochkonzentrierte Extraktion von Wirkstoffen der Pflanze (► **Abb. 5.10**), mit der sorgfältig umgegangen werden muss.

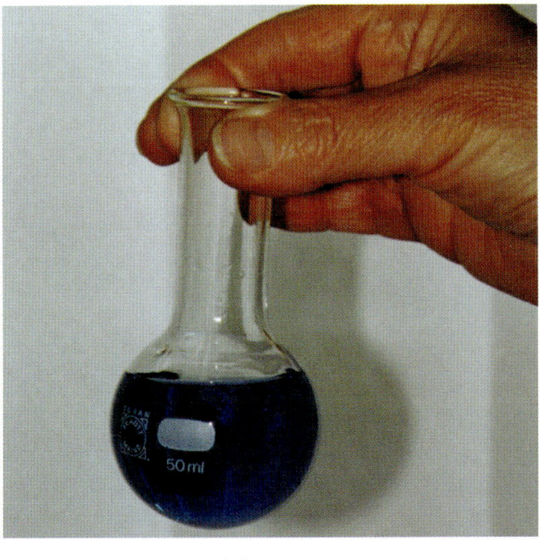

► **Abb. 5.10** Alkohol (Merkur), ätherisches Öl (flüchtiger Sulfur) und Salze (fixer Sulfur, Sal) in einer Tinktur vereinigt. (Donato Casagrande, Türkenfeld)

! Merke

Eine spagyrische Tinktur ist an sich noch kein Heilmittel. Die Wirkung einer solchen Tinktur kann, je nachdem, welche Pflanzen verwendet wurden und wie die Verarbeitung erfolgte, auch toxisch sein.

5.2 Verfahren nach Alexander von Bernus

Alexander von Bernus sah sich der Aufgabe gegenüber, einerseits die drei philosophischen Prinzipien in den Heilmitteln darzustellen, andererseits Nachteile der oben beschriebenen traditionellen Methoden zu vermeiden. Es sollen also keine Fremdstoffe bei der Vergärung eingeführt werden (Zucker, Hefe, Stoffwechselprodukte der Hefe und andere), und es sollen auch keine wichtigen Bitterstoffe verloren gehen können. Zudem ist dieses Verfahren für eine umfangreiche Herstellung von Heilmitteln wenig geeignet.

Er verzichtete auf eine explizite Trennung der Trägerstoffe der drei Prinzipien und extrahierte diese stattdessen gemeinsam mithilfe eines speziellen Lösungsmittels. Damit bildete er das alte alchemische Symbol des Ouroboros (Kap. 4.2) nach, des geflügelten und des ungeflügelten Drachen, die sich gegenseitig verschlingen (▶ **Abb. 5.11**).

Der geflügelte Drache symbolisiert das Geistig-Seelische. Durch das erwärmende, lockernde, anregende **merkuriale Prinzip der Destillation** wird das Geistig-Seelische „flüchtig“. Im spagyrischen Sinne trennt es sich vom festen Körper.

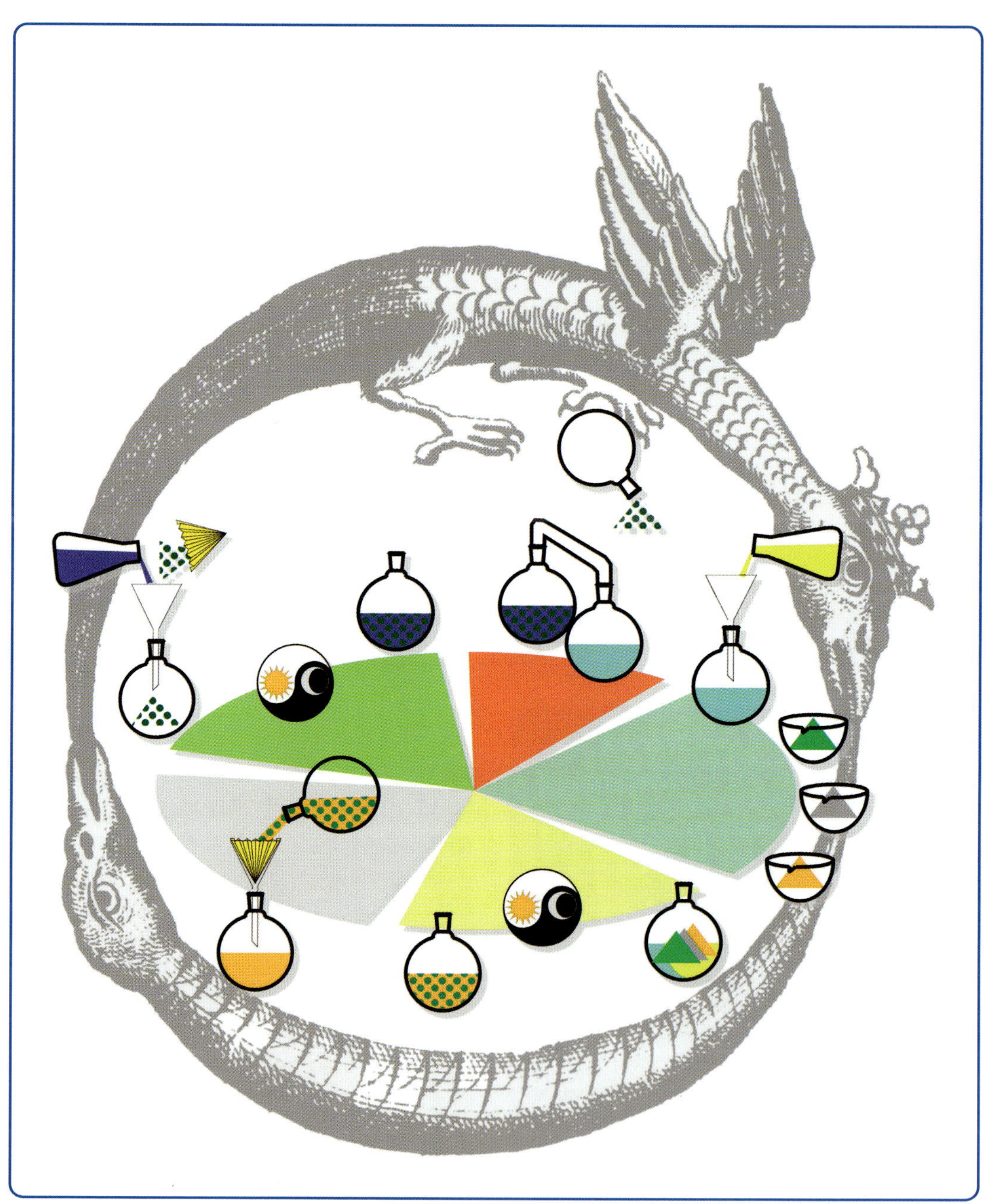

▶ **Abb. 5.11** Ouroboros und Spagyrik. (Donato Casagrande, Türkenfeld; bearbeiteter Ouroborus entnommen aus: Birkholz A. Des Hermes Trismegists wahrer alter Naturweg. Leipzig; 1782. Zeichnung: Christine Lackner, Ittlingen.)

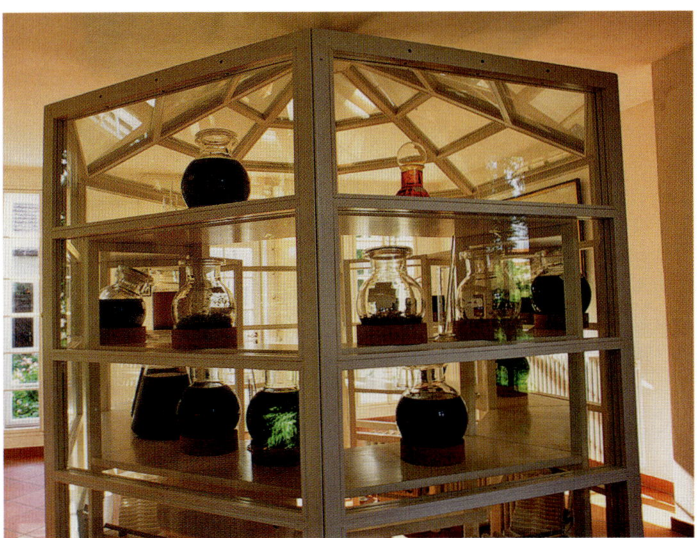

▶ **Abb. 5.12** Oktagonaler Raum im Laboratorium Soluna, Tapfheim. (Laboratorium Soluna, Donauwörth)

Der ungeflügelte Drache symbolisiert das Körperliche. Durch das verdichtende, strukturierende, kühlende **salische Prinzip der Mazeration** wird das Geistig-Seelische „fest" und mit dem Körper verbunden. Dieser wird dabei im spagyrischen Sinne vom Geistig-Seelischen „geprägt".

Der Beginn einer jeden Charge (maximal 6 Liter) liegt bildlich gesprochen am Übergang zwischen dem Kopf des ungeflügelten Drachen, aus dem der geflügelte Drache emporsteigt. Auf den Mazerationsrückstand der vorhergehenden Charge wird Quellwasser gegeben. Dieser Ansatz wird in einem oktogonalen Raum aus Holz und Glas (▶ **Abb. 5.12**) eine Woche lang 2-mal täglich mit einem Glasstab bewegt.

Nach der Rhythmisierung folgt eine langsame Destillation (100 Milliliter pro Stunde). Das Destillat wird als Extraktionsmedium weiterverwandt, der abgepresste, feste Rückstand wird verworfen.

Wir befinden uns jetzt im Symbol des Ouroboros am Kopf des geflügelten Drachen, aus dem der ungeflügelte Drache herabsteigt. An dieser Stelle wird in das Destillat die Rezeptur, bestehend aus Pflanzengemisch, Mineralien, Metallen und Ethanol, neu eingewogen (▶ **Abb. 5.13**). Das wässrige Destillat und Ethanol sind das Extraktionsmedium für den nun folgenden Schritt der Mazeration. Eine Woche lang wird das Gemisch im Oktagon wiederum 2-mal täglich rhythmisiert. Nach erfolgter Mazeration wird die Tinktur – das fertige Solunat – abfiltriert und in die Einnahmeflaschen abgefüllt.

Wir befinden uns im Symbol des Ouroboros wieder am Kopf des ungeflügelten Drachen, aus dem der geflügelte Drache emporsteigt. Eine neue Charge beginnt.

So ist der Begriff „Die Hand des Meisters" zu verstehen. In jede neue Charge fließen stoffliche wie nicht stoffliche Informationen der vorhergegangenen Charge ein, seit Beginn des Laboratoriums Soluna.

Alexander von Bernus hatte für den Start der einzelnen Rezepturen ein eigenes Verfahren entwickelt, mit dem er den Einstieg in das Symbol des

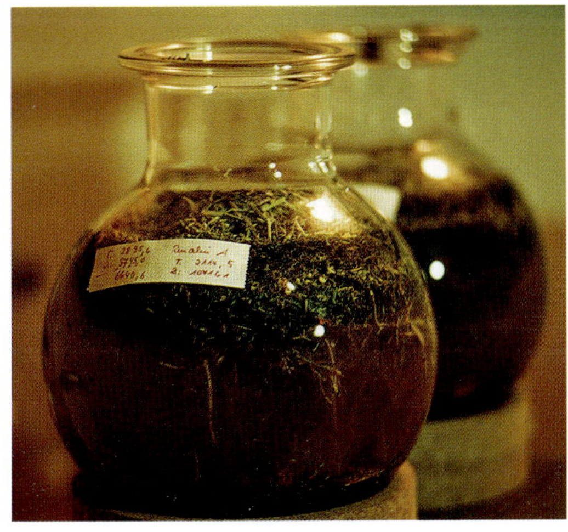

▶ **Abb. 5.13** Einwaage der Rezepturen im Glaskolben. (Laboratorium Soluna, Donauwörth)

Ourobouros nachvollzog: Ansatz der Rezeptur, Rhythmisierung, Destillation. Jetzt wird das **Destillat verworfen** und dann mit dem Destillationsrückstand wie oben beschrieben weiterverfahren (Kap. 5.3.2.).

5.3 Spagyrische Verfahren und das Homöopathische Arzneibuch (HAB)

Was wir heute unter spagyrischen Arzneimitteln verstehen dürfen, ist unter dem Blickwinkel des Arzneimittelgesetzes (AMG) leicht zu beantworten. Ein Teil des Deutschen Arzneibuches ist nach § 55 AMG das sogenannte Homöopathische Arzneibuch (HAB) – ich nehme im Folgenden Bezug auf die Fassung von 2008. Hier sind die anerkannten pharmazeutischen Regeln zu Qualität, Prüfung, Lagerung, Abgabe und Bezeichnung von Arzneimitteln und den bei ihrer Herstellung verwendeten Stoffen festgelegt. Im allgemeinen Teil des HAB gibt es ein Kapitel mit der Beschreibung von Herstellungsverfahren, die auf historischen Zubereitungsverfahren oder Konventionsmethoden beruhen – unter anderem jene der Homöopathie, der Anthroposophie, der Organtherapie und eben der Spagyrik.

5.3.1 Entwicklung der verschiedenen spagyrischen Verfahren

Da mir immer wieder die Frage gestellt wird, in welchem Zusammenhang Spagyrik und Homöopathie zu sehen sind, hier meine Sicht der Dinge: Der wesentliche Unterschied zwischen Homöopathie und Spagyrik ist die Zubereitung der Heilmittel. In der Homöopathie werden die Ausgangssubstanzen potenziert. Die Betonung liegt auf der feinstofflichen Informationsebene der Heilmittel. In der Spagyrik werden die Ausgangssubstanzen auf jeden Fall nach philosophischen Prinzipien verarbeitet. Es entsteht daraus eine spagyrische Tinktur, die sowohl substanzielle wie feinstoffliche Anteile enthält. Es ist durchaus möglich, und wird auch von manchen Herstellern so praktiziert, eine spagyrisch aufbereitete Tinktur nach homöopathischen Regeln zu potenzieren.

Cesare Mattei (1809–1896) steht in vielen Publikationen in der Reihe der Spagyriker, und zwar der Tatsache zum Trotz, dass er sich selbst nicht so sah. Carl-Friedrich Zimpel (1801–1879) vermutete in der Zubereitung der Mattei'schen Homöopathika einen alchemistischen Aufschluss der Ausgangssubstanz. Diesem Prozess wurde die spektakuläre Wirkung der Mattei'schen Mittel zugesprochen. Mattei hat nach eigener Aussage kein medizinisches System begründet, sondern eine „experimentelle Therapeutik“ betrieben, der er den Namen **„Elektrohomöopathie“** gab [13].

Zimpel rekonstruierte aus Schriften des Paracelsus einen Herstellungsprozess der Pflanzenalchemie, den er „spagyrisch“ nannte und der die geheime Mattei-Methode zur Herstellung homöopathischer Urtinkturen ersetzen sollte. Allerdings entspricht die Herstellungsvorschrift des HAB, die seinen Namen trägt, nicht der Urvorschrift von Zimpel. Eine 1913 von Müller-Göppingen angegebene Darstellungsweise für die Präparate nach Zimpel unterscheidet sich ebenfalls von der Urvorschrift und entspricht Vorschriften von Johann Rudolf Glauber (1604–1670), die der in Kap. 5.1 beschriebenen philosophischen Trennung ähnlich sind [13].

Theodor Krauß (1864–1924) und Konrad Johann Glückselig (1864–1934) standen ebenfalls mit dem System von Mattei in Verbindung und können deshalb mit Zimpel der Denkrichtung zugeordnet werden, der es um den Aufschluss der Ausgangssubstanzen ging. Nicht spagyrische Urtinkturen waren das eigentliche Ziel, sondern die spagyrische Aufbereitung der Ausgangssubstanz für ein homöopathisches Mittel. Dies findet sich auch konkret in einigen der Herstellungsvorschriften, wo durch die Mengenbemessung automatisch schon vom ersten Schritt an Verdünnungen beziehungsweise durch wiederholtes Destillieren Potenzierungen entstehen sollen.

5.3.2 Spagyrische Verfahren und Hersteller mit Eintrag im HAB

Spagyrische Urtinkturen nach Zimpel

Nach der Vorschrift 25 im HAB werden frische Pflanzen oder Teile davon fein zerkleinert. Im Verhältnis 1 : 1 wird Wasser zugefügt und mit Bierhefe (Saccharomyces cerevisiae) bei einer Temperatur zwischen 20 und 25 °C bei täglichem Durchmischen vergoren. Sobald die Gärung zum Stillstand kommt, erfolgt die Destillation des Ansatzes. Dabei werden pro Teil Pflanzenmasse 0,4 Teile Ethanol vorgelegt und so lange destilliert, bis man pro Teil Pflanzenmasse 2 Teile der Mischung aus dem Destillat und der Vorlage erhält. Der Destillationsrückstand wird abgepresst, getrocknet und bei circa 400 °C verascht. Anschließend fügt man die Asche dem Destillat bei und filtriert das Ganze nach 48 Stunden. Das ist die Urtinktur nach Zimpel. Eine Potenzierung dieser Urtinktur erfolgt aus 2 Teilen Urtinktur und 8 Teilen Ethanol, um die 1. Dezimalverdünnung zu erhalten.

Die Vorschrift 26 im HAB regelt bei der Herstellung der Spagyrika nach Zimpel die Verwendung getrockneter Pflanzen oder Pflanzenteile oder von Propolis und definiert ein anderes Verhältnis zwischen den Anteilen und ein verändertes Potenzierungsverfahren.

Spagyrische Urtinkturen nach Krauß

Die Vorschriften 28 bis 30 im HAB unterscheiden sich nicht in der Vorgehensweise. Die Unterschiede sind durch das Verhältnis von eingesetzten Pflanzen, Wasser, Ethanol und Saccharose gegeben.

Generell wird das Ausgangsmaterial, frische, getrocknete beziehungsweise pulverisierte Pflanzen, unter Zusatz von Wasser, Saccharose und Bierhefe bei etwa 35 °C zur Gärung gebracht. Nach Abschluss der Gärung wird der Ansatz abgepresst und ergibt, nachdem der Ethanolgehalt auf 94 Prozent normalisiert wurde, den Presssaft A. Anschließend erfolgt das Trocknen des Rückstandes und das Perkolieren (Kaltauszug) mit einer definierten Menge Ethanol (86 Prozent) – dies ergibt das Perkolat B. Presssaft A und Perkolat B werden bis zur 2. Dezimalverdünnung getrennt potenziert und danach zur Urtinktur (D 3) vereint.

Spagyrische Urtinkturen nach Pekana

Bei der Herstellung nach Vorschrift 47a im HAB wird 1 Teil Pflanze mit 6 Teilen Wasser, 1 Teil Saccharose und 0,005 Teilen Bierhefe vermengt und bei 25–28 °C vergoren. Nach Abschluss der Gärung dekantiert man den Ansatz, presst den Rückstand ab, trocknet ihn und verascht ihn bei 900 °C. Der dekantierte Ansatz und der Presssaft werden zusammengeführt und auf einen Ethanolgehalt von 15 Prozent eingestellt. Aus der Asche des Rückstands werden nun die wasserlöslichen Salze ausgewaschen, auskristallisiert und zu dem flüssigen Ansatz hinzugegeben. Nach 48 Stunden wird die Mischung filtriert – das Filtrat ist dann eine Urtinktur nach Pekana.

Spagyrische Urtinkturen nach Strathmeyer

Die Vorschrift 50a im HAB beschreibt ein 4-stufiges Verfahren. Im ersten Schritt wird aus 5 Teilen getrockneter Pflanze, 75 Teilen Wasser, 19 Teilen Saccharose und 1 Teil Bierhefe ein Drogenauszug erstellt. Im zweiten Schritt erfolgt die Kultivierung medizinischer Hefe (Candida utilis) unter Beigabe des Drogenauszugs. Im dritten Schritt wird aus dieser kultivierten Hefe mittels Mazeration ein alkoholischer Auszug erstellt. Im vierten Schritt stellt man letztendlich aus 85 Teilen des Drogenauszugs (vom ersten Schritt) und 15 Teilen des alkoholischen Hefeauszugs (vom dritten Schritt) die Urtinktur her. Zur Haltbarmachung werden pro Liter Urtinktur 0,5 Gramm Ascorbinsäure zugesetzt.

Spagyrische Urtinkturen nach Glückselig

Die Vorschrift 54a im HAB bezieht sich auf die Herstellung von Tinkturen aus Pflanzen, die Vorschrift 54b betrifft allgemein nicht näher bezeichnete Ausgangsstoffe – beide tragen jeweils die Bezeichnung „spag. Glückselig“. Die Vorschrift 54c beschreibt die Herstellung von homöopathischen Urtinkturen aus Pflanzen oder Drogen.

Bei der Herstellung spagyrischer Tinkturen wird ein Ansatz aus 1 Teil Pflanze mit 10 Teilen Ethanol-Wasser-Gemisch 6 Wochen lang mazeriert, abgepresst und nach 5 bis 7 Tagen filtriert. Es folgt ein ein- bis mehrmaliges Destillieren des Filtrats, wobei nach jeder Destillation das Destillat auf den

Rückstand zurückgegeben wird. Die Destillation wird beendet, wenn aus 10 Teilen Ausgangsmenge 9 Teile Destillat erhalten wurden. Nach der letzten Destillation mischt man das Destillat mit dem Rückstand und filtriert es anschließend. Das Filtrat ist nun die Urtinktur nach Glückselig.

Bei der Vorschritt 54b löst man oder verteilt fein 1 Teil Ausgangsstoff in 99 Teilen Arzneiträger. Als Arzneiträger werden gereinigtes Wasser, Säuren und Ethanol-Wasser-Gemische genannt. Die Lösung oder Mischung wird gegebenenfalls vorbehandelt und danach einmal oder mehrmals destilliert, wobei das Destillat mit Ausnahme der letzten Destillation wieder mit dem Rückstand vereinigt wird. Die Destillation ist abgeschlossen, wenn aus der Ausgangsmenge 80 oder 90 Teile Destillat gewonnen sind. Das letzte Destillat ist ebenfalls eine Urtinktur nach Glückselig.

Spagyrische Urtinkturen nach von Bernus

Das Herstellungsverfahren nach von Bernus ist in den Vorschriften 56a–f im HAB festgelegt. Es ist ein 2-stufiges Verfahren mit einem über die einzelnen Chargen greifenden Zyklus. Die Vorschrift 56 g bezieht sich auf die Herstellung von Antimon-Destillat-haltigen Mischungen, die in einigen Komplextinkturen enthalten sind.

Der einmalige Herstellungsschritt (a) dient der Gewinnung eines Mutterdestillats zur Initiierung eines fortlaufenden Herstellungskreislaufs. Er unterscheidet sich prinzipiell nicht vom zweiten Teilschritt der fortlaufenden Herstellung (b).

a) Es werden die vorgeschriebenen Mengen an Drogen oder Drogenmischung mit einem Wasser-Ethanol-Gemisch angesetzt und 7 Tage bei einer Temperatur von 37 °C mazeriert und dabei 2-mal täglich umgerührt. Den Ansatz lässt man einen weiteren Tag verschlossen stehen, um ihn anschließend zu kolieren (abseihen) und zu filtrieren. Die erhaltene Flüssigkeit wird in diesem Fall verworfen. Der Drogenrückstand wird dann mit gereinigtem Wasser einer Destillation zugeführt. Das Destillat aus diesem Ansatz geht jetzt in den fortlaufenden Herstellungskreislauf ein.
b) Dem so erhaltenen Destillat werden Ethanol und etwaige homöopathische Dilutionen beigefügt – es wird nun als Extraktionsmedium (Lösungsmittel oder Merkur) bezeichnet. Mit dem Extraktionsmedium bereitet man einen Ansatz mit getrockneten Heilpflanzen und entsprechend den Rezepturen mit mineralischen Substanzen und/oder homöopathischen Dilutionen. Der Ansatz wird, wie oben beschrieben, 7 Tage bei 37 °C mazeriert, 2-mal täglich umgerührt und nach einem weiteren Tag koliert und filtriert. Das Filtrat ist nun die Urtinktur nach von Bernus, das fertige Solunat.

Der verbliebene Drogenrückstand wird anschließend mit gereinigtem Wasser einer Destillation zugeführt und ein neuer Kreislauf beginnt.

Die Herstellungsvorschrift 56 h ersetzt die Mazeration der zweiten Herstellungsstufe mit einer Destillation.

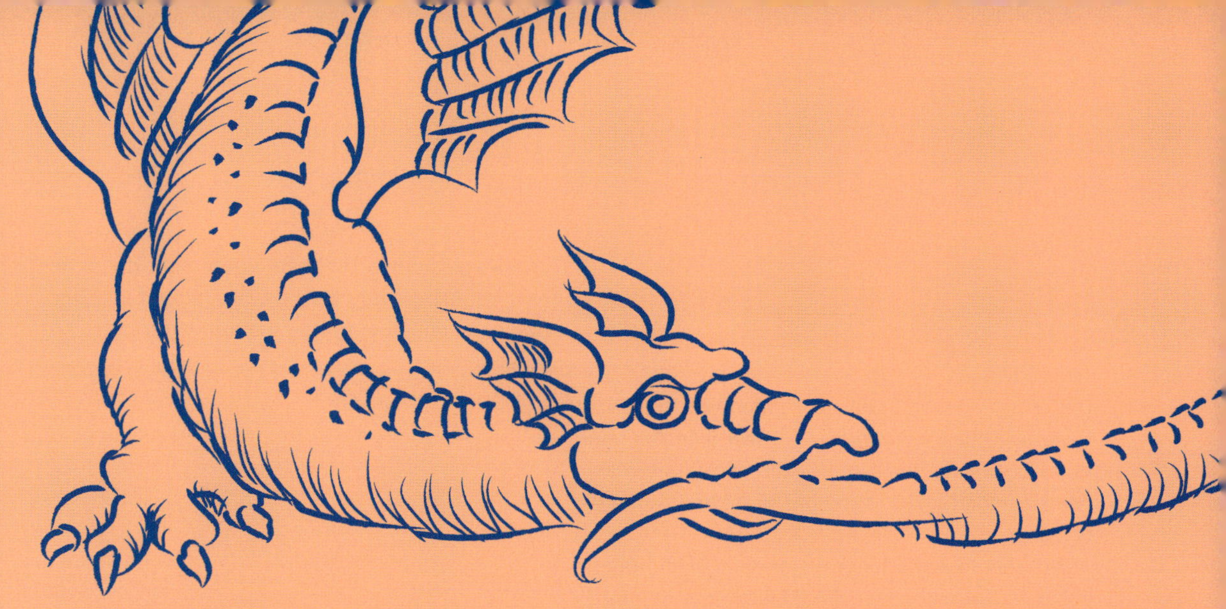

Teil 2
Grundlagen der Therapie mit Solunaten

6 Theorie

6.1 Individualität des Patienten und spagyrische Behandlungen

Die verschiedenen Solunate können wie ein Baukasten gesehen werden, der für fast jede Art von Krankheit – ausgenommen akute Notfallsituationen – und auf jeder Ebene des Krankheitsverlaufs das geeignete Mittel bereithält.

Die Therapievorschläge in diesem Buch sollen helfen, anhand häufiger Krankheitsbilder den Einsatz der Solunate beispielhaft kennenzulernen. Trotzdem werden Sie, wenn Sie die Therapievorschläge dieses Buches umsetzen, nicht aus Ihrer Verantwortung als Therapeut entlassen. Sie müssen den Patienten während der Therapie sehr sorgfältig beobachten.

Merke
Jeder Mensch und jeder Krankheitsverlauf sind einzigartig. Es ist für den Heilerfolg entscheidend, diesen Gedanken der Einzigartigkeit des Patienten nicht aus den Augen zu verlieren.

Ich erlebe immer wieder Patienten, die mit einer stark vereinfachten Auffassung von Gesundheit und Krankheit meine Praxis aufsuchen. Sie haben die Vorstellung, dass der Körper eine Maschine sei und es nur hier oder dort eines Quäntchens Schmieröl bedürfe, damit dieses lästige Quietschen, sprich die Krankheitssymptome, schnell verschwänden. Eine solche Einstellung der Patienten kommt nicht von ungefähr, sie ist durch die Werbung der Pharmaindustrie schwer erarbeitet worden. Wenn es Ihnen nicht gelingt, diesen Patienten ein anderes Modell des Krankheitsverlaufs und der Bedürfnisse eines Körpers zu vermitteln, wird eine spagyrische Umstimmungstherapie sie nur schwer zufriedenstellen können.

Es gibt aber auch Patienten, die die Erfahrung bereits lehrte, dass es nicht nur die einfachen Lösungen gibt – insbesondere dann, wenn die sogenannte einfache Lösung schon einmal Basis für das nächste, ernstere Problem (z. B. eine weitere Erkrankung) wurde. Diese Patienten sind meist bereit, Verantwortung für ihre Gesundheit zu übernehmen und dem Therapeuten Vertrauen zu schenken.

Merke
Eine stabile Vertrauensgrundlage ist meiner Überzeugung nach die wichtigste Voraussetzung für einen Heilerfolg. Eine solche Basis erlaubt auch einen tieferen Einblick in die wahren Bedürfnisse des einzelnen Patienten – eine Behandlung nach spagyrischen Prinzipien wird hier sehr erfolgreich sein.

6.2 Therapiespektrum

Bei näherer Betrachtung der in Teil 3 und Teil 4 aufgeführten Therapievorschläge werden Sie feststellen, dass für die unterschiedlichsten Krankheitsbilder sehr ähnliche Medikationen angegeben sind. Wie ist das zu verstehen?

Das hier vorgestellte Heilsystem baut in seiner „inneren“ Systematik nicht auf Krankheitsbildern auf. Diese Systematik lässt sich aber ohne Weiteres auf die gewohnten Krankheitsbilder übertragen, unterscheidet sich jedoch in den grundsätzlichen Annahmen, was Gesundheit und Krankheit ist.

Paracelsus war einer der ersten Ärzte, die begannen, die Regelkreisläufe von Krankheit und Gesundheit nach bestimmten Qualitäten zu strukturieren und ihre Heilmittel entsprechend diesen verschiedenen Qualitäten herzustellen (Kap. 2).

Alchemie und Astrologie galten in der Zeit des Paracelsus als diejenigen Künste, heute sagen wir Methoden, die das Rüstzeug für eine Systematisierung von Krankheit und der notwendigen Heilmittel bereitstellten. Sie basieren auf sehr genauen Beobachtungen der natürlichen Abläufe und sind daher auch heute noch nützlich, selbst bei einem anderen Wissenschaftsverständnis.

6.3 Die sieben Planetenprinzipien

Wenn ich bei meinen Vorträgen über die sieben planetaren Prinzipien spreche, wird mir meist die Frage gestellt, warum die Planeten Uranus, Neptun und Pluto nicht mit einbezogen werden. Bei der Anwendung der Planetenprinzipien geht es in der Spagyrik nicht um astrologische Bezüge, sondern um die **dynamischen Gestaltungskräfte des Lebens** an sich. Es werden ganz bewusst „nur" die sieben planetaren Kräfte angewandt. Saturn als siebtes und letztes Prinzip ist als Planet am Himmel derjenige, der gerade noch mit dem menschlichen Auge erfasst werden kann. Er wird auch Hüter der Schwelle genannt, die als Grenze des menschlichen Maßes gilt. Darüber hinaus verlassen wir den Bereich der individuellen Wirkkräfte, und die Planeten Uranus, Neptun und Pluto werden bei der Behandlung des einzelnen Menschen nicht berücksichtigt.

Im Folgenden werden die **Analogien** zu einem Planetenprinzip unter fünf spezifischen Aspekten betrachtet und ihre Anwendung in der medizinischen Astrologie gezeigt (Kap. 4.3).

- Der erste Aspekt ist der Bezug zur **Lebensrhythmik** (Lebensphase). Es wird angenommen, dass mit der Geburt eine Reihe von jeweils 7 Jahre dauernden Entwicklungsstufen beginnt, was natürlich nicht exakt kalendarisch gemeint ist. Wir gehen davon aus, dass jedes Lebensjahrsiebt durch ein Planetenprinzip geprägt ist, wenn auch alle anderen sechs Prinzipien immer mit vorhanden sind. Das entsprechende Bild ist das einer Bühne, auf der für jeweils sieben Jahre ein Prinzip die Hauptrolle spielt, die anderen Prinzipien übernehmen die Nebenrollen. Sind alle sieben Prinzipien nach 49 Jahren durchlaufen, beginnt ein neuer Zyklus auf einer anderen Ebene.
- Der zweite Aspekt ist das zum jeweiligen Prinzip gehörende **Metall.** Die Metalle werden seit jeher als die materiell reinste Form eines bestimmten Planetenprinzips gesehen. Nach dieser Auffassung sind sie Samen der Planetenprinzipien und verbinden unseren Planeten Erde mit den übrigen Planeten unseres Sonnensystems, die ebenfalls durch die planetaren Prinzipien gestaltet wurden.
Laut Paracelsus übernehmen die Metalle im Körper des Menschen eine Leitfunktion. Dies ergibt sich aus der Sicht, dass der Mensch als Mikrokosmos eine Spiegelung des Makrokosmos darstellt. Die Leitfunktion der sieben Metalle im menschlichen Körper ergibt sich aus der ihnen zugeordneten Entsprechung zu den Organsystemen.
- Der dritte Aspekt ist die Zuordnung von **Organsystemen** zu den Prinzipien. Ihre Zuordnung erfolgt durch Beobachtung. Auch hier haben wir die typische Unschärfe eines analogen Ordnungssystems. Je nachdem, ob wir ein Organ in seiner Funktion oder in seiner Form betrachten oder ob wir Teilaspekte hervorheben, werden wir meist mehrere Prinzipien erkennen.
- Der vierte Aspekt betrifft die **Krankheiten.** Wir können nicht nur für jedes Organsystem ein dominantes Planetenprinzip finden, sondern auch Erkrankungen einem bestimmten Planetenprinzip zuordnen. Es können zwar mehrere Qualitäten (Planetenprinzipien) zu beobachten sein, aber dennoch lässt sich in der Regel definieren, wer Hauptdarsteller und wer Statist ist, um beim Bild der Bühne zu bleiben.
- Der fünfte Aspekt ist die **positive Kraft** des jeweiligen Planentenprinzips. Damit sind Qualitäten gemeint, die als Unterstützung genutzt werden können, entweder um eine Krankheit zu überwinden oder aber um bewusst körperliche und seelische Entwicklungen zu fördern. Jede Krankheit birgt in sich die Möglichkeit einer Entwicklung auf dem persönlichen Lebensweg. Wird diese Aufgabe vom Patienten (und seinem Therapeuten) verstanden, kann er daraus großen Nutzen ziehen. Ist nämlich das Ziel erkannt, wird er den Weg dorthin leichter finden.

Bei der Vorstellung der einzelnen Planetenprinzipien stelle ich Ihnen zuletzt ein Solunat vor, das dem jeweiligen Prinzip besonders deutlich entspricht. Solunate, die Metalle enthalten, sind leicht zu den Planetenprinzipien zu gruppieren. Alle anderen Solunate enthalten mehrere Aspekte der planetaren Kräfte. Die Zuordnung kann über die Inhaltsstoffe oder über die Wirkung auf die Organsysteme erfolgen. Aber, bitte erinnern Sie sich, es liegt im Auge des Betrachters, wie die Akzente gesetzt werden. Es hat sich in der Praxis nicht bewährt, alle 29 Solunate starr in das Regelsystem der sieben Planetenkräfte zu pressen. Ich werde meine Zuordnungen begründen – Sie dürfen und sollen diese jedoch nach Ihrem eigenen Verständnis überprüfen und hinterfragen.

Info

Wenn Sie sich in das Denkmodell der sieben Planetenprinzipien tiefer einarbeiten wollen, dazu einige Literaturempfehlungen: *Metalle in der ganzheitlichen Therapie* [33], *Das senkrechte Weltbild* [6], *Schlüsselworte der Astrologie* [1].

6.3.1 Mond

Das Mondprinzip ist **Lebensbewahrer** und **Biorhythmusgeber.**

Das Zu- und Abnehmen des Mondes erinnert uns an den Rhythmus des Lebens selbst: gedeihen und vergehen, aufnehmen und abgeben, bewegen und ruhig verhalten … Das Mondprinzip spiegelt das **Lebensprinzip.**

Zudem stellt das Mondprinzip (in unserer mitteleuropäischen Tradition) das weibliche Prinzip dar – im Gegensatz zum männlichen Sonnenprinzip. So wird dem Mondprinzip vor allem Mütterlichkeit zugeordnet, im Sinne der Weitergabe jungen Lebens – das Leben bewahren.

Lebensphase

Dem Mondprinzip wird das **erste Lebensjahrsiebt** (0–7) zugeordnet, die frühe Kindheit. Sie ist geprägt von Substanzaufbau, viel Schlaf und zunächst rein flüssiger Ernährung. So wie unser Erdtrabant Mond den Rhythmus des Wassers hier auf Erden beeinflusst, so wird in dieser Lebensphase besonders stark der Wasserhaushalt des Körpers durch das Mondprinzip geprägt.

Das Element Wasser steht in analoger Verbindung mit der Gefühlsebene und so sind in der frühen Kindheit Gefühle besonders stark prägend. Ein kleines Kind drückt sich über Gefühlsregungen aus und antwortet „feucht", sei es durch Sabbern, Schreien bis die Tränen fließen, Lachen bis hin zum Verschlucken, Erbrechen durch Angst oder Anspannung, Durchfall aufgrund von Aufregung oder andere Reaktionen. Diese Verbindung zum wässrigen Prinzip zieht sich (hoffentlich) durch alle Lebensphasen und bewahrt uns davor, auszutrocknen oder zu erstarren.

Die frühe Kindheit ist außerdem sehr stark von körperlicher Veränderung geprägt – wachsen und gedeihen, mal pummelig sein und sich dann wieder lang und dünn strecken – wie der zu- und abnehmende Mond.

Metall

Silber – das Spiegelmetall. Hinter Glas aufgebracht, wurde es früher zu Spiegeln verarbeitet.

Silber reflektiert nicht nur das Licht, sondern auch Klangwellen. Besonders wertvolle Blasinstrumente wurden aus Silber gefertigt.

In der Medizin wird Silber wegen seiner guten Verträglichkeit im menschlichen Körper (Silberverdrahtungen in der Chirurgie) sowie seiner antibakteriellen Eigenschaft geschätzt (Blattsilberauflagen auf Wunden).

Organbezug

- Betrachten wir das Gehirn in seiner Substanz, fällt uns schon von der Farbe her (milchiges Weiß) eine Analogie zum Vollmond auf. Die Hirnsubstanz schwimmt im Liquor und reagiert besonders empfindlich auf Wasserentzug, sei es durch ein „vernebeltes" Gefühl im Kopf, sei es durch Kopfschmerzen und/oder Konzentrationsstörungen.
- Im Magen wird die aufgenommene Nahrung verflüssigt. Die Magenfunktion reagiert besonders intensiv auf emotionale Belastungen, auf Gefühle.
- Die Fähigkeit der weiblichen Brust, Milch zu produzieren, eine mondfarbene Flüssigkeit, damit zu nähren und junges Leben gedeihen zu lassen, sind Haupteigenschaften des mütterlichen Prinzips – ebenfalls dem Mondprinzip zugeordnet.
- Alle Körperflüssigkeiten und Drüsen, im Sinne des Wässrigen, gehören zum Mondprinzip.
- Die männlichen und weiblichen Fortpflanzungsorgane sind im Sinne des Mondprinzips Lebensbewahrer. Die weiblichen Fortpflanzungsorgane arbeiten zudem im Mondrhythmus (28 Tage).

Erkrankungsformen

- Entwicklungsstörungen des Gehirns
- alle Formen der Schlafstörungen
- alle Erkrankungen, die durch Schlafmangel ausgelöst oder verstärkt werden
- Schlafwandeln
- emotionale Instabilität („launisch“ kommt von mittelhochdeutsch *lune* „wechselnde Gemütsstimmung“, was auf lat. *luna* „Mond“ zurückgeht; Kap. 6.4)
- Kopfschmerzen allgemein
- Fertilitätsstörungen
- Stillprobleme
- Magenschmerzen allgemein

Stärke

- Menschen mit starkem Mondprinzip sind in der Lage, sich gesund zu schlafen. Sie können plötzlich „alles fallen lassen“, sich ins Bett zurückziehen und wie neu geboren „wiederauferstehen“.
- große Gefühlsstärke
- ausgeprägte Fürsorglichkeit, Mütterlichkeit

Planetare Zuordnung zum Solunat

Solunat Nr. 4 (Cerebretik; spagyrisch aufbereitetes Silber): Silber beeinflusst die Gestaltungskräfte der seelischen wie auch körperlichen Formgebung. Sein Wirkbereich findet sich im Gehirn und im Genitalbereich. Die lunaren Wirkkräfte führen einerseits zur Entspannung und Beruhigung, andererseits sind sie gestaltgebend und formend. Die Mondphasen von Zu- und Abnahme, Fülle und Leere, von Flut und Ebbe finden hier ihren Ausdruck.

6.3.2 Merkur

Das Merkurprinzip ist der **Lebensmittler.**

Seine hervorstechendsten Eigenschaften sind **Bewegung und Transport.** Dem merkurialen Prinzip ist es egal, was es bewegt, hier geht es um das Prinzip der Bewegung, der Wandlung, des sich stetigen Veränderns.

Bei den alten Griechen war Hermes (= Merkur bei den Römern) der Gott der Händler und der Diebe. So wurde aufgezeigt, dass es bei Handel und Wandel in allererster Linie um Bewegung von einem Ort zum anderen ging, nicht um Recht und Ordnung.

Geld ist ein sehr merkuriales Phänomen. Halten wir es fest, verlässt es uns oft oder macht uns unfrei und starr. Regieren wir es mit leichter Hand, begleitet es uns, ohne sich jedoch beherrschen zu lassen.

Lebensphase

Dem Merkurprinzip wird das **zweite Lebensjahrsiebt** (7–14) zugeordnet. Dieses ist geprägt von geistigen wie auch körperlichen Veränderungen.

Merkur, der römische Götterbote, wird auch als der Gestaltenwandler bezeichnet. Wann gibt es in unserem Leben noch einmal eine größere Veränderung als die, das Kind abzustreifen und zur jungen Frau oder zum jungen Mann zu werden?

In keiner späteren Lebensphase sind wir so neugierig, so begierig auf Lernen und Veränderung wie in diesem kostbaren Lebensjahrsiebt. Wir durchschreiten zwar die merkuriale Phase ein zweites Mal zwischen 56 und 63 Jahren. Aber hier ist die Bereitschaft, Neues zu lernen, entweder durch stark strukturierende Einflüsse gänzlich verloren gegangen oder aber sie zeigt sich auf einer anderen, mehr geistigen Ebene. Dann beginnen wir vielleicht zu lehren oder Bücher zu schreiben.

Metall

Quecksilber ist das einzige Metall, das seine Gestalt ohne menschliches Zutun wandelt. Es kommt in flüssiger Form in der Natur vor und verdampft an der Luft. Es behält keine Form, ist das schwerste und zugleich das flüchtigste Metall.

Organbezug

Das merkuriale Prinzip finden wir im Körper des Menschen überall dort, wo Transport stattfindet:

- Gasaustausch in der Lunge
- Impulsleitung im Nervensystem
- Säfteaustausch im Lymphsystem
- Nährstoffaufnahme im Dünndarmbereich
- Stoff- und Informationsaustausch an jeder Zellmembran

Erkrankungsformen

- alle Störungen der Impulsweiterleitungen wie Stottern, Legasthenie, Koordinationsprobleme, Lähmungserscheinungen, Zittern
- alle Störungen der Nahrungsmittelaufnahme wie Nahrungsmittelallergien oder allgemeine Resorptionsstörungen
- alle Erkrankungen im Lymphsystem wie Lymphödem, Lymphangitis, Lymphadenitis
- alle Erkrankungen der Lunge in Bezug zum Gasaustausch

Stärke

- Menschen mit einem starken Merkurprinzip sind die Mittler zwischen den Welten. Sie können leicht Kontakt aufnehmen und sorgen dafür, dass Informationen um die Welt gehen, sind vielseitig interessiert – gehen aber nicht allzu sehr in die Tiefe.
- In der Nähe eines merkurgeprägten Menschen ist es nie langweilig.
- Diese Menschen sind die geborenen Erfinder, denn sie haben keine Scheu, eingefahrene Gleise zu verlassen.

Planetare Zuordnung zum Solunat

Solunat Nr. 15 (Pulmonik): Die Zuordnung zum merkurialen Wirkprinzip wird durch das spagyrisch bereitete, kolloidale Silizium begründet, dessen „verborgene Eigenschaft" die Anregung der Elektrizitätsproduktion und -leitung in jeder Zelle ist. Dadurch werden Ein- und Ausatmen, der stetige Austausch unserer Innen- mit der Außenwelt, angeregt.

Elektrizität zeigt deutlich merkuriale Eigenschaften: Schnelligkeit, Nichtfassbarkeit, Träger von Information, der „Geistesblitz" oder „Geistfunke".

6.3.3 Venus

Das Venusprinzip wird als **Lebensreiniger** bezeichnet.

Venus, die römische Göttin der Liebe, hat keine harten Kanten, passt sich gerne und leicht an, vermeidet Streit und Kampf (▶ **Abb. 6.1**).

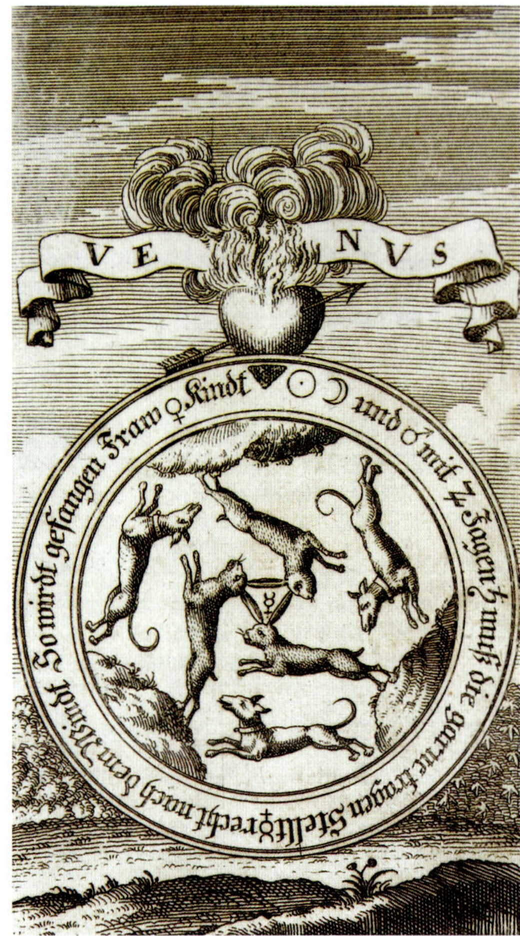

▶ **Abb. 6.1** Allegorische Darstellung der Venuskraft. (aus: Basilius V. Chymische Schrifften. Anjetzo zum Vierdten mahl zusammen gedruckt. Hamburg: In Verlegung Samuel Heyl, Gedruckt mit sel. Georg Königs Schrifften; 1717: 144. Foto: Mit freundlicher Genehmigung von Marcel Schertz.)

Lebensphase

Das Venusprinzip regiert das **dritte Lebensjahrsiebt,** die Zeit zwischen dem 14. und 21. Lebensjahr. Spätestens hier werden wir uns unserer Geschlechtlichkeit bewusst und beginnen, unseren Gegenpol zu suchen.

Mädchen, die jetzt zur jungen Frau erwachen, interessieren sich zeitweise nur noch für ihr Aussehen und dafür, wie sie beim anderen Geschlecht ankommen. Die jungen Männer leiden in dieser Zeit häufig an Selbstunsicherheit, werden durch das Kichern junger Damen stark verunsichert, gleiten ins andere Extrem des raubeinigen Wilden und warten unbewusst auf „ihre Zeit" im nächsten und übernächsten Lebensjahrsiebt.

Beiden Geschlechtern gemein ist das erwachende Interesse an Körperpflege, Körperstyling und Mode. Sie möchten sich nun einen Raum nach eigenem Geschmack schaffen, haben die Tendenz, lange zu schlafen, und/oder genießen das „Herumhängen" – dies sind alles dem Prinzip Venus zugeordnete Eigenschaften.

Metall

Kupfer zeigt das schillernde Venusprinzip auf beeindruckende Weise. Kein Metall reagiert in Verbindung mit Mineralien so bunt wie Kupfer. Legiert mit Gold, verleiht es diesem die besondere Wärme, die wir dann als Rotgold bezeichnen.

Kupfer wird in Form von krampflösenden Salben und Arzneien in der Medizin genutzt.

Organbezug

- Als paarige Organanlage stellt die Niere durch Filtration des Blutes die harmonische Konzentration der verschiedenen Mineralien in unserem Körper her.
- Der venusische Anteil in den weiblichen Fortpflanzungsorganen sind die als typisch weiblich bezeichneten Eigenschaften, wie Aufnahmefähigkeit, Umhüllen und Hingabe.
- Der venöse Blutkreislauf wird aufgrund seiner „Passivität" dem Venusprinzip zugeordnet.
- Die Regenerationsphasen aller Organsysteme werden vom Venusprinzip regiert.

Erkrankungsformen

- Bei allen Nierenerkrankungen ist ein verletztes Venusprinzip mit beteiligt.
- alle Venenerkrankungen, wie Krampfadern, Besenreiser und Hämorrhoiden
- Erkrankungen der weiblichen Geschlechtsorgane
- alle Erkrankungen, die durch eine zu geringe Regenerationsfähigkeit entstehen

Stärke

- Menschen mit starkem Venusprinzip schaffen Harmonie und Schönheit auf allen Ebenen, wo immer sie sich aufhalten.
  Ein kleiner Wiesenblumenstrauß am Fenster einer tristen Wohnanlage, ein mit ein paar Blüten, Zweigen und Steinen schön gedeckter Biertisch, eine liebevoll gebastelte Kette aus Apfelkernen auf einem sonst schmucklosen T-Shirt – das ist die Handschrift der Menschen mit einem starken Venusprinzip.
- Kinder, die ohne Aufforderung durch Erwachsene versuchen, Streit und Kampf zu schlichten, zeigen in ihrem Äußeren oft auch weiche Locken und Rundungen – die Schönheit des Venusprinzips.
- Menschen mit stark ausgeprägtem Venusprinzip sind die geborenen Diplomaten, Mediatoren und Richter. Meist haben sie ein fein ausgeprägtes Gerechtigkeitsempfinden und sind in der Lage, beide Seiten bei einem Streit zu sehen, zu verstehen und zwischen den Parteien zu vermitteln.

Planetare Zuordnung zum Solunat

Solunat Nr. 16 (Renalin): Dieses Solunat enthält unter anderem Kupfer. Kupfer besitzt für jedes Stoffwechselgeschehen außerhalb des Darmes große Bedeutung, die heute noch nicht gänzlich erforscht ist. Sie geht über die naturwissenschaftlichen Erkenntnisse der Enzymaktivierung oder Serumoxydase fördernden Eigenschaften weit hinaus.

Kupfer steht mit dem Nierenstoffwechsel sowie mit Leber, Galle und Blase in enger Verbindung. Die Belastung dieser Ausscheidungsorgane durch Stoffwechselendprodukte ist häufig die Ursache für Folgekrankheiten, wie Steinbildung, erhöhte Entzündungsneigung oder Stoffwechselerkrankungen. Solunat Nr. 16 aktiviert daher den Nierenstoffwechsel und wirkt entzündungshemmend. Darüber hinaus zeigt es regulierende, stabilisierende und harmonisierende Eigenschaften.

6.3.4 Sonne

Die Sonne ist **Lebensgeber** und **Biorhythmusgeber.**

Das Sonnenprinzip stellt auf allen Ebenen unseres Seins die zentrale Lebenskraft dar, so wie die Sonne als Mittelpunkt unseres Sonnensystems Leben und Licht spendet. Ohne Sonnenlicht ist Leben nicht möglich; zu wenig Sonnenlicht lässt uns in die dunkle Nacht unserer Seele, in die Depression, abgleiten.

Die Sonne wird in vielen Traditionen dem göttlichen Prinzip gleichgestellt. Sie repräsentiert das Licht, nach dem wir uns sehnen, erhellt unsere Dunkelheit und weist uns den Weg.

Lebensphase

Dem Sonnenprinzip wird die **vierte Lebensphase** zwischen 21 und 28 Jahren zugeordnet.

In dieser Zeitspanne ist der junge Erwachsene aufgerufen, seinen Platz in der menschlichen Gemeinschaft zu finden und sich selbst als Sonne seines Universums anzuerkennen. *„Ich bin die strahlende Sonne meines Lebens“*, gab Selvarajan Yesudian, ein bekannter indischer Yogi, seinen Schülern als Affirmation mit auf dem Weg, um Selbstwertgefühl und Lebensfreude zu stimulieren. Wir sind nun gefordert, den Mut zu entwickeln, unser Licht leuchten zu lassen, uns und andere zu nähren und nicht zu verbrennen.

Das Sonnenprinzip bringt alle anderen Planetenprinzipien zum Leuchten. Die Sonne scheint für alle, ohne Unterschied, und vermittelt die Botschaft, dass für alle genug da ist.

Metall

Gold ist für Alchemisten das vollkommene Metall, das am feinsten ausgesponnen werden kann – wie Sonnenstrahlen, die in jeden dunklen Winkel schlüpfen.

Es sind Goldprozesse, die unserem Herzen den Sonnenrhythmus vermitteln, unseren Kreislauf dynamisieren, die Isotonie unseres Blutes aufrechterhalten und unseren gesamten Organismus wohlig durchwärmen. Zudem ist es die Kraft des Goldes, die die dunkle Nacht der Seele beenden hilft, die Mut, Kraft und Begeisterungsfähigkeit vermittelt.

Organbezug

- Herz und Kreislauf
- Das Auge wurde während der Evolution durch das Sonnenlicht geformt.
- Wirbelsäule als Zentrum unseres Knochensystems
- Hypophyse als zentrales Organ des Endokriniums
- Zellkern als zentrale Sonne der Zelle

Erkrankungsformen

- alle Herz- und Kreislauferkrankungen
- Sehschwäche
- Wirbelsäulenerkrankungen im Sinne von „Mir wurde das Kreuz gebrochen“
- alle endokrinen Erkrankungen, die durch Fehlsteuerung der Hypophyse verursacht werden
- Gendefekte

Stärke

- Menschen mit einem stark entwickelten Sonnenprinzip werden auch als „Sonnenkinder“ oder „Sonntagskinder“ bezeichnet. Wo immer sie auftauchen, verbreiten sie Licht, Freude und Lachen.
- Häufig ist eine charismatische Ausstrahlung zu beobachten, und sonnenbetonte Menschen finden sich oft, ohne eigenes Dazutun, in leitenden Positionen wieder.
- Ein Mensch mit starkem Sonnenprinzip und zugleich genügend entwickelter Demut und Selbstkritik kann die Welt verändern. Er versteht, ein strahlendes Leben zu führen und dabei alle anderen neben sich leben zu lassen – so wie die Sonne, die auf alle scheint.

Planetare Zuordnung zu den Solunaten

Solunat Nr. 2 (Aquavit), **Solunat Nr. 5** (Cordiak), **Solunat Nr. 12** (Ophthalmik) und **Solunat Nr. 17** (Sanguisol) sind die vier „Sonnenmittel“ in der Reihe der Solunate. Sie enthalten das solare Gold in unterschiedlicher Konzentration.

- Solunat Nr. 2 ist ein Tonikum und Aphrodisiakum, angezeigt bei Alterserscheinungen und in der Rekonvaleszenz. Es stärkt das solare Feuer auf der körperlichen Ebene.

- Solunat Nr. 5 wird von erfahrenen Anwendern als außergewöhnlich stark wirkendes Goldmittel beschrieben, das insbesondere auf unser Sonnenorgan Herz einwirkt und außerdem bei Kreislaufstörungen wie Hypotonie (ein Mangel an Sonnen- und Marsenergie) verordnet wird.
- Im Solunat Nr. 12 agieren über das Gold die gleichen Sonnenkräfte, die über die Jahrmillionen unser Augenlicht gebildet haben. Ihre Wirkrichtung ist eine andere als die der solaren Kräfte, die auf Herz und Blut Einfluss haben. Augenleiden, gleich welcher Art, weisen auf eine Verletzung des Sonnenprinzips hin. Daher ist Solunat Nr. 12 das Basismittel bei allen Augenerkrankungen.
- Solunat Nr. 17 hat von allen vier Goldmitteln den größten Goldanteil. Es lässt im übertragenen Sinne die Sonne aufgehen, wirkt stark positiv, geistig und seelisch erhellend. Es kann bei Bedarf bei allen drei oben genannten Goldmitteln zur Verstärkung der solaren Heilkräfte zusätzlich verordnet werden.

6.3.5 Mars

Das Marsprinzip wird als **Lebensverteidiger** bezeichnet.

Das Marsprinzip vermittelt die Fähigkeit zu kämpfen, sich zu verteidigen, den persönlichen Platz zu behaupten. Aggression, im positiven Sinne, ist hier die zentrale Kraft. Ohne eine gesunde Portion Aggressivität ist Überleben nicht möglich.

Die Marskraft ist der Gegenpol zur Venuskraft. Kämpfen und Frieden stiften, Aggression und Harmonie, zupacken und gewähren lassen – und wie immer gilt: In der Mitte liegt holdes Bescheiden.

Lebensphase

Dem Marsprinzip wird die **fünfte Lebensphase** zwischen 28 und 35 Jahren zugeordnet. Hier gilt es, den eigenen Platz im Leben zu verteidigen. Viele Menschen haben sich in dieser Zeit ein eigenes Nest geschaffen, haben einen Partner und vielleicht auch Nachwuchs. Im Beruf wurde der Platz meist gefunden, sie wollen Erfolg haben und vorankommen.

Jetzt ist die Zeit, sich gegen eine nicht immer wohlgesinnte Welt zu behaupten und an den Herausforderungen zu wachsen.

Metall

Eisen repräsentiert das Marsprinzip. Es ist das Metall, aus dem die meisten Waffen und Werkzeuge hergestellt werden, also Dinge, mit denen gekämpft oder die Umwelt verändert wird. Ganz gleich wohin wir gehen, wir sehen Eisen oder etwas, das unter Beteiligung von Eisen entstanden ist oder verändert wurde.

Eisen vermittelt Willenskraft und Vitalität.

Organbezug

- Gallenblase, Gallengänge und Gallensaft gehören zu den aggressivsten Körperflüssigkeiten.
- Die Verdauungsenzyme des Pankreas sind ebenfalls sehr aggressive Körpersäfte.
- Die Muskulatur verleiht unserer Kraft und Stärke körperlichen Ausdruck.
- Der arterielle Blutkreislauf ist Gegenpol zum venösen Blutkreislauf des Venusprinzips.
- Alle Organe, die zur Bildung der Abwehrkraft beitragen, haben unter diesem Aspekt Bezug zum Marsprinzip sowie das Abwehrsystem selbst.

Erkrankungsformen

- alle entzündlichen Erkrankungen des Gallensystems
- Pankreatitis
- Jede Entzündung mit Rötung, Schwellung und Schmerz steht in direktem Bezug zum Marsprinzip.
- Ein plötzlicher Krankheitsbeginn mit heftigen Symptomen zeigt die Marskraft.
- hohes Fieber
- Bluthochdruck
- Erkrankungen des arteriellen Kreislaufsystems
- Eisenmangelanämie ist fehlendes Marsprinzip

Stärke

- Menschen mit stark ausgeprägtem Marsprinzip sind sehr willensstark und durchsetzungsfähig. Sie sind zäh und ausdauernd und nehmen die Herausforderungen, die sich ihnen stellen, „in Angriff".
- Ärger ist für sie eine wichtige Ausdrucksform, die sie anderen auch nicht übelnehmen. Sie sind nicht nachtragend, vergessen Auseinandersetzungen schnell.
- Das Marsprinzip in seiner harmonischen Form wird durch den tapferen Krieger repräsentiert, der für seine Familie und für seine Heimat, ohne lange zu überlegen, alles riskiert – auch das eigene Leben.

Planetare Zuordnung zum Solunat

Solunat Nr. 21 (Styptik) enthält das dem Marsprinzip zugeordnete Eisen.

Weitere Solunate, die zum Marsprinzip gruppiert werden können, lassen sich nur über ihre Wirkung erklären. So reguliert z. B. Solunat Nr. 3 (Azinat) gestörte immunologische Prozesse und ermöglicht dem Organismus, die optimale Antwort auf von außen eindringende Krankheitserreger zu finden – ein martialischer Abwehrkampf.

6.3.6 Jupiter

Das Jupiterprinzip ist der **Lebenserneuerer.**

Es ist die Kraft der Unterscheidung des Falschen vom Gerechten oder einfacher ausgedrückt: erkennen, was schadet und was nützt. Diese Unterscheidungsfähigkeit setzt das Wissen um die Dinge voraus, und so sind jupiterbetonte Menschen an vielem interessiert, aber in einer abgeklärteren Art und Weise als der neugierige merkurbetonte Mensch. Es sind die „jovialen", angenehmen Zeitgenossen, die gut für sich selbst sorgen und darauf achten, dass es anderen Menschen auch gut geht.

Das Jupiterprinzip fordert außerdem die geistige Entwicklung des Menschen ein. Es ist der Aufruf an die Seele, Sinn und Zweck dieses Lebens zu erkennen und zu materialisieren.

Kann der jupiterbetonte Mensch seine Kraft nicht zum Ausdruck bringen, richtet sie sich gegen ihn in Form von Exzessen auf allen Ebenen. Dies kann ein Zuviel an Essen, Alkohol, Drogen, Sex oder Sport sein, die gesunde Mitte ist verloren gegangen, die Großzügigkeit hat sich in Größenwahn gewandelt.

Lebensphase

Dem Jupiterprinzip wird die **sechste Lebensphase** zwischen 35 und 42 Jahren zugeordnet.

In diesem Zeitabschnitt genießt der Mensch die ersten Früchte seines Erfolges. Die große Herausforderung in diesem Lebensabschnitt ist zu erkennen, nämlich dass Geld, Macht, Essen, Trinken, Autos, Häuser und Juwelen nicht alles sind, was ein Mensch sich schaffen kann und soll.

Nun ist die Zeit zu begreifen, dass genug genug ist und wir aufgerufen sind, auch die feineren Kräfte in uns zu entwickeln. Spätestens jetzt sollten wir uns auf die Suche nach unserem wahren Lebensziel machen, den Sinn unseres Lebens entdecken. Das Kostbarste, was wir uns dafür nehmen können, ist eine Zeit der Stille und des Rückzugs, Zeit für Gebet und Musik, Zeit für Seelenverwandtschaften.

Metall

Traditionell repräsentiert **Zinn** das Jupiterprinzip. Zinn hält das Gleichgewicht zwischen Flüssigem und Festem. Die Gestaltungskräfte des Zinns modellieren aus dem Formlosen des Eiweißes die plastische Gestalt.

Alexander von Bernus ordnete zudem **Zink** dem Jupiterprinzip zu. Es ist ein essenzielles Spurenelement. Dieses wird für den Eiweiß-, Kohlenhydrat- und Fettstoffwechsel benötigt, ist an der Strukturgebung der Erbsubstanz beteiligt und unverzichtbar für die reibungslose Funktion des Immunsystems sowie den reibungslosen Ablauf des Hormonstoffwechsels. In seiner umfassenden Vielfalt ist es durchaus dem Jupiterprinzip zuzuordnen.

Vielleicht sollten wir an dieser Stelle die Großzügigkeit des Jupiterprinzips bemühen. Das dem Göttervater zugeordnete Heilprinzip verträgt sicher zwei Metallzuordnungen, zum einen Zinn, nach Rudolf Steiner in der anthroposophischen Heilkunde zum Jupiterprinzip gesellt, zum anderen Zink in der Spagyrik nach Alexander von Bernus.

Organbezug

Am deutlichsten repräsentiert die Leber das Jupiterprinzip. Als zentrales Organ des Stoffwechsels scheidet sie bei der Nahrungsaufnahme das Falsche vom Gerechten. Sie kann Belastungen lange Zeit ertragen (sieht uns unsere Fehler nach) und ist sehr regenerationsfreudig (vergisst Beleidigungen sozusagen schnell) – durchaus joviale Eigenschaften.

Außerdem ist in allen groß angelegten Organen oder Körperstrukturen die großzügige Formgebung des Jupiterprinzips erkennbar, z. B. beim Hüftgelenk oder bei der Oberschenkel- und Glutealmuskulatur.

Erkrankungsformen

- alle Formen der Lebererkrankungen
- Metabolisches Syndrom
- alle Folgen übermäßigen Wohllebens
- alle Folgen von Alkohol- und Drogenmissbrauch
- unkontrolliertes Gewebewachstum, sowohl gut- wie bösartiger Natur

Stärke

- „Wohlwollend" ist der treffendste Ausdruck für den jovialen Menschen. Leben und leben lassen – das ist die Maxime eines harmonisch entwickelten, jupiterbetonten Menschen.
- Jupiterbetonte Menschen sind nicht selten Priester oder Ärzte. Sie kümmern und bemühen sich sowohl um das leibliche als auch um das seelische Wohl ihrer Mitmenschen.
- Auch abgeklärte Herrscher und Politiker gehören hierhin. Ihnen geht es nicht um persönliche Macht, sondern um das Wohl ihres Volkes. Dies waren die Herrscher des Goldenen Zeitalters in der Geschichte eines Volkes – sie sind rar geworden.

Planetare Zuordnung zum Solunat

Solunat Nr. 8 (Hepatik; enthält unter anderem Zink): Nach von Bernus war Zink seit jeher das alchemomedizinische Metall bei Lebererkrankungen. Heute ist belegt, dass durch Zink toxische Stoffe besser in der Leber gebunden und über diese ausgeschieden werden.

6.3.7 Saturn

Das Saturnprinzip ist der **Lebensbegrenzer.**

Die saturnische Kraft lehrt uns, unsere Grenzen zu erkennen und zu wahren, weise Entscheidungen zu treffen, Struktur und Klarheit auf allen Ebenen zu manifestieren.

Für viele Menschen in der heutigen Zeit ist dieses Prinzip eine große Herausforderung auf ihrem Lebensweg. Erst wenn es gelingt, Disziplin ohne Starrheit in allen Lebensbereichen zu entwickeln, zeigt sich dieses Prinzip von seiner großartig unterstützenden Seite.

Die saturnische Struktur ist die Matrix, die all den weichen, emotionalen, irrationalen, chaotisch-kreativen Anteilen in uns den sicheren Raum für ihre farbenfrohe Entfaltung gibt. Diese Struktur aufzubauen bedeutet, jeden Tag die eigene Begrenzung wahrzunehmen und an ihr zu arbeiten.

Lebensphase

Dem Saturnprinzip wird die **siebte Lebensphase** zwischen 42 und 49 Jahren zugeordnet.

In diesem Zeitabschnitt erleben viele Menschen die Krise der Lebensmitte. Saturn fordert sein Recht ein. Haben wir uns bisher keine Gedanken über unsere Lebensziele gemacht – spätestens jetzt stellt sich die Frage: Macht es überhaupt Sinn, was ich tue und so treibe? Für wen schinde ich mich ab? Brauche ich all die Dinge, die ich um mich angehäuft habe? Was will ich noch erreichen? Wer bin ich überhaupt?

Wenn es zu solchen Sinnkrisen kommt, ist der Mensch gut beraten, der saturnischen Kraft nicht mehr auszuweichen, sondern direkt auf sie zuzugehen, sich ihrer bewusst zu werden und diese Herausforderung zu einem positiven Wendepunkt im Leben zu transformieren. Freiwillige Rückzüge in die einsame Natur, z. B. auf eine Berghütte oder für ein paar Klausurtage in ein Kloster, sind weit angenehmer als ein Krankenhausaufenthalt, der auch eine Form saturnbetonten Rückzugs ist.

Metall

Dem Saturnprinzip ist das Metall **Blei** zugeordnet. Es ist als Spurenelement im menschlichen Körper vorhanden und bewirkt Abbauprozesse, die den Gegenpol zu den Aufbauprozessen durch Mond- und Jupiterprinzip darstellen. So erst wird die Mineralisierung und Knochenbildung ermöglicht – und es sind die saturnischen Kräfte, die den Organismus bei der Abgrenzung von der Umwelt unterstützen. Die Abgrenzung ist für die geistige Reife des Menschen erforderlich. Nur so kann er verantwortungsvolle Eigenständigkeit entwickeln.

Organbezug

- Milz mit ihrer Fähigkeit der Phagozytose („Ausgrenzen" von funktionsuntüchtigen Eiweißpartikeln)
- Skelettsystem
- knöcherne Struktur des Innenohrs
- Haut als Grenze unseres Körpers
- Zähne

Erkrankungsformen

- alle Milzfunktionsstörungen
- Erkrankungen des Skelettsystems
- Erkrankungen der Zähne
- vorzeitige Alterung der Haut, trockene oder verhornende Haut
- krankhafte Mineralisierungsprozesse
- degenerative Prozesse
- seelisch-geistige Versteinerungstendenzen
- Chronizität bei allen Erkrankungsformen

Stärke

- Der harmonisch saturnbetonte Mensch hat Disziplin ohne Starrheit entwickelt.
- Sein Durchhaltevermögen, selbst in äußerst schwieriger Situation, ist enorm groß.
- Er zeichnet sich durch einen klaren Geist mit messerscharfem Unterscheidungsvermögen aus.
- Er ist sich seiner Grenzen bewusst, sein Ich-Bewusstsein ist vollkommen integriert.

Planetare Zuordnung zum Solunat

Solunat Nr. 18 (Splenetik): Wie der alte Name des Mittels, „Splenetik", aussagt, wird Solunat Nr. 18 bei allen Erkrankungen, die mit der Milz (gr. *splen* = Milz) im Zusammenhang stehen, eingesetzt. Dieses dem Saturnprinzip zugeordnete Organ hat eine viel umfassendere Wirkkraft, als wir es bisher in der westlichen Medizin annahmen.

Neben der milzspezifischen Wirkung löst Solunat Nr. 18 körperliche wie seelisch-geistige Verhärtungen. Ob es sich um Steinleiden, Sklerosen oder andere degenerative Erkrankungen handelt, ob Altersstarrsinn oder kindliche Bockigkeit dem Patienten und seiner Umwelt das Leben schwermachen – die „saturnerlösende" Wirkung von Solunat Nr. 18 bringt vitale Kräfte wieder zum Fließen und ist der Jungbrunnen in der Reihe der Solunate.

6.4 Die sieben Planetenprinzipien im Krankheitsverlauf

Die Planetenprinzipien sind in ▶ **Abb. 6.2** aus einer geozentrischen Perspektive zu sehen. Der Mond ist zwar ein Trabant, wird aber wie ein Planet behandelt. Dies entspricht nicht den astronomischen Konventionen, sondern denen der Astrologie, die bei den folgenden Betrachtungen maßgeblich sind, da wir mit dem zeitlichen Ablauf einer Krankheit arbeiten wollen.

Sie sehen Mond, Merkur und Venus als Planeten zwischen Erde und Sonne, dann Mars, Jupiter und Saturn, die Planeten jenseits der Sonne.

In der medizinischen Astrologie stehen Mond, Merkur und Venus für die akuten Stadien eines Krankheitsverlaufs. Mars kämpft im Verlauf einer Krankheit gegen ihr Abgleiten in die Chronizität. Jupiter und Saturn stehen für zwei unterschiedliche Aspekte der Chronifizierung.

Die Sonne repräsentiert den Patienten selbst im gesunden Zustand. Krankheiten, die dem Sonnenprinzip zuzuordnen sind, werden bei der Anwendung aus dieser Perspektive unter dem Aspekt des Krankheitsverlaufs gesehen, der durch die sechs anderen Planetenprinzipien dargestellt wird.

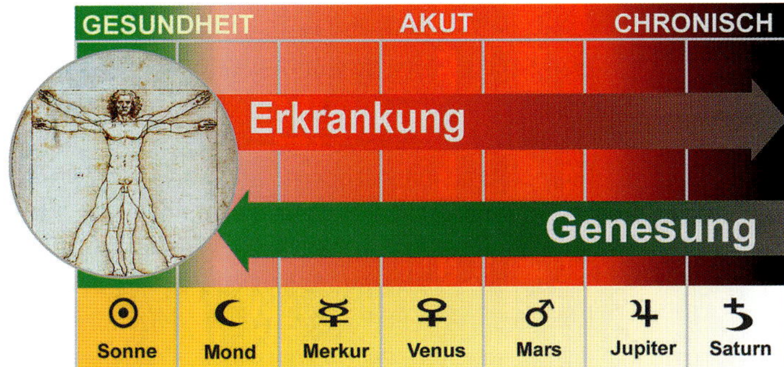

▶ **Abb. 6.2** Planetenprinzipien – Krankheit und Gesundheit. (Donato Casagrande, Türkenfeld; unter Verwendung des „Vitruvianischen Menschen" von Leonardo da Vinci, Skizze von 1492. Zeichnung: Christine Lackner, Ittlingen.)

6.4.1 Beginn der Krankheit – Mondphase

In der Praxis sehen Therapeuten den Beginn eines Krankheitsverlaufs in der Mondphase nur sehr selten. Der Patient empfindet sich noch nicht als so schwer erkrankt, dass er therapeutische Hilfe sucht. Dies ist der Bereich der **Präventivmaßnahmen.** Ich sehe es als die Aufgabe eines ganzheitlichen Therapeuten, seine Patienten darin zu schulen, den Beginn einer Erkrankung zu erkennen und sofort zu handeln, ohne dabei in Hypochondrie zu verfallen.

Wie sieht nun der „mondhafte" Beginn einer Krankheit aus? Der Übergang vom gesunden Lebensgefühl zu krankhaftem Unwohlsein ist plötzlich (der Mond hat die kürzeste Umlaufzeit), es kommt dabei meist zu einem emotionalen Einbruch (Kap. 6.3.1). Auf körperlicher Ebene äußert sich das Ungleichgewicht in den „wässrigen" Bereichen wie Kopfschmerzen (das „Mond-Organ" Gehirn schwimmt im Liquor), schwallartigem Erbrechen, laufender Nase, vermehrtem Schwitzen und/oder Speichelfluss, Durchfall, häufigem Urinieren ohne Brennen in der Blase. Die Therapie ist – unabhängig davon, welche Krankheit im Anzug ist – Ruhe, idealerweise Bettruhe, Rückzug von allen Aktivitäten, Nahrungskarenz und ausreichende Flüssigkeitszufuhr. Wenn Ihr Patient in der Lage ist, diese alten Hausmittel sofort einzusetzen, werden Sie ihn nicht zu Gesicht bekommen.

Der Praxisalltag zeigt, dass heute die wenigsten Patienten auf erste Krankheitszeichen reagieren und, selbst wenn sie es wollten, die Anzeichen nicht genügend wahrnehmen. Wie kann das sein?

Mein Eindruck ist, dass durch das häufige Unterdrücken erster Krankheitsanzeichen einerseits und das nicht vollständigen Auskurieren von Erkrankungen andererseits den Menschen das Körpergefühl abhandengekommen ist, das für die Wahrnehmung erster Krankheitszeichen benötigt wird. Es gibt die Redensart „Man gewöhnt sich an alles". Dies führt dazu, dass man nicht mehr weiß, wie sich „gesund" anfühlt. Ich mache diese Beobachtung selbst bei Kindern, die noch nahe an ihrem Körpergefühl sein sollten. Wem also das Gefühl für Gesundheit abhandengekommen ist, der reagiert erst viel später auf Krankheitszeichen.

6.4.2 Ausbreitung der Krankheit – Merkurphase

Nach dem plötzlichen, mondhaften Ausbruch kommt die Phase der Ausbreitung der Krankheit in tiefere Körperschichten. Sie ist Merkur zugeordnet, dem Götterboten, der alles mit allem verbindet.

Jetzt schwellen die Lymphknoten an, der ganze Körper schmerzt, die Krankheit ist nicht mehr auf ein Organsystem bezogen, sondern der ganze Körper ist am Krankheitsgeschehen beteiligt. Spätestens jetzt sollte sich der Patient bei Ihnen melden, denn jetzt besteht noch die Chance, mit einer **immunstimulierenden Stoßtherapie** bei Infekten – mit hoch dosierten Gaben von Magen und Darm beruhigenden Mitteln bei Erkrankungen der Verdauungsorgane, mit einer Ausleitung über das Lymphsystem und/oder einer Beruhigung des Nervensystems – die Selbstheilkräfte des Körpers ausreichend zu stimulieren. Ausleitende und aufbauende Maßnahmen, genügend Ruhe und vor allem die absolute Karenz von merkurialen Betätigungen ist einzuhalten, d. h. das Unterlassen von Informationsaufnahme jeder Art wie Lesen, Computerarbeit, langem Telefonieren oder Fernsehen. So hat der Patient gute Aussicht, in wenigen Tagen wieder gesund zu sein.

6.4.3 Die Erkrankung hat sich im Körper eingerichtet – Venusphase

Tatsächlich melden sich die meisten Patienten erst, wenn die Krankheit die Venus- oder Marsphase erreicht hat. Betrachten wir zunächst die Venusphase:

In der Venusphase beginnt die Krankheit im Körper zu „versacken". Der Fließschnupfen hat sich in einen Stockschnupfen gewandelt, bei Darmerkrankungen wechselt sich Diarrhö mit Obstipation ab. Es kann zu ödematösen Schwellungen an den Beinen und im Gesicht kommen. Vorhandene Lymphdrüsenschwellungen lösen sich nicht mehr spontan auf, sondern verhärten. Der Krankheitsverlauf zeigt **erste Zeichen des chronischen Stadiums.**

Der Patient der heutigen Zeit fühlt sich subjektiv noch immer nicht reif für Bettruhe. Er schleppt sich durch seinen Alltag, ist ständig müde und unter den Augen beginnen sich dunkle Schatten zu bilden. Dies ist ein deutliches Zeichen von Nierenschwäche. Sie erinnern sich? Die Niere wird als paarige Organanlage dem harmoniebedürftigen Venusprinzip zugesprochen (Kap. 6.3.3).

6.4.4 Die Krankheit will vom Körper Besitz ergreifen – Marsphase

Die Lebenskraft des Menschen setzt alles daran, die Chronizität einer Krankheit zu verhindern. Jetzt ist die Zeit der kämpferischen Marsphase, die sich in **„Reparaturmaßnahmen"** wie Fieber und/ oder Entzündungszeichen äußert. Durch die Erhöhung der Körpertemperatur wird die Wirksamkeit des Immunsystems erhöht. Dies ist ein wichtiger Prozess, um den Körper zur Gesundheit zurückzuführen. Vor allem bei Kindern ist Fieber zur Ausbildung des Immunsystems wichtig und entscheidet über die Stabilität der Abwehrkräfte bis ins Erwachsenenalter. Natürlich muss bei Kindern das Maß der individuellen Fiebertoleranz beachtet und entsprechende Begleitmaßnahmen angewandt werden. Ganzheitlich arbeitende Therapeuten wissen um die Heilkraft von Fieberschüben und haben die Mittel, Fieberkrämpfen vorzubeugen, ohne den Fieberverlauf zu blockieren oder gar das Fieber komplett zu unterdrücken.

Entzündungen sollten immer therapeutisch begleitet werden, denn der Körper wandelt hier auf einem schmalen Grat. Es gibt in der Naturheilkunde Möglichkeiten, Patienten durch diese Marsphase zu begleiten, doch ist gerade bei Patienten mit schwacher Lebenskraft der Einsatz von Antibiotika in Betracht zu ziehen. Aus der Zeit vor Entdeckung der Antibiotika ist die hohe Todesrate bei fulminanten Infektionen bekannt, auch naturheilkundlich orientierte Therapeuten werden hier hohe Risiken vermeiden. Nach einer Antibiotikabehandlung können Nebenwirkungen durch geeignete Ausleitungs- und Aufbaumaßnahmen nachbehandelt werden (Kap. 6.3.5).

Die meisten Patienten, die wir in der naturheilkundlichen Praxis sehen, haben jedoch im Krankheitsverlauf bereits die Phase der Chronizität erreicht. Die schnellen Lösungen der modernen Medizin laufen meist auf eine Unterdrückung der körpereigenen Reparaturmaßnahmen hinaus. Ist dies häufig geschehen und werden dem Körper nicht die notwendigen Regenerationsphasen gewährt, dann wird über kurz oder lang der Patient aus eigener Kraft Stoffwechselendprodukte nicht mehr genügend ausscheiden können. Das Immunsystem ist in diesem Stadium so weit geschwächt, dass selbst kleine Irritationen wie kalte Füße, wenig Schlaf, zu viele Genussgifte oder schwer verdauliche Nahrung zu den Krankheitsbildern einer chronischen Sinusitis, einer chronischen Verdauungsstörung, einer chronischen Bronchitis und anderen führen.

6.4.5 Die Krankheit wird zu einem Teil des Körpers – Jupiterphase

Der Körper versucht, Schlimmeres abzuwehren, die Krankheit wandert in die Jupiterphase. Hier beginnt der Körper, für nicht ausgeschiedene Stoffwechselendprodukte **Lagerraum** zu schaffen: Proliferationen wie Zysten, Polypen, Myome und Tumore sind zu beobachten. Es zeigen sich Krankheitsbilder wie das Metabolische Syndrom, ein deutlicher Hinweis auf ein „Zuviel" in jeder Hinsicht. Auf der Ebene der chronischen Erkrankung ist auch die psychische Komponente unübersehbar geworden. Angestaute Gefühle versuchen, sich auf der Körperebene Bahn zu schaffen. So ist ein gängiges analoges Bild, dass Zysten mit ungeweinten Tränen gleichgesetzt werden.

Patienten in diesem Stadium brauchen die geschickte Hand eines Therapeuten, der sowohl ausleitet (Kap. 10) wie auch zur rechten Zeit aufbaut (Kap. 9), der den Rhythmusverlust ausgleicht (Kap. 11), das betroffene Organsystem im Heilprozess unterstützt und gleichzeitig die seelische Ebene mit behandelt.

6.4.6 Zerstörerische Aspekte der Krankheit – Saturnphase

Gelingt in der Jupiterphase einer Krankheit nicht die Umkehrung des Verlaufs zur Gesundheit hin, folgt die Saturnphase. In der Saturnphase sehen wir sowohl **Regulations- wie auch Reaktionsstarre** und letztendlich den Tod des Patienten. Diese Starrheit zeigt sich auf körperlicher Ebene in der nicht mehr vorhandenen Dynamik des Stoffwechsels wie auch im Prozess der Versteinerung, dem Organversagen oder im Zellzerfall eines Karzinoms.

Als Therapeut stehe ich vor der Entscheidung, wie viel **Umstimmungsmaßnahmen** ich dem Patienten im Saturnstadium zumuten kann. Es muss mir bewusst sein, dass der Heilungsprozess immer ein Weg zurück durch die vorangegangenen Stadien sein wird. Dies bedeutet ein Zurück auch durch die „Kampfphase" des Marsstadiums, bevor eine vollständige Heilung erreicht werden kann. Als Therapeut muss ich mir die Frage stellen, ob die Lebenskraft des Patienten ausreicht, den Weg durch die vorangegangenen Stadien zurückzugehen. Für alle Patienten im Saturnstadium gilt jedoch, dass **Vitalisierungsmaßnahmen** eingeleitet werden, um die Lebensqualität des Kranken zu verbessern und seine Lebenskraft nach Möglichkeit so weit zu steigern, dass sich die Reaktionsstarre löst.

In diesem Stadium der Krankheit können auch wir Therapeuten Demut lernen. Es geschieht gar nicht so selten, dass Patienten im Saturnstadium in der Lage sind, in sich Kräfte zu mobilisieren, die von außen betrachtet gar nicht mehr da sein dürften. Wie sie dazu kommen, kann nur vermutet werden und wird je nach Weltsicht als Spontanheilung oder Wunderheilung bezeichnet.

7 Praxis

7.1 Behandlungsstrategien

Begegne ich einem Patienten zum ersten Mal, nehme ich, neben der körperlichen Untersuchung, auch eine gründliche **Anamnese** vor. Häufig stellt sich heraus, dass der Anlass des Praxisbesuchs nicht der wahre Grund für die spätere Behandlung ist. Zuweilen kann ich zwar ahnen, was hinter den vorgebrachten Beschwerden liegt, muss aber abwarten können, bis die Vertrauensbasis stark genug ist, um das eigentliche Problem anzusprechen. In einem solchen Fall lege ich mir die Behandlungsschritte entsprechend der Bereitschaft des Patienten zurecht.

Der Patient muss, wenn er nach Hause geht, das Gefühl mitnehmen, **gesehen worden** zu sein. Akute Beschwerden sind in der Regel der Anlass für den Praxisbesuch. Diese werden bei der Erstkonsultation immer behandelt. Tiefer liegende Ursachen des gesamten Krankheitsbilds, und diese sind meist psychischer Natur, werden nicht „weggeschminkt". Es bedarf aber der Zeit der Vertrauensbildung, bis sie grundlegend angegangen werden können.

7.2 Verlaufskontrolle

Grundsätzlich beobachte ich meine akut erkrankten Patienten in sehr kurzen Abständen. Wenn es erforderlich ist, lasse ich sie 2-mal täglich bei mir anrufen und mir den momentanen Zustand genau schildern. Gegebenenfalls passe ich die Dosierung der Medikamente sofort an. Bei chronisch Erkrankten, die ich erstmalig behandle, lasse ich mir im wöchentlichen Abstand berichten. Kenne ich den Patienten schon länger, kann der Abstand bis zum nächsten Praxistermin auch 4–6 Wochen betragen.

Die Wirkungen der von mir hier vorgestellten Therapien sind mit modernen Labormethoden nachweisbar, ebenso mit bildgebenden Verfahren und anderen Analysemethoden. Patienten, die es wünschen, ermutige ich, im Laufe der Therapie entsprechende Kontrolluntersuchungen vornehmen zu lassen.

7.3 Risikoabschätzung

Die spagyrischen Heilmittel sind in erster Linie für eine Umstimmungstherapie gedacht. Zwar können akute Erkrankungen gut damit behandelt werden, doch ist dabei die Reaktionsbereitschaft des Patienten zu berücksichtigen. Es kann sein, dass in bestimmten Fällen die Umstimmung nicht rasch genug erfolgt oder der Organismus aufgrund einer Schwäche nicht dazu in der Lage ist. Der Therapeut muss abschätzen lernen, wie **engmaschig die Verlaufskontrolle** anzusetzen ist. Er darf nicht zögern, eine Therapie anzupassen oder sogar abzubrechen, wenn sie nicht die erwünschte Wirkung zeigt.

Akute Notfälle, wie etwa ein anaphylaktischer Schock, septische Entzündungen oder schwere Unfälle, erfordern Notfallmaßnahmen und sollten in der Erstversorgung nicht mit einer spagyrischen Therapie angegangen werden. Es ist allemal sinnvoller, unerwünschte Nebenwirkungen dieser Sofortmaßnahmen später auszuleiten, als das Leben des Patienten zu gefährden.

7.4 Überblick über das Soluna-Heilmittelsystem

Wirkweise und Einsatzmöglichkeiten der Solunate sehen Sie in ► **Tab. 7.1**.

► **Tab. 7.1** Wirkweise und Einsatz der verschiedenen Solunate. (Die Solunate und ihre Wirkweise werden entsprechend der Informationsschrift für medizinische Fachkreise des Laboratoriums Soluna aufgeführt.)

Solunat	Wirkweise und Einsatz
Solunat Nr. 1 (Alcangrol)	• bei Stoffwechselerkrankungen • Unterstützung bei Geschwüren und Geschwülsten
Solunat Nr. 2 (Aquavit)	• körperliches „Lebenselixier" und Tonikum (stark aktivierende Wirkung) • Nebenmittel von Solunat Nr. 19 bei allen akuten, nicht entzündlichen Magen-Darm-Erkrankungen
Solunat Nr. 3 (Azinat)	• bei allen Entzündungen • heilende Wirkung vor allem auf das Atmungs-, Drüsen- und Hautsystem • Stärkung des Immunsystems
Solunat Nr. 4 (Cerebretik)	• Sedierung von Seele und Geist, des Zentralnervensystems und des Sonnengeflechts • allgemein entkrampfende Wirkung
Solunat Nr. 5 (Cordiak)	• Kräftigung und Regulation des körperlichen und ätherischen Herzens • bei Herz-Kreislauf-Störungen
Solunat Nr. 6 (Dyscrasin)	• Abbau „dyskratischer Störungen des Körpersäfteflusses" (Organentgiftung und Reinigung des Interzellularraumes) • Ausleitung über die Haut • Regulation der Hautfunktionen
Solunat Nr. 7 (Epidemik)	• Regulation der Körpertemperatur („großes Fiebermittel")
Solunat Nr. 8 (Hepatik)	• bei Erkrankungen der Leber und Gallenblase • Entgiftung und Ausleitung über die Leber
Solunat Nr. 9 (Lymphatik)	• bei Erkrankungen des Drüsen- und insbesondere des Lymphsystems • Entgiftung und Ausleitung über Drüsen- und Lymphsystem • bei Stoffwechselstörungen als Nebenmittel von Solunat Nr. 1
Solunat Nr. 10 (Matrigen I)	• Aktivierung des hormonellen Regelkreises der Frau • merkuriell-anregende Wirkung • krampflösende Wirkung als Nebenmittel von Solunat Nr. 4 und Solunat Nr. 14
Solunat Nr. 11 (Matrigen II)	• Retardierung des hormonellen Regelkreiseses der Frau • Beruhigung eines zu heftigen „Körpersäfteflusses" (z. B. bei Blutungen und/oder Durchfall)
Solunat Nr. 12 (Ophthalmik)	• bei allen Augenerkrankungen
Solunat Nr. 14 (Polypathik)	• Sedierung von Körper, Seele und Geist • krampflösend Wirkung, auch in akuten Fällen • antiödematöse Wirkung durch Lösen von krampfbedingten Stauungen
Solunat Nr. 15 (Pulmonik)	• bei Erkrankungen der Atemwege
Solunat Nr. 16 (Renalin)	• bei Erkrankungen des Urogenitalsystems • Entgiftung und Ausleitung über die Niere
Solunat Nr. 17 (Sanguisol)	• geistig-seelisches Tonikum (antidepressive Wirkung) • stärkendes Begleitmittel von Solunat Nr. 2, Solunat Nr. 5 und Solunat Nr. 12
Solunat Nr. 18 (Splenetik)	• Abbau aller „tartarischen", d. h. verhärteten Erscheinungsformen im Sinne Paracelsus' • Unterstützung der Milzfunktion und somit immunstärkende Wirkung • bei entzündlichen und „verschleimenden" Magen-Darm-Erkrankungen (Nebenmittel von Solunat Nr. 20) • Roborans (Wiederherstellung des Energieflusses, daher Stärkungsmittel auf körperlicher wie geistiger Ebene)
Solunat Nr. 19 (Stomachik I)	• bei akuten, nicht entzündlichen Magen-Darm-Erkrankungen
Solunat Nr. 20 (Stomachik II)	• bei entzündlichen und chronischen Magen-Darm-Erkrankungen

▶ Tab. 7.1 Fortsetzung

Solunat	Wirkweise und Einsatz
Solunat Nr. 21 (Styptik)	• Stillung des Flusses der Körpersäfte, z. B. Blut oder Stuhl • stark adstringierende Wirkung
Solunat Nr. 22 (Strumatik I)	• Regulation der Schilddrüsenfunktion • Spezialmittel gegen Kropf (zusammen mit Solunat Nr. 23 und Solunat Nr. 27)
Solunat Nr. 23 (Strumatik II)	• Spezialmittel gegen Kropf (zusammen mit Solunat Nr. 22 und Solunat Nr. 27)
Solunat Nr. 24 (Ulcussan)	• Magen- und Darmgeschwüre • bei akutem und chronischem Magen-Darm-Katarrh • bei schweren chronisch-entzündlichen Magen-Darm-Erkrankungen (z. B. Helicobacter-Infektion, hier zusammen mit Solunat Nr. 3)
Solunat Nr. 25 (Azinat-Salbe)	• bei allen entzündlichen Hautleiden
Solunat Nr. 26 (Alcangrol-Salbe)	• bei allen degenerativen und proliferativen Hautleiden
Solunat Nr. 27 (Struma-Salbe)	• Spezialmittel gegen Kropf (in Verbindung mit Solunat Nr. 22 und Solunat Nr. 23)
Solunat Nr. 28 (Ätherische Essenz Nr. I)	• äußerliche Behandlung von Schmerzen und nervösen Leiden aller Art • bei rheumatischen Beschwerden (gemischt mit Solunat Nr. 29 im Verhältnis 1 : 1) • bei Haarausfall • Baunscheidtöl
Solunat Nr. 29 (Ätherische Essenz Nr. II)	• bei allen Erkrankungen der Atemwege • bei rheumatischen Beschwerden (gemischt mit Solunat Nr. 28 im Verhältnis 1 : 1)

7.4.1 Solunate in Kombination mit anderen Heilmitteln

Die Solunate lassen sich mit Heilmitteln anderer Therapierichtungen kombinieren. Eine Verordnung verschiedener Behandlungsansätze muss jedoch gut durchdacht sein, damit die diversen Mittel einander ergänzen und nicht blockieren.

Die spagyrische Eigenbluttherapie (Nr. 30 Kombi-Set) wird in diesem Buch nicht besprochen.

Gute Ergebnisse erzielte ich bei Kombination der Spagyrik mit folgenden schulmedizinischen Maßnahmen:

- Die Rekonvaleszenz des Patienten wird beschleunigt, wenn während einer **Antibiotikabehandlung** unterstützende spagyrische Maßnahmen für Leber- und Darmfunktion verordnet werden. Immunstimulierende Behandlungen beugen einem Rezidiv vor.
- **Psychopharmaka und Schlafmittel** können unter genauer Kontrolle, in Kombination mit die Psyche stabilisierenden Silber- und Goldmitteln, bei vielen Patienten erfolgreich ausgeschlichen werden, oder zumindest kann die allopathische Mittelgabe deutlich reduziert werden.
- **Beta-Blocker** können, zusammen mit herz- und kreislaufstabilisierenden Spagyrika, meist in der Dosierung auf ein Minimum beschränkt werden.
- Bei **Chemo- und Strahlentherapie** in der Krebsbehandlung stellen Spagyrika eine erprobte Möglichkeit dar, die Nebenwirkungen dieser Behandlungen für den Patienten erträglicher zu gestalten.
- Bei **chronisch Kranken**, insbesondere bei älteren Patienten, die über lange Zeit viele verschiedene Medikamente einnehmen müssen, sind regelmäßige Aufbau- und schonende Ausleitungsmaßnahmen wirkungsvolle Möglichkeiten, die Lebensqualität zu steigern.
- Eine Kombination der Spagyrika mit **Phytotherapeutika** bietet sich an. Von Bernus beschreibt die Einnahme der Solunate in Kräutertees aus Heilpflanzen, die auch im entsprechenden Solunat enthalten sind, oder dieses ergänzen (von Bernus 1994). Dieser Vorschlag ist genial, wenn auch den meisten Patienten das heutzutage zu zeitaufwendig ist. Im Therapieteil (ab Kap. 9) finden Sie unter „Zusatztherapien" immer wieder Hinweise auf ergänzende Phytotherapeutika.

- Die Kombination mit **Homöopathika** in niederen Potenzstufen hat sich in meiner Praxis bewährt. Allerdings weise ich darauf hin, dass bei einer klassisch-homöopathischen Konstitutionsbehandlung der Therapeut entscheiden muss, ob er Mittel aus anderen Therapierichtungen, also auch aus der Spagyrik, zulassen will. Für den streng klassischen Homöopathen kann es von Interesse sein, einer Konstitutionsbehandlung eine spagyrische Ausleitungstherapie voranzustellen. Die Erfahrung zeigt, dass die Reaktionen des Patienten auf das Konstitutionsmittel dann rascher und klarer erfolgen.
- Eine **Aromatherapie** kann unbedenklich neben Spagyrika angewandt werden. Die ätherischen Öle stellen kein Antidot dar – wie dies bei einigen homöopathischen Mitteln der Fall sein kann.

7.4.2 Die Beziehung der Solunate untereinander

Die Solunate sind miteinander kombinierbar, einige Mittel bedingen sich sogar gegenseitig. Dies wurde bei den Therapieempfehlungen (ab Kap. 9) berücksichtigt.

Hier zur Erklärung ein Kombinationsbeispiel zum Einsatz von Solunat Nr. 1 (Alcangrol). Dieses wirkt rückbildend auf unerwünschtes Zellwachstum, z. B. bei Polypenbildung im Nasen-Rachen-Raum. Die Rückbildung wird unterstützt mit den folgenden Solunaten:

- Solunat Nr. 3 (Azinat) dient der allgemeinen Aktivierung des Immunsystems, da unerwünschtes Zellwachstum als Hinweis auf ein schwaches Immunsystem interpretiert wird.
- Solunat Nr. 6 (Dyscrasin) wird eingesetzt zur Entgiftung des interstitiellen Raumes als Ausleitungsweg.
- Solunat Nr. 9 (Lymphatik) wird angewandt zur zusätzlichen Ausleitung über das Lymphsystem.

Sinngemäß lassen sich auch alle anderen Solunate entlang der Funktionskreisläufe der einzelnen Organsysteme kombinieren. Bei Aufbau- und Ausleitungstherapien sowie der rhythmisierenden Therapie wirkt das Zusammenspiel der einzelnen Solunate organübergreifend. Oft erscheint dasselbe Solunat als Therapieempfehlung bei ganz unterschiedlichen Krankheitsbildern, deren Symptome – qualitativ gesprochen – die gleichen sind. Die Solunate können für viele Krankheiten eingesetzt werden, sofern es dem Therapeuten möglich ist, die Qualität der Symptomatik zu erfassen und das entsprechende Solunat auszuwählen. Bei den Therapieempfehlungen finden Sie daher unter der Begründung der Mittelwahl immer wieder Hinweise auf die Beziehung der Solunate untereinander.

7.4.3 Einnahmemodus

Für einen ganzheitlichen Therapeuten ist es empfehlenswert, wenigstens zwei oder drei Mittel eines Therapiesystems an sich selbst auszuprobieren. Sie lernen dabei die Wirkweise der Mittel auf einer Ebene kennen, die Ihnen kein Buch vermitteln kann.

„Das ganze Geheimnis des Erfolges liegt in der Dosierung“ ist der Ausspruch eines Arztes, der mit der Anwendung spagyrischer Heilmittel vertraut war ([17], S. 11 u. 12). Schön zu wissen, doch was macht derjenige, der sich mit dieser Heilweise neu vertraut macht und noch nicht auf jahrelange Erfahrung zurückgreifen kann?

Zunächst ist es völlig ausreichend, sich an die durchschnittlichen Dosierungen zu halten, wie sie ab Kap. 9 beschrieben sind. Zusätzlich empfiehlt es sich, folgende Hinweise zu beachten:

- Die Solunate werden einzeln und nacheinander in etwas Wasser (ein Schnapsglas ist die ideale Größe) genommen. Bitten Sie Ihren Patienten, zuerst an dem Mittel zu riechen, es dann einzunehmen und diesen Schluck für eine kurze Zeit im Mund zu behalten. Die Mittel mit allen Sinnen wahrzunehmen, intensiviert ihre Wirkung. Zusätzlich können Sie die Wirkkraft der Mittel steigern, wenn Sie diese mit einem passenden Kräutertee verordnen.
- Wenn Ihr Patient Alkohol nicht strikt meiden muss, empfiehlt von Bernus bei folgenden Solunaten die Einnahme auf einem Teelöffel Rotwein oder Südwein:
  - Nr. 2 (Aquavit)
  - Nr. 3 (Azinat)
  - Nr. 5 (Cordiak)
  - Nr. 17 (Sanguisol)
  - Nr. 18 (Splenetik)
  - Nr. 21 (Styptik)

Hier wirkt der Wein als Verstärker der Heilkraft und wird insbesondere bei chronisch-degenerativen Erkrankungen und bei allen Schwächezuständen im Sinne eines Heilmittels eingesetzt.

In der heutigen Zeit, in der jede Minute Geld zu kosten scheint, mutet es vielleicht auch Sie seltsam an, einen solchen Aufwand um die Mitteleinnahme zu betreiben. Die Beobachtung meiner Patienten über viele Jahre lehrte mich jedoch, dass diejenigen, die sich Zeit und Muße für die Einnahme ihrer Mittel nahmen, einen rascheren und tiefer greifenden Heilerfolg hatten. Dennoch ist es wichtig, die Eigenart des einzelnen Patienten bei der Verordnung der Mittel zu berücksichtigen. Überfordern Sie Ihren Patienten nicht durch zu komplizierte Anwendungshinweise. Für die meisten ist es anfänglich schon eine große Hürde, verschiedene Mittel einzeln und zu unterschiedlichen Tageszeiten einzunehmen. Ich habe für meine Patienten einen Empfehlungsbogen entwickelt, der sich bewährt hat. Sie finden ihn im Anhang und Sie können ihn gerne für Ihren Gebrauch übernehmen.

Altersabhängige Dosierungshinweise

Säuglinge bis zum 1. Lebensjahr

- in der Regel 1–2-mal täglich 1 Tropfen auf die Brustwarze vor dem Stillen oder auf den Fläschchensauger

Kinder bis zum 6. Lebensjahr

- in der Regel 2–3-mal täglich 1 Tropfen pro Lebensalter

Kinder ab dem 6. Lebensjahr bis zur Pubertät

- in der Regel 2–3-mal täglich 5, maximal 8 Tropfen

Mit Abschluss der Pubertät erhalten Jugendliche die Dosierung Erwachsener.

Werden bei Kindern mehr als drei Mittel verordnet oder ist eine häufigere Dosierung, z. B. bei Fieber, notwendig, so ist wegen des Alkoholgehalts der Mittel ein veränderter Einnahmemodus zu empfehlen. Es werden so viele Gläschen wie erforderliche Mittel mit kochendem Wasser gefüllt, die entsprechende Tropfenzahl hineingegeben, gewartet, bis das Wasser eine angenehme Trinktemperatur erreicht hat, und dann werden die Mittel mit deutlich reduziertem Alkoholgehalt verabreicht.

Erwachsene

- in der Regel 5–15 Tropfen pro Mittelgabe

Allgemein kann gesagt werden, dass zierliche Menschen eine niedrigere Dosierung, kräftiger gebaute eine höhere Tropfenzahl benötigen.

Erwachsene ab dem 60. Lebensjahr

Im Gegensatz zur Kindheit ist das Alter durch eine Verlangsamung vieler Körperfunktionen geprägt. Dies entspricht durchaus dem Rhythmus des Lebens und ist keine Krankheit an sich. Da der Organismus im Alter aber empfindlicher reagiert, empfiehlt sich zu Beginn einer Behandlung die Rücknahme der Dosierung für Erwachsene.

- Ab dem 60. Lebensjahr wird die Dosierung zunächst um 10 Prozent, für jedes weitere Lebensjahrzehnt um weitere 10 Prozent verringert.
- Ist der ältere Patient vital und verträgt er die Mittelgaben gut, können diese schrittweise, bis zur durchschnittlichen Erwachsenendosierung, im Verlauf der Behandlung gesteigert werden.

Dosierungsbedingte Wirkweise der Solunate

Die Solunate wirken in niedriger Dosierung vor allem im seelisch-geistigen Bereich, in höherer Dosierung verstärkt auf der Körperebene. Es empfiehlt sich, insbesondere bei den Goldpräparaten Solunat Nr. 2 (Aquavit), Nr. 5 (Cordiak), Nr. 12 (Ophthalmik) und Nr. 17 (Sanguisol) sowie dem Silbermittel Solunat Nr. 4 (Cerebretik) zunächst mit niedriger Dosierung zu beginnen und dann langsam die Tropfenzahl bis zur gewünschten Wirkweise zu steigern. Die Erfahrung zeigt, dass die intensive seelisch-geistige Wirkung dieser Mittel zunächst vom Patienten aufgenommen und akzeptiert werden muss. Oftmals reduzieren sich die körperlichen Beschwerden schon bei geringer Dosierung dieser Mittel. Nach durchschnittlich 1 Woche wird die Dosierung langsam erhöht, um noch vorhandene Beschwerden auszugleichen.

Bei **akuten Erkrankungen** werden die entsprechenden Solunate häufig und in höherer Dosierung verabreicht. Erfahrungsgemäß tritt die erwünschte Wirkung rasch ein. Mit Abklingen der Beschwerden wird Häufigkeit und Menge der Dosierung zurückgenommen. Wenn Ihr Patient beschwerdefrei ist, lassen Sie in den Folgetagen die Mittel langsam ausschleichen.

Bei **chronischen Erkrankungen** und bei **geriatrischem Einsatz** ist eine lang andauernde, in manchen Fällen sogar eine Dauermedikation mit den Solunaten erforderlich. Es ist allerdings bisher keine Gewöhnung festgestellt worden. Dennoch empfiehlt es sich, insbesondere bei Medikationen, die sich über einen längeren Zeitraum als 6 Monate hinziehen, die Therapie für 2–3 Wochen zu unterbrechen und dann wieder neu aufzusetzen. Dies erhöht die Reaktionsbereitschaft des Körpers.

7.4.4 Nebenwirkungen der Solunate

Die Solunate zeigen keine Nebenwirkungen im pharmakologischen Sinne – so die Erfahrungen der letzten 80 Jahre. Organe oder Organfunktionen werden, auch bei Einnahme über lange Zeiträume, in ihren Funktionen nicht geschädigt oder gestört.

Es kann allerdings zu **Ausleitungsreaktionen** kommen, wie unreiner Haut, dickem Belag auf der Zunge, vermehrtem Wasserlassen oder dünnflüssigem Stuhl. Wenn Sie die verordnete Mittelgabe reduzieren, verschwinden diese Begleiterscheinungen in der Regel wieder schnell.

Wenn Sie die Mittel zu hoch dosieren, können ebenfalls unerwünschte Reaktionen auftreten. Es ist daher angeraten, sich beim Einarbeiten in diese Therapieform zunächst an die niedrigere Dosierung zu halten und den Patienten wöchentlich zu befragen. So entwickeln Sie sehr schnell ein Gefühl für die Wirkweise der Mittel sowie deren unterschiedliche Wirkintensität entsprechend dem Konstitutionstypus Ihres Patienten.

8 Exkurs: Averara und der Soluna-Garten

Was für eine lästig lange Autofahrt! Fünf Stunden sind wir nun schon unterwegs, haben die Brenner Autobahn verlassen, die Südspitze des Gardasees liegt hinter uns. Jetzt die Abzweigung Richtung Mailand nicht verpassen, im Gewirr der sich kreuzenden, ineinander verschlungenen und sich wieder trennenden Asphaltschlangen. Südlicher Verkehrsfluss, Hupen, schnittiges Von-rechts-Überholen, quietschende Reifen – geschafft! Die 6-spurige Autobahn Mailand–Turin führt uns am Südende der Alpen entlang durch fruchtbar sattes Land. Nächstes Ziel: Ausfahrt Bergamo – ja genau, der Dom zu Bergamo, in dessen Chorgestühl verborgen alchemistische Symbole in feinster Intarsienarbeit ihrer Entschlüsselung durch die Forscher harren. Dann Val Brembana, das Tal des Brembo, eines Flussess, der von vielen heilsamen Quellen gespeist wird. Die bekannteste von ihnen sprudelt in San Pellegrino.

Vor 10 Jahren war ich das letzte Mal im Soluna-Kräutergarten in Averara, dem letzten Ort vor dem oft gesperrten San-Marco-Pass in die Schweiz. Es ist ein kleines, verschlafenes Dorf an der alten Handelsstraße der einstigen Republik Venedig. Ein paar alte Handelskontore sind heute noch Zeugen einer längst vergangenen Zeit und eine Informationsschrift, die in der Kirche auslag, erinnerte daran, dass im 17. Jahrhundert die Alchemisten Venedigs ihre Kräuter von hier in die Handelsstadt bringen ließen, denn sie schätzten ihre hervorragende Qualität. Ansonsten gibt es noch eine Bar für die Bewohner der vielleicht 100 Häuser, die sich am Flusslauf entlang- und die Berghänge hochschmiegen, und den alten Friedhof. Hinter diesem windet sich eine Straße in Haarnadelkurven steil den Berg hinauf. Da müssen wir hoch, wollen wir zum kleinen Paradies „Soluna Erbaria“ (Soluna-Kräutergarten).

Es ist ein vertrautes Ankommen – 10 Jahre sind hier keine Zeit für große Veränderungen, es gibt keine neuen Bauten, keine breiteren Straßen, keine neuen Brücken. Nur der Garten hat sich erweitert. Gleich am Eingang fällt mir der neu angelegte Rosengarten auf. Dieses Mal ist Frühling und die Kräuterbeete hinter dem Labor ziehen sich wie braune Handtücher mit kleinen grünen Tupfen quer zum Hügel hoch. Beim letzten, spätsommerlichen Besuch schien mir der Garten am Hang wie eine unspektakuläre Almwiese und ich brauchte damals eine Weile, bis ich Salbei, Rosmarin, Ysop und Ringelblume zwischen all den angesamten Wildkräutern entdeckte. „Gepflegter Wildwuchs“ war damals das Bild, das ich vom Kräutergarten mitnahm. Es hatte mich tief beeindruckt, dass hier Pflanzenfreundschaften gepflegt und zugelassen werden. Nur im Frühling, wenn Hauhechel und Petersilie als winzige Keimlinge von den robusten wilden Pflanzenschwestern überwuchert würden, greift die ordnende Hand des Gärtners ein (► **Abb. 8.1**).

Heute ist eine Gruppe junger Menschen lachend und in sprudelndem Italienisch parlierend damit beschäftigt, Beete abzustechen und die wuchernden Wildkräuter zurückzudrängen. Die Jugend Averaras und der umliegenden Orte ist froh, hier eine Gelegenheit zu haben, sich etwas Geld dazuzuverdienen. Es gibt im Umkreis von etwa 40 Kilometern keine Industrie, keine kommerzielle Landwirtschaft, kaum mehr Handwerksbetriebe.

Gianfranco, der gute Geist und Hüter des Soluna-Gartens, ist froh um jede geschickte Hand in den Spitzenarbeitszeiten, die er mit seinem festen Mitarbeiterstab von 4 Frauen und 2 Männern sonst nicht meistern kann. Ganz bewusst gibt es hier nur wenige Maschinen: den Luftentfeuchter im Kräutertrockenraum, das Rührwerk für die Cremes der Kosmetikserie Lunasol und die Espressomaschine für das Wohl der Mitarbeiter. Alle Arbeiten im Garten werden von Hand bewältigt, sei es Pflanzen, Ernten, die Pflege der Beete, das rhythmische Rühren der Ölauszüge, das Reinigen der Wurzeln, das Zupfen der Ringelblumen-Blütenblätter.

Für Ende Mai ist der Pflanzenwuchs noch relativ weit zurück. Der Winter war lang in diesem Jahr und jetzt drängt die Zeit der Frühlingsaufgaben. Dennoch nimmt sich Gianfranco einen halben Tag frei, um der Arbeitsgruppe München, meinem Mann und mir angewandte Spagyrik im Gärtneralltag zu zeigen.

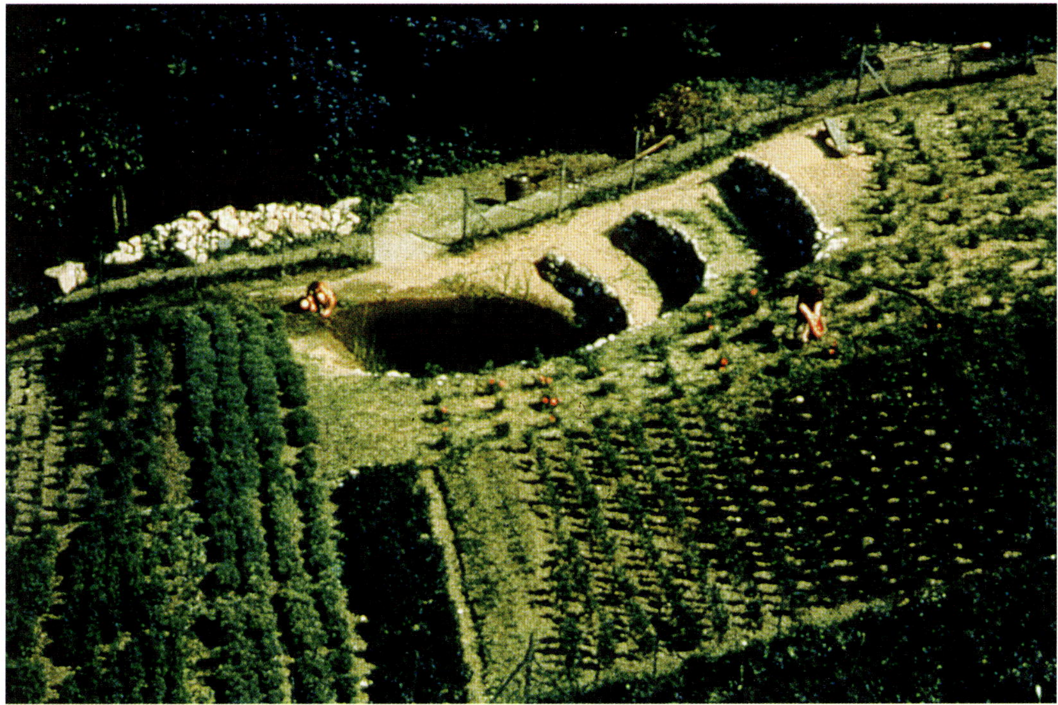

▶ **Abb. 8.1** Die Gartenanlage im Frühling. (Laboratorium Soluna, Donauwörth)

Wir wandern den Hügel hoch und werden erst einmal auf die Bergkette, die das Tal umschließt, aufmerksam gemacht – eine beeindruckende, spürbare Macht. Ein Berg, dem Garten direkt gegenüber, erhebt sich in perfekter Pyramidenform und wirkt wie der Hüter dieses Taleinschnitts. Links davon zeigt Gianfranco auf den Pass „Bacio dell Morto" – „Kuss des Toten?", zuckt es mir durch den Kopf. Vor 900 Jahren seien hier die Toten, die ein christliches Begräbnis bekommen sollten, über den Pass getragen worden zur nächsten Ortschaft mit Kirche und Friedhof. Auf der Passhöhe dann ein letzter Abschied. Jetzt verstehe ich besser, warum heute der Friedhof in Averara als markanter Punkt für Wegbeschreibungen gilt und zudem liebevoll restauriert wird.

Gianfranco reißt mich aus meinen Gedanken über die Vergänglichkeit und zeigt stolz auf den neuen Brunnen. Die Heilquelle, die hier im Garten sprudelt, wurde vor 10 Jahren noch in einem alten, in 7 Ringen ausgehöhlten Kastanienbaumstamm rhythmisiert. Jetzt wird das Wasser in einen 7-stufigen Steinbrunnen geleitet. Jede Stufe enthält eines der Planetenmetalle und gibt so die Information der kosmischen Ordnung in das Wasser, mit dem die Pflanzen sehr sparsam bewässert werden.

Unser Begleiter ist der Meinung, dass gerade Heilpflanzen, die der Medikamentenherstellung dienen, die Fähigkeit besitzen müssen, auch mit extremen Wetterlagen, wie z. B. Trockenheit, umzugehen. *„Wir Menschen müssen ja auch lernen, mit einer sich immer mehr verändernden Umwelt zurechtzukommen"*, murmelt er.

Wir wandern weiter den Hügel hinauf und werden unter einem dichten Wildrosenbogen zum kleinen Oktagon (▶ **Abb. 8.2**) geleitet. In diesem 8-eckigen Holz-Glas-Bau stehen im Sommer die Ölauszüge für die Kosmetik und das rotbraune, mit Goldtinktur versetzte Johanniskrautöl. Und hier wird rhythmisiert: Morgens werden die Öle 33-mal rechtsherum und am Abend 28-mal linksherum gerührt, an 7 Tagen der Woche.

Hinter dem Oktagon im lichten Laubwald steht eine mächtige 300 Jahre alte Esskastanie, deren weit ausladende Äste eine hohe Kuppel bilden, darunter steht eine lange Bank für Siesta und Rückzug. Wir wandern weiter durch dichtes Buschwerk

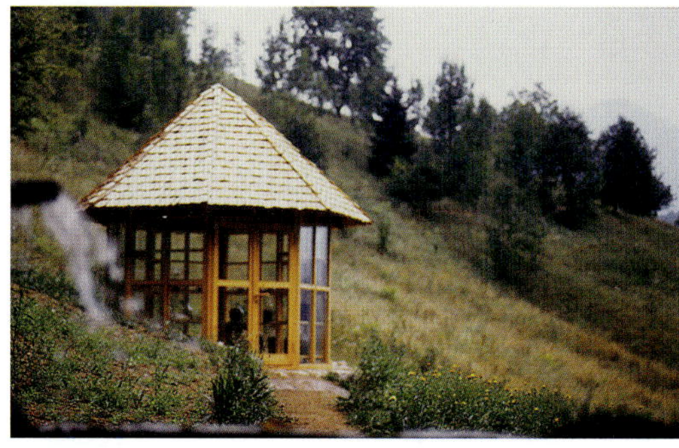

► **Abb. 8.2** In diesem Oktagon des Soluna-Heilkräutergartens werden die Ölauszüge der Pflanzen rhythmisiert. (Laboratorium Soluna, Donauwörth)

quer zum Berg. Gianfranco macht uns auf Zaubernuss, Birke, Haselnuss, Schlehe und Weißdorn aufmerksam. Der schmale Trampelpfad mündet in einem neu angelegten Kräutergarten. Die raumgreifende Mariendistel, Artischocken und Engelwurz dürfen sich hier ausbreiten. Ein überdachter, offener Arbeitsplatz macht das Vorsortieren von Beeren und Wurzeln im Herbst bei regnerischem Wetter angenehmer.

Wir wandern den steilen Hügel im glitschigen Gras vorsichtig hinab zum alten Steinhaus, das Labor, Büro, Kosmetikherstellung, Trockenräume und Lager beherbergt. Hier werden die Pflanzen getrocknet (► **Abb. 8.3**) und vakuumverpackt, bereit für den Autotransport nach Donauwörth/Tapfheim, wo die Solunate noch heute nach den alten Rezepturen hergestellt werden.

Ich bin mir sicher, Alexander von Bernus, der seinerzeit selbst die Heilkräuter für seine Tinkturen sammelte, wäre mit der sich hier entfaltenden Pflanzenqualität zufrieden gewesen. Auf fast 800 Meter Höhe, mit heißen Sommern und froststarren Wintern, mit sich deutlich unterscheidenden Tag- und Nachttemperaturen, entstand der Soluna-Kräutergarten. Auf altem Almboden, der nie von Chemikalien durchtränkt wurde und dessen einziger Dünger kompostierte Pflanzenreste der vergangenen Jahre sind, können sich Pflanzensignaturen entwickeln, die klar und ausgeprägt sind – Voraussetzung für spagyrische Essenzen, die Körper, Seele und Geist des Menschen berühren.

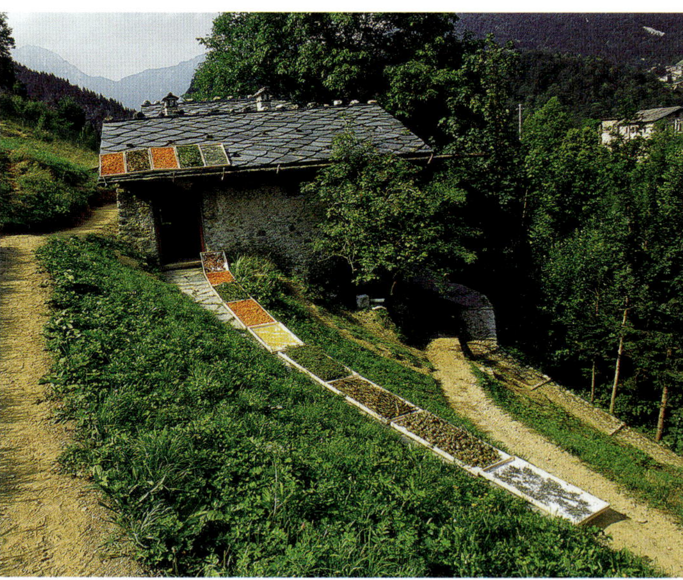

► **Abb. 8.3** Auf mit Seide bespannten Rahmen werden Heilpflanzen getrocknet. (Laboratorium Soluna, Donauwörth)

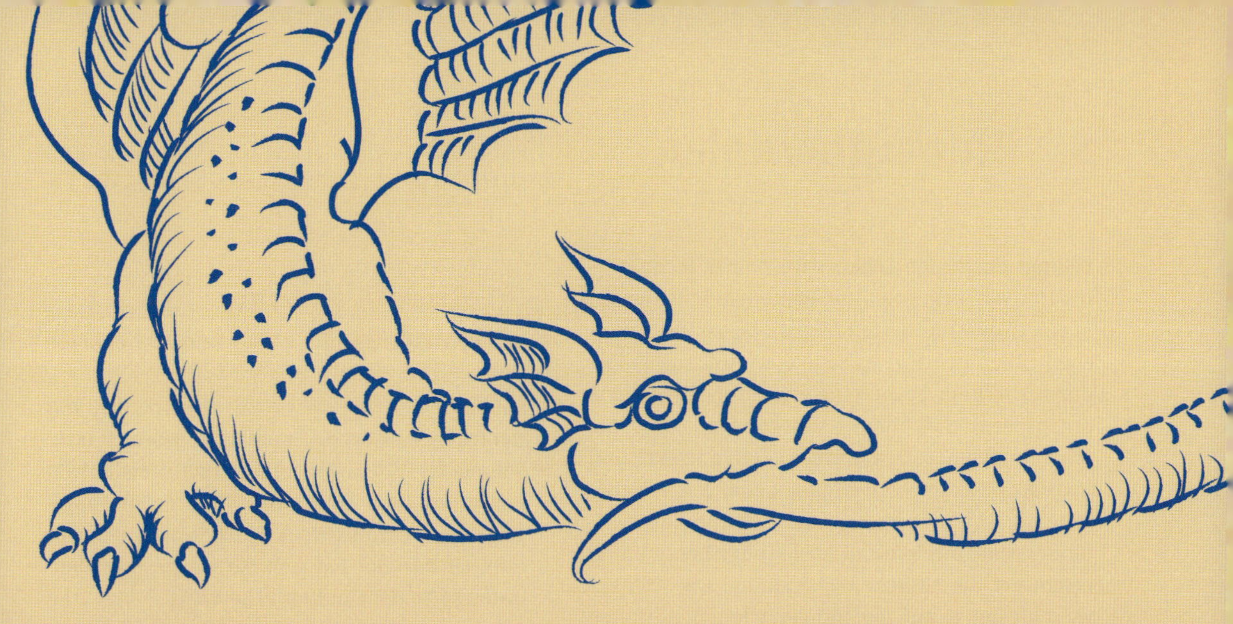

Teil 3
Basistherapie

9 Aufbautherapien

Bedingt durch den Lebensstil in einer technisierten Umwelt, begegnen uns heute häufig Patienten in einem destabilisierten Allgemeinzustand. In solchen Fällen bewährt es sich, eine Aufbautherapie durchzuführen, bevor eine Ausleitung oder eine organspezifische Therapie begonnen wird. Erschöpfungssyndrom, Burnout, häufige Infekte und toxische Belastungen weisen auf eine geschwächte Lebenskraft hin. Fortgeschrittene Erschöpfung verhindert eine erfolgreiche Ausleitungstherapie und erschwert die Ursachenbehandlung. Die Aufbautherapie muss auf die individuellen Bedürfnisse des Patienten abgestimmt werden (▶ **Tab. 9.1**).

Wissen

Analogien zu den Planetenprinzipien

Wenn wir über eine Schwächung der Lebenskraft sprechen, ist diese durch den Verlust des harmonischen Zusammenspiels des kosmischen Paares **Sonne** (Lebensgeber) und **Mond** (Lebensbewahrer) bedingt. Beide Prinzipien bedürfen der Stärkung. Weitere Planetenanalogien ergeben sich zusätzlich, je nach individueller Organsystemschwächung, und werden hier nicht weiter aufgeführt.

9.1 Mittel der Wahl zum Kräfteaufbau

- Solunat Nr. 2 (Aquavit) wird verstärkt bei körperlichen Schwächezuständen eingesetzt.
- Solunat Nr. 17 (Sanguisol) ist bei psychischer Erschöpfung und endogener Depression angezeigt. Bei chronischem Erschöpfungssyndrom und bei Burnout hat sich die gleichzeitige Verordnung beider Goldmittel bewährt.
- Solunat Nr. 4 (Cerebretik) ist bei Erschöpfung des vegetativen Nervensystems angezeigt.

9.1.1 Aufbau nach Infektionserkrankungen und Operationen

Neben dem Aufbau der Vitalität ist zusätzlich eine Stärkung und Stabilisierung des Immunsystems angezeigt (▶ **Tab. 9.2**).

9.1.2 Aufbau nach Magen-Darm-Erkrankungen

Neben einer schonenden Aufbaudiät, der Aktivierung der Vitalität und der Abwehrkräfte wird eine Stärkung der Verdauungskraft empfohlen (▶ **Tab. 9.3**). Wählen Sie, entsprechend den Bedürfnissen Ihres Patienten, zwischen Solunat Nr. 19 (Stomachik I) und Solunat Nr. 20 (Stomachik II).

▶ **Tab. 9.1** Medikation der Aufbautherapie (Grundtherapie).

Solunat	Dosierung	Begründung
Solunat Nr. 2	2-mal 8–10 Tr. morgens und mittags	Aufbau der körperlichen Leistungsfähigkeit
Solunat Nr. 4	2-mal 5–10 Tr. abends und zur Nachtruhe	Stabilisierung des Vegetativums
Solunat Nr. 17	2-mal 5–10 Tr. morgens und mittags	Aufbau der psychischen Kraft

▶ **Tab. 9.2** Medikation einer Aufbautherapie nach Infektionskrankheiten und Operationen.

Solunat	Dosierung	Begründung
Solunat Nr. 2	2-mal 10 Tr. morgens und mittags	Aufbau der körperlichen Leistungsfähigkeit
Solunat Nr. 3	2-mal 5–10 Tr. morgens und abends	Aufbau des Immunsystems
Solunat Nr. 4	1-mal 5–10 Tr. vor der Nachtruhe	Stabilisierung des Vegetativums

▶ **Tab. 9.3** Medikation einer Aufbautherapie nach Magen-Darm-Erkrankungen.

Solunat	Dosierung	Begründung
Solunat Nr. 2	2-mal 5–10 Tr. morgens und mittags	Aufbau der körperlichen Leistungsfähigkeit
Solunat Nr. 3	2-mal 5–10 Tr. morgens und abends	Aufbau des Immunsystems
Solunat Nr. 19	2-mal 5–10 Tr. mittags und abends	Anregung des Verdauungsstoffwechsels
Solunat Nr. 20	2-mal 5–10 Tr. mittags und abends	Beruhigung und Entkrampfung der Verdauungsorgane

Zusatztherapie

Ihr Patient sollte eine schonende Aufbaudiät für Magen und Darm durchführen.

Empfehlenswert sind:

- Knäckebrot, Zwieback, Reiswaffeln, Toast
- Karotten- und Rote-Bete-Saft, Heidelbeersaft, Kräutertees, stilles Wasser, grüner Tee
- Kartoffeln, Nudeln, Reis, Bulgur, Couscous
- alle nicht blähenden Gemüsesorten wie Fenchel, Karotten, Rote Bete, Sellerie, Kürbis etc.
- Äpfel, Pfirsiche, Aprikosen, Bananen, alle Früchte in gedünsteter Form
- gedünsteter Fisch, weißes Fleisch gedünstet
- Frischkäse, Quark und Joghurt in kleinen Mengen
- Butter (idealerweise in Form von Ghee, Kap. 14.5.2) und Olivenöl in kleinen Mengen

Nicht empfehlenswert sind:

- Salat, rohes Obst, rohes Gemüse und alle blähenden Gemüsesorten
- Wurst, Schinken, Hartkäse, fetter Weichkäse, alle schwer verdaulichen Fette
- scharf gebratenes, schwer verdauliches Fleisch und fetter Fisch, hart gekochte Eier
- weißer Zucker, Kuchen, Gebäck, frisches Brot und Brötchen
- Alkohol, Kaffee, schwarzer Tee, Mineralwasser mit Kohlensäure, alle Limonaden und sonstigen zuckerhaltigen Getränke

Diese Schonkost soll nach einem akuten Magen-Darm-Infekt 1 Woche eingehalten werden, bei länger bestehenden Magen-Darm-Erkrankungen ein Drittel der Zeit, die die Krankheit bereits andauert.

10 Ausleitungstherapien

Bei fast allen Menschen ist heutzutage mindestens 1-mal pro Jahr eine Ausleitungstherapie angezeigt.

Info

Braunbären, die bekanntlich einen Winterschlaf halten, kommen im Frühling sehr schlank, mit schlotterndem Fell, aus ihrer Höhle. Ihr erster Weg ist die Suche nach frischen, den Verdauungstrakt reinigenden Pflanzen, wie jungen Brennnesseltrieben, Sauerampfer, Brunnenkresse, wilden Zwiebeln und anderen Frühlingskräutern. Diese sind so lange ihre schmale Kost, bis sie das Winterpech, einen tiefschwarzen verhärteten Stuhlpfropf, aus dem Enddarmbereich absetzen. Erst dann begeben sie sich auf die Suche nach nahrhafterem Futter. [32]

Zuweilen gelingt es mir, Patienten mit dieser Bärengeschichte deutlich zu machen, wie wichtig die Entlastung des Körpers durch eine jährliche Ausleitungstherapie ist. Sie dient der Erhaltung oder Wiederherstellung der Gesundheit, stärkt das Immunsystem und erhöht die Vitalität. Bei einer Ausleitungstherapie werden Stoffwechsel und Ausscheidung über Leber, Niere und Haut angeregt, der Lymphfluss verstärkt und der Interzellularraum entlastet.

Wissen

Analogien zu den Planetenprinzipien

Bei einer Ausleitungstherapie werden die Kräfte des **Merkur**-, **Venus-** und **Jupiter**prinzips genutzt.

Durch Reinigung des Zwischenzellraums wird der Informationsaustausch innerhalb unseres gesamten Körpersystems schneller, klarer und intensiver (Merkur).

Die Ausleitung von Stoffwechselendprodukten erfolgt über die Lymphe (Merkur) sowie den Nieren- (Venus) und Leberstoffwechsel (Jupiter).

10.1 Mittel der Wahl zur Ausleitung

Siehe auch ▶ **Tab. 10.1.**

- Solunat Nr. 6 (Dyskrasin) reinigt das Bindegewebe und entgiftet die Organe. Es wirkt zudem entzündungshemmend und leitet über die Haut aus.
- Solunat Nr. 8 (Hepatik) aktiviert die Bildung der Gallefüssigkeit und den Leberstoffwechsel und leitet über den Darm aus.
- Solunat Nr. 9 (Lymphatik) aktiviert den Lymphstoffwechsel, reinigt Lymphknoten und drüsiges Gewebe, wirkt entzündungshemmend und leitet ebenfalls über die Haut aus.
- Solunat Nr. 16 (Renalin) harmonisiert und stärkt den Nierenstoffwechsel, wirkt ausleitend über die Blase.

Bei der Entlastung des Interzellularraums werden viele Stoffwechselendprodukte über die Haut ausgeschieden. Patienten, die an Hauterkrankungen wie Akne, Neurodermitis oder Psoriasis leiden, verordnen Sie zunächst über 2 Wochen Solunat Nr. 8 (Hepatik), Solunat Nr. 9 (Lymphatik) und Solunat Nr. 16 (Renalin). Nach dieser Zeit wird zusätzlich mit Solunat Nr. 6 (Dyskrasin) der Interzellularraum entlastet. So kann einem unerwünschten Ausleitungseffekt über die Haut vorgebeugt werden.

Ob Sie die Mittel 1- oder 2-mal täglich geben, richtet sich nach der Konstitution Ihres Patienten und dessen Belastung durch Stoffwechselendprodukte.

▶ **Tab. 10.1** Medikation der Ausleitungstherapie (Grundtherapie).

Solunat	Dosierung	Begründung
Solunat Nr. 6	1–2-mal 5–10 Tr. morgens und abends	Reinigung des Zwischenzellraums
Solunat Nr. 8	1–2-mal 5–10 Tr. mittags und abends	Reinigung und Anregung des Leberstoffwechsels
Solunat Nr. 9	1–2-mal 5–10 Tr. morgens und abends	Reinigung und Anregung des Lymphsystems
Solunat Nr. 16	1–2-mal 5–10 Tr. morgens und mittags	Reinigung und Anregung des Nierenstoffwechsels

- Der blauäugige, häufig blonde, lymphatische Habitus wird schwerpunktmäßig mit Solunat Nr. 9 (Lymphatik) und Solunat Nr. 16 (Renalin) behandelt.
- Der braunäugige, dunkelhaarige Lebertypus erhält eine höhere Tropfenanzahl und häufigere Verordnung von Solunat Nr. 8 (Hepatik).
- Solunat Nr. 6 (Dyscrasin) wirkt konstitutionsübergreifend.

Zusatztherapie

- Luvos-Heilerde 1–2-mal täglich 2 Kps. binden Stoffwechseltoxine im Darm und unterstützen deren Ausscheidung über den Stuhl.

10.2 Schwermetallausleitung

Schwermetallbelastungen erfordern eine intensive Ausleitungstherapie über einen langen Zeitraum (erfahrungsgemäß zwischen 6 und 12 Monaten, ▶ **Tab. 10.2**). Es empfiehlt sich, zu Beginn der Ausleitungstherapie das Immunsystem mit Solunat Nr. 3 (Azinat) über 4–6 Wochen zu stärken.

Patienten mit Schwermetallbelastung zeigen meist zusätzlich das Bild eines Erschöpfungssyndroms. Beginnen Sie in diesem Fall mit einer Aufbautherapie über 3–4 Wochen. Je nach Vitalität Ihres Patienten können Sie danach mit der Ausleitungstherapie beginnen oder aber bei sehr geringer Vitalität beide Behandlungskonzepte von Aufbau- und Ausleitungstherapie rhythmisch kombinieren (Kap. 9, Kap. 10).

Zusatztherapie In meiner Praxis hat sich die Quecksilberausleitung nach Klinghardt bewährt. Nähere Informationen hierzu erhalten Sie über das Institut für Neurobiologie nach Dr. Klinghardt.

Zur **Quecksilberausleitung** nach **kompletter** Amalgamentfernung geben Sie zusätzlich zur spagyrischen Behandlung:

- Ceres Allium ursinum 2-mal 3–5 Tropfen
- Ceres Coriandrum 2-mal 3–5 Tropfen
- Süßwasseralgen wie Beta-Reu-Rella oder Chlorella-Algen 2-mal 2–5 Tabletten

Ich empfehle meinen Patienten, zunächst Ceres Allium ursinum über einen Zeitraum von etwa 4–6 Monaten zu nehmen und danach Ceres Coriandrum. Beide Urtinkturen leiten Quecksilber aus unterschiedlichen Gewebeschichten aus. Die gleichzeitige Gabe beider Mittel kann den Körper überfordern. Die Verordnung von Süßwasseralgen ist zwingend erforderlich. Unbelastete Süßwasseralgen binden Quecksilber und ermöglichen so die Ausscheidung des Schwermetalls über den Darm.

Empfehlen Sie ihren Patienten, zusätzlich während der Schwermetallausleitung genügend leicht verdauliches Eiweiß in Form von Trinkmolke, Buttermilch, weißem Fleisch und/oder Süßwasserfisch zu sich zu nehmen. Damit wird die Ausscheidung von Schwermetallen unterstützt.

10.3 Ausleitung nach Antibiotikabehandlung

Nach jeder Antibiotikabehandlung empfiehlt es sich, das Immunsystem des Patienten durch eine Ausleitungstherapie, kombiniert mit einer Aufbautherapie für die Darmflora, zu stärken (▶ **Tab. 10.3**). Diese Vorgehensweise beugt rezidivierenden Infekten vor, beseitigt Diarrhö, Obstipation und/oder Flatulenz und verhindert Darmpilzbefall.

▶ **Tab. 10.2** Medikation einer Ausleitungstherapie bei Schwermetallbelastung.

Solunat	Dosierung	Begründung
Solunat Nr. 3	2-mal 10–20 Tr. morgens und abends	Stabilisierung des Immunsystems
Solunat Nr. 8	1–2-mal 10–15 Tr. mittags und abends	Reinigung und Anregung des Leberstoffwechsels
Solunat Nr. 9	2-mal 10–20 Tr. morgens und abends	Anregung und Reinigung des Lymphsystems
Solunat Nr. 16	2-mal 10 Tr. morgens und mittags	Reinigung der Niere, Anregung des Nierenstoffwechsels

▶ **Tab. 10.3** Medikation einer Ausleitungstherapie nach Antibiotikabehandlung.

Solunat	Dosierung	Begründung
Solunat Nr. 3	2-mal 10–20 Tr. morgens und abends	Aufbau der Abwehrkräfte
Solunat Nr. 8	2-mal 5–10 Tr. mittags und abends	Aktivierung und Reinigung des Leberstoffwechsels
Solunat Nr. 9	2-mal 10–15 Tr. morgens und abends	Aktivierung und Reinigung des Lymphsystems
Solunat Nr. 19	2-mal 10 Tr. mittags und abends	Aktivierung der Verdauung bei Obstipation
Solunat Nr. 20	2-mal 10 Tr. mittags und abends	Retardierung der Verdauung bei Diarrhö

Die Therapiedauer richtet sich nach der Einnahmedauer des Antibiotikums und der Befindlichkeit des Patienten. Sie liegt meist zwischen 2 und 4 Wochen.

Die Solunate Nr. 19 (Stomachik I) und Nr. 20 (Stomachik II) können bei Bedarf, falls Obstipation und Diarrhö abwechselnd auftreten, am selben Tag verabreicht werden. In diesem Fall verordnen Sie Ihrem Patienten Solunat Nr. 19 1-mal mittags und Solunat Nr. 20 1-mal abends.

Zusatztherapie Der Patient sollte 1-mal täglich nach dem Mittagessen ein Glas Lassi trinken (Kap. 16.4.1).

10.4 Ausleitung nach Narkose

Nach jeder Narkose empfiehlt es sich, die Leber zu reinigen und das Nierensystem zu stärken; gleichzeitig ist eine Stärkung des Immunsystems empfehlenswert (▶ **Tab. 10.4**). Die Therapiedauer liegt zwischen 2 und 4 Wochen. Sehr geschwächte Patienten benötigen einen längeren Behandlungszeitraum, und denken Sie bitte daran, bei diesen Patienten eine Aufbautherapie voranzustellen (▶ **Tab. 9.1**).

▶ **Tab. 10.4** Medikation einer Ausleitungstherapie nach Narkose.

Solunat	Dosierung	Begründung
Solunat Nr. 3	2-mal 10–20 Tr. morgens und abends	Stärkung des Immunsystems
Solunat Nr. 8	2-mal 5–10 Tr. mittags und abends	Reinigung und Stärkung des Leberstoffwechsels
Solunat Nr. 16	2-mal 5–10 Tr. morgens und mittags	Reinigung und Stärkung des Nierenstoffwechsels

11 Rhythmisierende Therapien

Viele Patienten benötigen eine Aufbautherapie ebenso nötig wie eine Ausleitungstherapie. In solchen Fällen hat sich das Behandlungsschema einer **Schaukeltherapie** bewährt, eine Kombination aus Aufbau- und Ausleitungstherapie zu einer sogenannten rhythmisierenden Therapie.

Beginnen Sie bei zunehmendem Mond (von Neumond bis Vollmond) mit einer Aufbautherapie und fahren Sie während der abnehmenden Mondphase (von Vollmond bis Neumond) mit der Ausleitungstherapie fort. Behandeln Sie Ihren Patienten in diesem Rhythmus, bis sich die Erschöpfungssymptome und die Stoffwechselbelastung deutlich gebessert haben. Dies kann in schweren Fällen bis zu 6 Monate dauern.

Info

Analogien zu den Planetenprinzipien

Die entsprechenden Analogien zu den Planetenprinzipien sehen Sie unter Aufbautherapie (Kap. 9) und Ausleitungstherapie (Kap. 10).

Fallbeispiel

Verdauungsschwäche

Eine Patientin, 56 Jahre, leidet seit Jahren an Verdauungsschwäche. Diese äußert sich in Form von Völlegefühl, Flatulenz und Obstipation.

Anamnese

Die Patientin hat meist alle 2 Tage Stuhlgang, bei Reisen dauert die Obstipation bis zu 5 Tage. Sie gibt an, schon seit Kindheit träges Stuhlverhalten zu haben. Mit 25 Jahren hatte sie zudem eine Hepatitis B. Seit dieser Zeit besteht eine Abneigung gegen frittierte Speisen und schwer verdauliche Fleisch- und Fischgerichte. Die Patientin gibt an, sich seit Jahren hauptsächlich vegetarisch zu ernähren, und trinkt Alkohol in sehr kleiner Menge nur zu festlichen Anlässen. Seit circa einem Jahr leidet die Patientin zusätzlich an einem Erschöpfungssyndrom. „Ich kann jederzeit im Sitzen einschlafen", gibt sie bei der Anamneseerhebung an. Als Ursache vermutet sie selbst zu wenig erholsamen Schlaf. Sie muss nachts 2–3-mal zur Toilette, kann danach jedoch gleich wieder einschlafen.

▼

▼

Außerdem klagt sie über eine permanent verspannte Nackenmuskulatur und beidseits angespannte Kieferwinkel. Seit der Menopause beobachtet sie eine leicht depressive Verstimmung. Diese äußert sich in unbegründeten Existenzängsten und Zweifel an den eigenen Fähigkeiten. Hitzewallungen oder sonstige Wechseljahrbeschwerden habe sie keine.

Untersuchung

Blut- und Urinuntersuchungen sowie die Herz-Kreislauf-Kontrolle waren ohne Befund. Bei der körperlichen Untersuchung der schlanken Patientin fallen lediglich tief abgezeichnete Backenzähne am seitlichen Zungenrand auf (Zeichen für Verdauungsschwäche, insbesondere der Leber). Bezüglich psychischer Belastung gibt die Patientin an, dafür keinen Grund zu haben. Sie übt ihren Sozialberuf mit großer Freude und vielleicht etwas zu großem Engagement aus, lebt in einer guten Beziehung und muss sich im Augenblick wegen Kindern oder Eltern keine Sorgen machen.

Mein Therapieansatz

Ich empfehle der Patientin, über die nächsten 2 Monate eine Schaukeltherapie durchzuführen (► **Tab. 11.1**, ► **Tab. 11.2**).

Verlauf zu Beginn

Die Patientin führte diesen Therapieplan zuverlässig durch. Schon nach den ersten beiden Wochen Aufbautherapie fühlte sie sich stimmungsmäßig stabiler und hatte den Eindruck, erholsamer zu schlafen. Nach 2 Monaten war keine Erschöpfung mehr spürbar, die Stimmungslage ausgeglichen. Verspannungen im Nacken- und Kieferbereich wurden nicht mehr wahrgenommen. Die Obstipation trat nur noch bei Änderung des gewohnten Lebensrhythmus auf, z. B. bei Wochenendreisen. Sie gab an, dass Flatulenz und Völlegefühl nur noch gelegentlich auftreten, meist ausgelöst durch Stresssituationen. Die Zahneindrücke an der Zunge hatten sich kaum verringert.

Folgetherapie

Die Patientin erhielt über weitere 2 Monate weitere Solunate (► **Tab. 11.3**). Danach wurde die Therapie beendet.

▼

▶ **Tab. 11.1** Schaukeltherapie bei zunehmendem Mond.

Solunat	Dosierung	Begründung
Solunat Nr. 2	1-mal 10 Tr. mittags	zur allgemeinen Kräftigung
Solunat Nr. 4	2-mal 5 Tr. abends und zur Nachtruhe	zur Stärkung des vegetativen Nervensystems und für erholsameren Schlaf
Solunat Nr. 17	2-mal 5 Tr. morgens und mittags	zu Stimmungsaufhellung und stärkerem Selbstbewusstsein

▶ **Tab. 11.2** Schaukeltherapie bei abnehmendem Mond.

Solunat	Dosierung	Begründung
Solunat Nr. 8	2-mal 8 Tr. mittags und abends	Ausleitungstherapie für die Leber und zugleich Leberstoffwechselunterstützung aufgrund des Zungenbefundes
Solunat Nr. 9	1-mal 10 Tr. morgens	Ausleitungstherapie für das Lymphsystem
Solunat Nr. 16	1-mal 10 Tr. morgens	Ausleitungstherapie für die Niere

▶ **Tab. 11.3** Folgetherapie bei Verdauungsschwäche.

Solunat	Dosierung	Begründung
Solunat Nr. 4	1-mal 5 Tr. zur Nachtruhe	zur nachhaltigen Stabilisierung des vegetativen Nervensystems
Solunat Nr. 8	2-mal 10 Tr. mittags und abends	zur weiteren Unterstützung des Leberstoffwechsels
Solunat Nr. 17	1-mal 5 Tr. morgens	zur nachhaltigen Stabilisierung der Stimmungslage

▼

Verlauf nach Folgetherapie

Die Patientin fühlte sich wohl und leistungsstark. Die Zahneindrücke am Zungenrand waren deutlich weniger, aber noch nicht verschwunden. Die Patientin erhielt die Anweisung, 2-mal im Jahr, im Frühling und im Herbst, über 2 Wochen eine Aufbautherapie, danach über 6–8 Wochen eine Ausleitungstherapie durchzuführen. Zudem erhielt sie den Rat, nach schwereren Mahlzeiten oder bei abendlichen Einladungen prophylaktisch über 2–3 Tage Solunat Nr. 8 (Hepatik) 1-mal 10 Tropfen abends einzunehmen.

11.1 Ordnungstherapie

Der Begriff „Ordnungstherapie“ stammt aus der Kneipp'schen Ganzheitstherapie und bezeichnet eine **Strukturierung der inneren und äußeren Lebensordnung.** Die Vorstellung, dass die Art der Lebensführung für die körperliche Gesundheit entscheidend ist, findet sich seit Jahrtausenden in den Schriften aller Kulturkreise. In manchen Religionen wurden aus einigen dieser Grundsätze sogar Gebote. Heutet mutet uns manches davon wie eine willkürliche Disziplinierung an und wird deshalb unbesehen abgelehnt.

Wir leben in einer Zeit, in der das Wort „Disziplin“ bei manchen Menschen „allergische“ Reaktionen auslöst. Es scheint mir, dass sie Disziplin mit dem Verzicht auf die Befriedigung eigener Bedürfnisse gleichsetzen. Wie bei kindlichen Trotzreaktionen können wir dann beobachten, dass tatsächliche oder scheinbare Bedürfnisse auf eine Art befriedigt werden, die der eigenen Gesundheit schaden. Dabei könnte das Leben um einiges einfacher sein, würden wir Disziplin als das verstehen, was sie auch sein kann: die eigenen Bedürfnisse erkennen und so befriedigen, dass es unserem körperlichen und seelischen Wohlbefinden förderlich ist. Wenn körperliche und seelische Bedürfnisse wirklich befriedigt sind, entsteht Zufriedenheit und innere Ruhe, die Voraussetzungen für wahre Gesundheit.

Rhythmusverlust ist die auslösende Ursache vieler Krankheiten der heutigen Zeit. Unser technisierter Lebensstil führt zu **Störungen biologischer Rhythmen.** Diese sind jedoch für das allgemeine Wohlbefinden wichtig und können im Falle einer Erkrankung über den Erfolg einer Behandlung entscheiden.

Rhythmusverlust erkennen Sie deutlich an folgenden Symptomen: Herz- und/oder Atemrhythmusstörungen, Zyklusstörungen der Frau, gestörter Wach-Schlaf-Rhythmus, Verdauungsstörungen wie Obstipation und Diarrhö.

Auch bei Erkrankungen, deren Rhythmik von Auf- und Abbau, Aktivität und Ruhe, Ausdehnen und Zusammenziehen nicht so offensichtlich ist, wird der Krankheitsverlauf durch eine rhythmisierende Therapie in der Regel deutlich verkürzt. Ob es sich dabei um Stoffwechselerkrankungen, Abwehrschwäche, psychische Belastungen oder andere Leiden unserer Zeit handelt, bei näherer Befragung ist in den meisten Fällen eine Missachtung natürlicher Rhythmen erkennbar.

Für den Einzelnen ist es in unserer heutigen Gesellschaft mit ihren wenig gesundheitsfördernden Gewohnheiten schwierig, im natürlichen Rhythmus zu bleiben. Um gegen den Strom zu schwimmen, bedarf es einigen Geschicks und langer Übung. Im therapeutischen Gespräch ist es daher wichtig, den Patienten nicht durch allzu viele Ratschläge zu entmutigen. Erfolgreiche Veränderung findet immer in kleinen Schritten statt, Verbissenheit ist eher abträglich. Es kann hilfreich sein, sich einen expliziten „Schummeltag", etwa den Sonntag, zu gönnen, an dem man das Übertreten natürlicher Regeln genießt.

Folgende Hinweise zum Aufbau natürlicher Rhythmen erhalten alle meine Patienten und sie befolgen sie in dem Tempo, in dem sie sich in ihr individuelles Lebenskonzept harmonisch einfügen.

11.1.1 Schlaf-Wach-Rhythmus

Seit etwa 130 Jahren gibt es elektrisches Licht in größerem Umfang. Davor haben die meisten Menschen zwangsläufig im Rhythmus von Tag und Nacht gelebt. Dieser Rhythmus ist für uns und unsere Gesundheit auch heute noch bedeutsam. Natürlicherweise stünde der Mensch mit dem Hellwerden auf und ginge nach dem Dunkelwerden ins Bett. Wach- und Schlafrhythmus wären somit, je nach Jahreszeit, unterschiedlich. Da aber unser Leben heutzutage durch die Uhrzeit geprägt ist, lässt sich das kaum einrichten.

Folgende Empfehlungen zum Wach- und Schlafrhythmus halte ich für einen praktikablen Kompromiss:

- aufstehen morgens zwischen 5.00 und 7.30 Uhr
- Nachtruhe ab 21.30 bis spätestens 22.30 Uhr

Menschen mit zarter Konstitution und älteren Menschen (ab dem 60. Lebensjahr) empfehle ich, einen kleinen Mittagsschlaf (nicht länger als 30 Minuten) einzuplanen. Menschen mit trägem Stoffwechsel, mit Neigung zur Gewichtszunahme und Antriebsarmut ist ein Mittagsschlaf dagegen nicht zu empfehlen.

Für alle Konstitutionstypen ist es wichtig, in Zeiten großer Aktivität kurze Erholungspausen über den Tag verteilt einzulegen.

Schichtarbeitende benötigen meist eine therapeutische Unterstützung, um den beruflich bedingten Rhythmusverlust auszugleichen. Für sie können Urlaub oder mehrere zusammenhängende freie Tage eine gute Gelegenheit sein, im natürlichen Wach-Schlaf-Rhythmus zu leben.

11.1.2 Rhythmus der Mahlzeiten

Es gibt Ernährungswissenschaftler, die der Ansicht sind, dass einzig die **Inhaltsstoffe** und die **Menge** der aufgenommenen Nahrung entscheidend sind. Sie berücksichtigen nicht den **Zeitpunkt,** zu dem die Nahrung aufgenommen wird. Diese Auffassung steht im Widerspruch zu allen traditionellen Heilverfahren, volkstümlichen Spruchweisheiten und der persönlichen Erfahrung, die jeder für sich selbst machen kann. Die Fähigkeit, das Essen zu **verdauen** (und das ist das Entscheidende), ist nicht zu jeder Stunde des Tages gleich. Insbesondere Menschen mit Erkrankungen des Verdauungstrakts sollten die Rhythmik der Verdauungskraft kennen und beachten. Für diese wie für alle Menschen, die bis ins hohe Alter bei guter Gesundheit bleiben wollen, sind folgende Empfehlungen gedacht:

! Merke

Man sollte nur dann etwas essen, wenn man hungrig ist.

Hungrig ist man dann, wenn auch eine trockene Scheibe Brot willkommen ist. Wer sich nicht zwischen Sahnetorte und Apfelstrudel entscheiden kann, hat bestenfalls Appetit.

- Das Frühstück sollte bis spätestens 7.30 Uhr eingenommen werden – natürlich darf es am Wochenende eine Ausnahme geben. Wenn der Patient morgens keinen Hunger hat, genügt ein warmes, leicht gesüßtes Getränk (möglichst koffeinfrei) oder ein frisch gepresster Frucht- oder Gemüsesaft.
- Das Mittagessen ist die Hauptmahlzeit des Tages. Die ideale Zeit liegt zwischen 11.00 Uhr und 14.00 Uhr, da in dieser Zeit die Verdauungskraft am stärksten ist.
- Das Abendessen besteht aus leicht verdaulichen Nahrungsmitteln und wird nur eingenommen, wenn sich Hunger eingestellt hat, ansonst genügt ein warmes Getränk. Die ideale Zeit für den abendlichen Imbiss liegt vor 18.30 Uhr.

Menschen mit zarter Konstitution, Patienten in der Rekonvaleszenz, Schwangere, Sportler, Kinder und Jugendliche nehmen, je nach Hungergefühl, zusätzlich 2 kleine Zwischenmahlzeiten zu sich.

11.1.3 Rhythmus der Jahreszeiten

Den Wach- und Schlaf-Rhythmus sollte man, wenn irgendwie möglich, der Jahreszeit anpassen.

- Das frühe Aufstehen und späte Zubettgehen im Sommer erlaubt allen Konstitutionstypen, eine Mittagspause einzuhalten. An sehr heißen Tagen ist es gesünder und effektiver, Aktivitäten erst nach der größten Hitze wieder aufzunehmen.
- Im Winter stehen wir idealerweise später auf und gehen früher zu Bett. Hier ist ein Mittagsschlaf nur bei geschwächtem Allgemeinzustand sowie für kleine Kinder und alte Menschen angezeigt.
- Frühling und Herbst sind die idealen Zeiten für Ausleitungs- und kleine Fastenkuren.

Die Nahrungszusammenstellung wird ebenfalls der Jahreszeit angepasst.

Leicht verdauliche Kost im Frühling und im Herbst ist ideal zur Unterstützung der Körperreinigung und der jahreszeitlich bedingten Temperaturumstellung.

An heißen Sommertagen sollte man keine schwer verdauliche Kost zu sich nehmen. Frisches, möglichst vollreifes Obst, leichte Rohkost, zusammen mit Kohlenhydraten und leicht verdaulichem Eiweiß, sind in dieser Zeit empfehlenswert.

Im Winter darf das Essen gehaltvoller sein. Warmes Essen ist zu dieser Jahreszeit bekömmlicher, auf Eis und häufige Rohkostmahlzeiten wird besser verzichtet.

11.2 Rhythmisierung mit spagyrischen Heilmitteln

Die Wiederherstellung rhythmischer Körperabläufe wird durch die Einnahme von Spagyrika, die **Gold** und **Silber** enthalten, unterstützt. Sie sind die Basismittel bei rhythmisierenden Therapieplänen. Dabei wird Gold wegen seiner anregenden Wirkung am Morgen und zur Mittagszeit verordnet, das beruhigende Silber am Abend und zur Nachtruhe.

11.2.1 Die wichtigsten Solunate zur Rhythmisierung

- Solunat Nr. 2 (Aquavit) dient der Stärkung der körperlichen Kräfte und des Verdauungsstoffwechsels. Es wird bei Patienten in der Rekonvaleszenz sowie für werdende und stillende Mütter bevorzugt eingesetzt.
- Solunat Nr. 5 (Cordiak) kräftigt den Herzmuskel und die Herzleistung. Dieses Solunat ist insbesondere zur Rhythmisierung bei älteren Patienten angezeigt.
- Solunat Nr. 17 (Sanguisol) aktiviert auf psychischer Ebene und kann zur Verstärkung der Goldwirkung bei Herz- und Augenerkrankungen zusätzlich neben Solunat Nr. 5 und Nr. 12 verwendet werden.
- Solunat Nr. 12 (Ophthalmik), das ebenfalls Gold enthält, wird organspezifisch bei Augenerkrankungen verordnet. Ist ein Rhythmisierungseffekt erwünscht, wird es in Verbindung mit Solunat Nr. 17 eingesetzt.
- Solunat Nr. 4 (Cerebretik) enthält als einziges Solunat Silber und ist bei der Rhythmisierung

der lunare Gegenpol zu den solaren Goldmitteln. Seine entspannende und entkrampfende Wirkung stabilisiert das vegetative Nervensystem und fördert tiefen und erholsamen Schlaf.

11.2.2 Ergänzende Mittel zur Rhythmisierung

- Solunat Nr. 8 (Hepatik) hat eine leberreinigende Wirkung und hat sich bei stoffwechselbedingten Durchschlafstörungen ebenso bewährt wie bei depressiven Stimmungsschwankungen, z. B. während eines Erschöpfungszustandes.
- Solunat Nr. 14 (Polypathik) entkrampft über das ZNS und ist bei starker seelisch-geistiger Anspannung angezeigt.
- Solunat Nr. 16 (Renalin) reinigt und kräftigt die Nierenfunktion, und das darin enthaltene Kupfer hat darüber hinaus eine harmonisierende Wirkung auf das gesamte Endokrinium, insbesondere auf den weiblichen Hormonhaushalt.

Rhythmisierende Grundtherapie

Eine rhythmisierende Therapie kann gleichzeitig mit einer organspezifischen Therapie verordnet werden (▸ **Tab. 11.4**). Achten Sie jedoch darauf, dass Ihr Patient nicht zu viele Mittel auf einmal verordnet bekommt. Die körperlichen wie auch seelisch-geistigen Veränderungen während des Heilverlaufs sollen sich schrittweise und harmonisch in den Alltag des Patienten einfügen, denn nur so werden sie von Dauer sein.

Dysrhythmie (Jetlag-Syndrom)

Langstreckenflüge über mehrere Zeitzonen bewirken bei fast allen Menschen einen spürbaren Rhythmusverlust. Die Einnahme von Gold- und Silbermitteln zur Vorbeugung gegen einen ausgeprägten Jetlag ist empfehlenswert und hat sich in meiner Praxis schon vielfach bewährt (▸ **Tab. 11.5**). Mit der Einnahme der Mittel wird während des Fluges begonnen, entsprechend der Zeit am Zielort.

Beispiel: Wir fliegen von München nach New York, Zeitverschiebung 6 Stunden. Beim Abflug in München (12.00 Uhr) ist es in New York 6.00 Uhr morgens. Wir nehmen noch in München die Medikation für morgens ein. In New York richten wir uns nach der tatsächlichen Ortszeit. Die Einnahmedauer beträgt insgesamt 3, maximal 5 Tage.

Alle weiteren Erkrankungen, die mit Rhythmusverlust in Zusammenhang stehen, finden Sie in Kap. 13 unter dem jeweiligen Organsystem.

▸ **Tab. 11.4** Medikation der rhythmisierenden Grundtherapie.

Solunat	Dosierung	Begründung
Solunat Nr. 2	1–2-mal 8–10 Tr. morgens und mittags	Aktivierung, vor allem auf körperlicher Ebene, z. B. in der Rekonvaleszenz oder bei Erschöpfungssyndrom
Solunat Nr. 4	1–2-mal 5–10 Tr. abends und zur Nachtruhe	Stabilisierung des vegetativen Nervensystems, beruhigende und entkrampfende Wirkung
Solunat Nr. 5	1–2-mal 5–10 Tr. morgens und mittags	Herzrhythmusstörungen, Kreislaufregulationsstörungen
Solunat Nr. 17	1-bis 2-mal 5–10 Tr. morgens und mittags	Aktivierung, vor allem auf seelisch-geistiger Ebene, z. B. bei depressiver Verstimmung

▸ **Tab. 11.5** Medikation bei Dysrhythmie (Jetlag-Syndrom).

Solunat	Dosierung	Begründung
Solunat Nr. 2	2-mal 10 Tr. morgens und mittags	Aktivierung auf körperlicher Ebene
Solunat Nr. 4	1-mal 10 Tr. zur Nachtruhe	Retardierung auf körperlicher Ebene

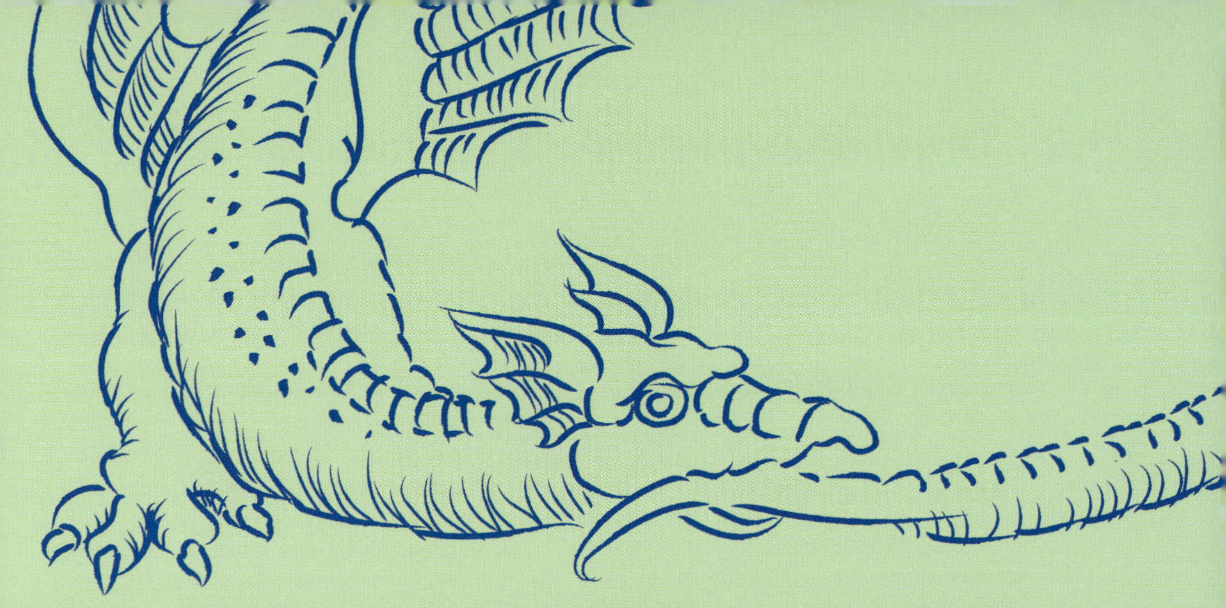

Teil 4
Bewährte Indikationen

12 Organübergreifende Therapieansätze

12.1 Behandlung des Immunsystems

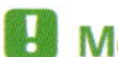

Merke

Ein gesundes Immunsystem ist der Schlüssel zum Heilerfolg.

12.1.1 Allgemeine Einführung

In jedem Augenblick setzen sich unsere Abwehrkräfte mit Keimen und Reizstoffen aus der Umwelt auseinander, lösen im Körperinneren überalterte oder entartete Zellen auf und sind an allen physiologischen Abläufen unseres Körpers beteiligt. Eine Erkrankung kann nur dann ausgeheilt werden, wenn die Abwehrkräfte des Patienten stabil sind und ihre Funktion erfüllen.

Wir kommen alle mit einer angeborenen Grundausstattung des Immunsystems zur Welt. Diese hat sich durch die Jahrtausende entwickelt, wurde durch den Lebens- und Kulturraum speziell ausgeformt und uns von den Eltern vererbt.

Das **angeborene Immunsystem** besteht vor allem aus

- mechanischen Barrieren, die das Eindringen schädigender Mikroorganismen verhindern, wie z. B. die Haut mit ihrem saurem pH-Wert, mit Abfangfunktion die Schleimhäute, der Magensaft, die Enzyme der Tränenflüssigkeit und des Speichels sowie die physiologische Darmflora;
- zellulären Bestandteilen mit neutrophilen Granulozyten, Makrophagen, dentritischen Zellen und Epithelzellen;
- humoralen Bestandteilen, bestehend aus Komplementsystem und verschiedenen Blutproteinen.

Unser Immunsystem erhält jedoch vom ersten Atemzug an eine zweite, individuelle Prägung. Der Raum, in dem wir leben, die Luft, die wir atmen, die Menschen, Tiere, Pflanzen, mit denen wir in Kontakt treten, die Gewohnheiten unserer Familie, praktisch alles prägt unser Immunsystem und formt es entsprechend den persönlichen Lebensumständen.

Das **erworbene Immunsystem** entsteht durch spezifische Prägungen der Lymphozyten. Es ist kein Ersatz für das angeborene Immunsystem, sondern beide arbeiten im Idealfall für eine effektive Immunantwort zusammen.

Die **Einzigartigkeit des Immunsystems** eines jeden Menschen ist bei der Behandlung immer zu berücksichtigen. Idealerweise erhält jeder Patient ein persönliches Behandlungskonzept, bestehend aus

- Auswahl, Menge und Häufigkeit der einzelnen Mittelgaben,
- individuellen Zusatztherapien und
- Hinweisen zur Lebensführung.

Wissen

Analogien zu den Planetenprinzipien

Texte zum Immunsystem lesen sich teilweise wie Frontberichte: Es wird gekämpft, eingekreist, vernichtet und gefressen. Im Sinne des analogen Denkens in Planetenprinzipien sind diese Funktionen des Immunsystems das **Mars**prinzip in reinster Form.

Betrachten wir aber die Wirkweise des Immunsystems aus anderer Perspektive, fällt eine intensive **Merkur**prägung auf, die Wechselwirkung zwischen Nervensystem und Immunsystem. Schnittstellen dieser Regelkreise sind Hypophyse, Nebennieren und Immunzellen, alles Strukturen des Informationsaustauschs.

Betrachten wir die verschiedenen Erkrankungen des Immunsystems, erkennen wir auch weitere Planetenprinzipien (► **Tab. 12.1**).

Welche Rückschlüsse sich aus diesen Überlegungen für Ihren Therapieansatz ziehen lassen, lesen Sie bei den Planetenprinzipien (Kap. 6.4).

Tab. 12.1 Planetenprinzipien im Bezug zu Erkrankungen des Immunsystems.

Erkrankung	Planetenprinzip
akuter Infekt und Autoaggression	überwiegend Marsprinzip
chronisch-exsudative Immunschwäche	Mondprinzip: stark wässrige Komponente Venusprinzip: Kraftlosigkeit, oft in Kombination mit einer Nierenschwäche
chronisch-proliferative Immunschwäche	Jupiterprinzip: steht für jedes überschießende Wachstum
Regulationsstarre	Saturnprinzip: Erstarrung als reine Form des Saturnprinzips Ebenso steht dieses Prinzip für die Chronizität aller Erkrankungsformen.
Allergien	überschießendes Marsprinzip: im Sinne der Überreaktion des Abwehrsystems auf ungefährliche Reize Der Körper gleicht durch ein überschießendes Mond- und Venusprinzip den zu heftigen Mars aus: tränende Augen, Schwellung der Schleimhäute, Müdigkeit, Erschöpfung.

Mittel der Wahl bei Erkrankungen des Immunsystems – die wichtigsten Solunate

- Nr. 2 (Aquavit) ist ein Rekonvaleszenzmittel nach konsumierenden Erkrankungen.
- Nr. 3 (Azinat) ist das Hauptmittel bei allen Erkrankungen des Immunsystems.
- Nr. 4 (Cerebretik) wird bei Fieber immer zusammen mit Solunat Nr. 7 in kleiner Dosierung verabreicht (5 Tropfen pro Mittelgabe).
- Nr. 7 (Epidemik) ist angezeigt bei allen hoch fieberhaften Erkrankungen.
- Nr. 9 (Lymphatik) ist das Hauptmittel bei exsudativen und proliferativen Erkrankungsformen und allen Infekten, bei denen die Haut mitbeteiligt ist. Es dient zudem der Ausleitung über das Lymphsystem.
- Nr. 16 (Renalin) ist Teil der Ausleitungstherapie über die Nieren.
- Nr. 17 (Sanguisol) ist Teil der rhythmisierenden Therapie.
- Nr. 18 (Splenetik) wird bei allen degenerativen Krankheitsprozessen eingesetzt.

Organerkrankungen im Rahmen einer Abwehrschwäche, Allergie oder von Autoaggressionserkrankungen werden mit dem entsprechenden Organmittel der Solunate behandelt. Hinweise dazu entnehmen Sie bitte dem Kapitel, das die Erkrankungen des spezifischen Organs beschreibt (Kap. 13).

Je nach individuellem Erkrankungsbild entscheiden Sie als Therapeut, ob zusätzlich zur vollkommenen Ausheilung des Immunsystems Ihres Patienten eine Aufbau-, Rhythmisierungs- und/oder Ausleitungstherapie angezeigt ist.

Sie verordnen eine Aufbautherapie bei allen Patienten mit großer Schwäche und Müdigkeit, eine rhythmisierende Therapie bei allen degenerativen Erkrankungen und eine ausleitende Therapie bei allen Patienten, deren Immunsystem durch Umweltgifte oder Fehlernährung geschwächt ist.

12.1.2 Abwehrschwäche

Akuter fieberhafter Infekt

Einen akuten, fieberhaften, grippalen Infekt 1–2-mal pro Jahr zu durchlaufen, wird in der Naturheilkunde als normal betrachtet. Das Immunsystem wird sozusagen „trainiert". Dies gilt vor allem dann, wenn keinerlei immunstärkende Maßnahmen vorbeugend unternommen werden, z. B. eine Ausleitungstherapie 1–2-mal im Jahr, 1 Fastentag pro Woche, regelmäßiges Körpertraining oder andere Unternehmungen.

Gesunde Menschen neigen dazu, ihren Körperzustand als Selbstverständlichkeit zu betrachten. Allenfalls wird, angeregt durch medialen Rummel, die eine oder andere Unternehmung zur Bereicherung des „Lifestyle" unternommen. Manche gehen dabei so weit, „gesunde" Betätigungen in gesundheitsschädlicher Art zu betreiben.

Wenige akzeptieren, dass Gesundheit die Folge einer angemessenen Lebensweise ist, die in der Regel nicht besonders glamourös ist. Doch zu einem **aktiven Leben** gehören auch die **passiven Auszeiten**. Wir denken nicht darüber nach, dass Dauerstress, Schlafmangel, denaturierte Nahrung,

Mangelernährung (in unserer Gesellschaft z. B. durch Anorexia nervosa, Bulimie oder Morbus Crohn), Drogenmissbrauch (dazu zählt auch der regelmäßige Gebrauch von Alkohol und Nikotin), zu starke Sonneneinstrahlung und die Aufnahme von Umweltgiften unser Immunsystem ständig fordern – und irgendwann überfordern. Es gibt robust geborene Menschen, die oben genannte Belastungen ohne Weiteres wegstecken können. Die meisten müssen jedoch hin und wieder von ihrem Körper zu einer Ruhepause gezwungen werden. Gut für denjenigen, der dann darauf hört und sich selbst das gibt, was er am meisten in diesem Augenblick braucht: Bettruhe, Schlaf, kein oder leichtes Essen und reichlich Flüssigkeitszufuhr. Menschen, die dies umsetzen können, sind in der therapeutischen Praxis nicht anzutreffen – sie helfen sich selbst erfolgreich.

Unsere Patienten sind meist schon infektanfälliger. Es ist nicht mehr die eine herbstliche Erkältung, die sie daran erinnert, dass der Sommer endgültig vorbei ist und die nackten, kalten Füße zu Halsschmerzen und Schnupfen führen. Sie haben im Winter oft 3 oder 4 Infekte, fühlen sich dazwischen aber gesund und leistungsfähig. Ihr Auftrag an uns Therapeuten lautet: „Keine Erkältung mehr!"

Um einen Therapieansatz zu finden, stelle ich zunächst eine Reihe von Überlegungen an:

- Ist es ein akuter Infekt oder handelt es sich um chronische Infektanfälligkeit?
- Akute Infekte beginnen heftig, idealerweise mit Fieber, und sind nach 2–3 Wochen vollkommen abgeklungen. Der Patient fühlt sich gesund und bleibt dies auch über einen längeren Zeitraum.
- Was ist die Ursache der Erkrankung? Kann diese Ursache abgestellt werden? Wenn nein, kann ihre Auswirkung auf den Patienten minimiert werden?
- Welche Organe brauchen Unterstützung, z. B. Ohren, Nasenschleimhaut, Schleimhäute der Augen, der Stirn- und Nebenhöhlen und/oder des Rachens, Mandeln, Lymphknoten, Bronchien, Darm?
  Die entsprechenden Medikationsempfehlungen sehen Sie in Kap. 13.

Medikation bei akutem Infekt

Solunat Nr. 3 (Azinat) kann zunächst als Stoßtherapie eingesetzt werden. Dazu werden 40–50 Tropfen auf eine halbe Tasse Wasser schluckweise über den Zeitraum von einer Stunde getrunken. Dies bewährt sich vor allem bei **ersten Erkältungszeichen** wie Kratzen im Hals, häufigem Niesen, allgemeinem Krankheitsgefühl. Wird die Stoßtherapie rechtzeitig eingesetzt, fühlt sich der Patient am nächsten Tag meist völlig beschwerdefrei.

Besteht der akute Infekt **schon einige Tage,** hat sich das Schema in ▶ **Tab. 12.2** bewährt.

Zusatztherapie

- Schüßler-Salz Nr. 3 Ferrum phosphoricum D 12 stündlich 1 Tablette lutschen (6–10 Tabletten/Tag)
- bei hohem Fieber: Wadenwickel (Kap. 16.10.8)

Chronisch-exsudative Abwehrschwäche

Diese Form der chronischen Abwehrschwäche finden wir vor allem bei Kindern und Jugendlichen. Die ewig laufende Rotznase, Erguss im Ohr, die immer fließende Schleimstraße aus den Nebenhöhlen in den Rachen und andere Symptome – das Immunsystem versucht vehement, unliebsame Eindringlinge zu eliminieren, doch ohne anhaltenden Erfolg.

▶ **Tab. 12.2** Medikation bei akutem Infekt.

Solunat	Dosierung	Begründung
Solunat Nr. 3	3-4-mal 10–15 Tr. über den Tag verteilt	Stärkung des Immunsystems, wenn kein Fieber vorhanden ist, oder bei geringer Temperaturerhöhung zur Ausleitung von Krankheitserregern
Solunat Nr. 4	3-4-mal 5 Tr. über den Tag verteilt	Ergänzungsmittel von Solunat Nr. 7 bei hoch fieberhaften Infekten
Solunat Nr. 7	3-4-mal 10–15 Tr. über den Tag verteilt	bei hoch fieberhaften Infekten zur Regulation der Körpertemperatur
Solunat Nr. 9	3-4-mal 10–15 Tr. über den Tag verteilt	bei starker Anschwellung der Lymphknoten

▶ **Tab. 12.3** Medikation bei chronisch-exsudativer Abwehrschwäche.

Solunat	Dosierung	Begründung
Solunat Nr. 3	3-mal 10 Tr. über den Tag verteilt	Aktivierung und Regulation des Immunsystems, Ausleitung von Bakterien und Viren
Solunat Nr. 9	3-mal 10 Tr. über den Tag verteilt	Aktivierung des Lymphstoffwechsels, Ausleitung
Solunat Nr. 16	2-mal 10 Tr. morgens und mittags	Aktivierung des Nierenstoffwechsels, Ausleitung
Solunat Nr. 18	2-mal 10 Tr. morgens und abends	Aktivierung und Regulation des Immunsystems bei chronischer Abwehrschwäche

Ist differenzialdiagnostisch eine Allergie ausgeschlossen, wird als Erstes das Immunsystem gestärkt (▶ **Tab. 12.3**). Wenn sich der Patient müde und geschwächt fühlt, ist gleichzeitig eine Aufbautherapie angezeigt. Besteht Fieber, muss dieses als Erstes behandelt werden. Im zweiten Schritt wird eine Ausleitungstherapie empfohlen, um die Hauptentgiftungsorgane Leber, Niere und Lymphe zu stärken. Bei Patienten über 40 Jahre oder bei jüngeren Patienten mit hohem Stresspotenzial sollte die Ausleitungskur im Frühling und Herbst auch vorbeugend über 4–6 Wochen durchgeführt werden.

Zu klären sind mögliche Ursachen der chronisch-exsudativen Immunschwäche, um dann gemeinsam mit dem Patienten, oder bei Kindern mit deren Eltern, Strategien für deren Behebung zu entwickeln.

Mögliche **Ursachen** der chronisch-exsudativen Immunschwäche:

- ererbte Immunschwäche
- geopathische Belastungen
- den klimatischen Bedingungen nicht angepasste Kleidung
- Ernährung, die das Immunsystem belastet, wie denaturierte Nahrung oder künstliche Geschmacksverstärker, regelmäßiger Gebrauch der Mikrowelle
- zu viel gesäuerte Milchprodukte
- Eis in der kalten Jahreszeit
- seelische Belastungen

Zusatztherapie

- Wechselduschen (Kap. 16.10.9)
- Überwärmungsbad (Kap. 16.6)
- Lassi (Kap. 16.4.1)
- Salzwasserspülung der Nase/Nasendusche (Kap. 16.8)

Fallbeispiel

Chronische Abwehrschwäche

Ein Junge, 9 Jahre, kommt wegen eines hartnäckigen Reizhustens und einer „Schniefnase" zum ersten Mal in meine Praxis. Nach Angaben der Mutter dauert die Erkältung nun seit 3 Tagen, Fieber habe er aber keines.

Anamnese

Die Mutter gibt an, dass er seit etwa 2 Jahren regelmäßig abends Nasenspray verwendet, da er sonst, wegen starker Schwellung der Nasenschleimhäute, nicht einschlafen kann. Seit Kleinkindertagen leidet er zudem an rezidivierender Otitis media. Jede Erkältung schlägt auf die Ohren. Seit seinem sechsten Lebensjahr trägt er aufgrund einer Innenohrschwerhörigkeit ein Hörgerät.

Untersuchung

Der Junge macht auf mich einen sehr apathischen Eindruck. Immer wieder legt er den Kopf auf den Unterarm, die Augen fallen ihm zu. Bei der körperlichen Untersuchung fällt auf, dass seine Körpertemperatur erhöht ist. Die Haut fühlt sich heiß und trocken an, die Augen glänzen und werden im Laufe der Therapiestunde immer glasiger.
Weitere Befunde: rechtes Ohr mit leichtem Erguss, keine Entzündungszeichen, linkes Ohr unauffällig, Hals stark gerötet, ohne Belag, Zunge ebenfalls ohne Belag, glatt, glänzend, Lymphknoten am Hals und im Nacken druckschmerzhaft geschwollen
Abhören der Lunge: im oberen Lungendrittel leises, blasiges Schleimrasseln

Mein Therapieansatz

Die Mutter möchte die Infektanfälligkeit allgemein, insbesondere aber die der Ohren, behandelt haben. Zunächst behandle ich den akuten Infekt mit Fieber, dann folgt eine Sanierung der Abwehrkräfte und der

▼

▼

Nasenschleimhaut (▶ Tab. 12.4). Zu guter Letzt gebe ich noch Ernährungshinweise.
Auf das Solunat Nr. 9, das Lymphmittel, verzichte ich, die Fieber- und Lungenbehandlung steht für mich im Vordergrund. Bei Kindern versuche ich mich auf ein Minimum an Mittelgaben zu beschränken nach dem Grundsatz „So viel wie nötig, so wenig wie möglich".

Verlauf

Die Mutter rief mich 2 Tage später an und berichtete, dass der kleine Patient tatsächlich 38,9 °C Fieber hatte, als er nach dem Besuch in meiner Praxis nach Hause kam. Das Fieber stieg in der Nacht noch auf 40,1 °C. Die Mutter gab jetzt, wie besprochen, stündlich Solunat Nr. 4 und Nr. 7, insgesamt 4-mal, danach begann das Fieber zu fallen. Am nächsten Morgen hatte er noch 38,2 °C Temperatur und verbrachte den Tag freiwillig im Bett. Der Husten begann sich nun zu entkrampfen, Schleim konnte abgehustet werden. Nach weiteren 2 Tagen war er völlig beschwerdefrei und musste in seinen Aktivitäten gebremst werden.
Aufgrund der Chronizität seiner Beschwerden verordnete ich, nach Abklingen der akuten Symptome, Solunat Nr. 3 2-mal 5 Tropfen zur Stärkung des Immunsystems und Solunat Nr. 9 2-mal 5 Tropfen, um die Lymphe zu reinigen. Außerdem empfahl ich, Industriezucker, weißes Mehl und künstliche Geschmacksverstärker so weit wie möglich zu meiden.
Nach 3 Wochen kam es ohne Erkältungszeichen zu einem erneuten Fieberschub (eine Nacht lang 40,3 °C). Die Mutter gab wieder Solunat Nr. 4 und Nr. 7. Das Fieber ging gegen Morgen zurück auf 38,8 °C und war nach 2 Tagen völlig abgeklungen. Bei der Untersuchung von Lunge und Ohren waren keine Entzündungszeichen mehr feststellbar.

▼

Danach zeigte ich dem jungen Mann die Anwendung der Nasendusche zur Stärkung der Nasenschleimhäute. Ich schmückte meine Erläuterungen bildhaft aus, um ihn davon zu überzeugen, dass er wirklich ein Held ist, wenn er es schafft, die Nasendusche 1-mal täglich anzuwenden. Die Mutter berichtete mir nach 2 Wochen, dass er sich tatsächlich mit der Nasendusche angefreundet habe – mittlerweile findet er diese sogar „cool"!
Seither ist er beschwerdefrei – immerhin schon mehrere Monate.

Anmerkung

Der zweite Fieberschub, ohne Erkältungszeichen, ist für mich ein Hinweis, dass das Immunsystem des jungen Patienten seine Funktion jetzt wieder optimal erfüllte. Ich werte dieses Fieber als Heilkrise.

Chronisch-proliferative Abwehrschwäche

Bei der chronisch-proliferativen Abwehrschwäche kommt es zu **vermehrter Bildung lymphatischen Gewebes** wie Wucherung der Rachenmandeln sowie Vergrößerung und Verhärtung der Lymphknoten. Die Stärkung des gesamten Immunsystems ist auch hier der erste Schritt. Gleichzeitig muss der Auf- und Abbau lymphatischen Gewebes ausgeglichen und für eine Drainage der Zellstoffwechselendprodukte über die Niere gesorgt werden.

Auch bei dieser Form der Abwehrschwäche kann sich der Patient müde und ausgelaugt fühlen. Ist dies der Fall, verläuft die **Therapie in 2 Schritten**:

1. Aufbautherapie (▶ **Tab. 12.5**, Kap. 9.1.1) und Immunstärkung mit Solunat Nr. 3
2. Abbau der Proliferationen und weiterhin Stärkung des Immunsystems (▶ **Tab. 12.6**)

▶ **Tab. 12.4** Medikation zu Fallbeispiel rezidivierende Infekte.

Solunat	Dosierung	Begründung
Solunat Nr. 4	3-mal 4 Tr. über den Tag verteilt	insgesamt krampflösende Wirkung, auch der Bronchien, Vorbeugung gegen Verkrampfungen durch Fieber
Solunat Nr. 7	3-mal 8 Tr. über den Tag verteilt	Fiebermittel
Solunat Nr. 15	2-mal 5 Tr. morgens und abends	Lungenmittel
Solunat Nr. 16	2-mal 5 Tr. morgens und mittags	Beschleunigung des Heilungsprozesses der Lunge durch Stärkung der Niere, Vorbeugung gegen Flüssigkeitsansammlungen

▶ **Tab. 12.5** Medikation 1. Schritt: Aufbautherapie und Immunstärkung.

Solunat	Dosierung	Begründung
Solunat Nr. 2	2-mal 10 Tr. morgens und mittags	bei allen körperlichen Schwächezuständen „körperliches Lebenselixier“
Solunat Nr. 3	3-mal 10 Tr. über den Tag verteilt	Regulation und Stärkung des Immunsystems
Solunat Nr. 17	2-mal 5 Tr. morgens und mittags	bei depressiver Gemütslage „seelisches Lebenselixier“

▶ **Tab. 12.6** Medikation 2. Schritt: Abbau der Proliferationen und Immunstärkung.

Solunat	Dosierung	Begründung
Solunat Nr. 1	2-mal 10–20 Tr. morgens und abends	Regulation von unerwünschtem Zellwachstum, auch von Proliferationen
Solunat Nr. 3	2-mal 10 Tr. morgens und abends	zur weiteren Stabilisierung des Immunsystems
Solunat Nr. 9	2-mal 10 Tr. morgens und abends	Ergänzungsmittel von Solunat Nr. 1 zur Ausleitung über das Lymphsystem
Solunat Nr. 18	2-mal 10 Tr. morgens und abends	Aktivierung und Regulation des Immunsystems bei chronischer Abwehrschwäche

Die Dauer beider Therapieabschnitte richtet sich nach dem individuellen Befinden des Patienten und seiner Reaktionsfähigkeit auf die Mittelgaben. Erfahrungsgemäß werden 4–6 Wochen benötigt.

Zusatztherapie

- Salzwasserspülung der Nase
- Wechselduschen
- CIL-Öl (Kap. 16.1.2): Anwendung im Bereich der betroffenen Lymphknoten

12.1.3 Regulationsstarre

Regulationsstarre des Immunsystems tritt physiologisch bei **sehr alten Menschen** als Zeichen des Alterungsprozesses auf. In der heutigen Zeit sind **zunehmend junge Menschen** von dieser Form der Abwehrschwäche betroffen.

Die **Zeichen** einer Regulationsstarre sind:

- Seit Jahren tritt kein Fieber mehr auf, auch nicht bei akuten Infekten.
- Die rektal gemessene Körpertemperatur am Morgen ist die gleiche wie am Abend oder nur minimal niedriger. Bei manchen Patienten liegt die Abendtemperatur sogar unter der am Morgen.
- Auf korrekt durchgeführte naturheilkundliche Maßnahmen wird nicht, ungenügend oder paradox reagiert.
- Der Patient fühlt sich immer müde und ist seinen täglichen Aufgaben kaum mehr gewachsen.
- Die Laborparameter sind meist nicht pathologisch verändert.

Die wichtigste und schwierigste therapeutische Aufgabe ist, die Reaktionsstarre des Körpers wie auch die Erstarrung im seelisch-geistigen System des Patienten zu lösen. Dies erfordert in der Regel eine längere Behandlungsdauer (mindestens 6 Monate).

Die Stärkung des Immunsystems ist vordringlich und zugleich die Lösung erstarrter Muster. Zusätzlich ist eine rhythmisierende Therapie zu empfehlen, da Regulationsstarre Ausdruck eines tiefgreifenden Rhythmusverlustes ist. Es hat sich zudem bewährt, die Niere zu stärken, die neben ihrer Ausleitungsfunktion auch als der Sitz der Lebenskraft betrachtet wird (▶ **Tab. 12.7**).

Zusatztherapie

- Misteltherapie mit Weidenmistel (▶ **Abb. 12.1**) 1-mal die Woche eine Injektion sc. [35]
- Sauna; falls dies nicht möglich ist, 1-mal wöchentlich ein Überwärmungsbad mit Obstessig (Kap. 16.6). Das Bad sollte nicht am selben Tag wie die Misteltherapie genommen werden.
- Bachblütentherapie entsprechend der Problematik des Patienten (z. B. mit Rock Water)

► **Tab. 12.7** Medikation bei Regulationsstarre des Immunsystems.

Solunat	Dosierung	Begründung
Solunat Nr. 3	3-mal 10 Tr. über den Tag verteilt	Stärkung des Immunsystems (Hauptmittel)
Solunat Nr. 4	1-mal 5–10 Tr. zur Nachtruhe	Stärkung des vegetativen Nervensystems (Teil der Rhythmisierung)
Solunat Nr. 16	1-mal 10 Tr. morgens	Stärkung der Niere als Sitz der Lebenskraft (Ergänzungsmittel)
Solunat Nr. 17	1-mal 5–10 Tr. morgens	Stärkung der Psyche (Teil der Rhythmisierung)
Solunat Nr. 18	2–3-mal 10 Tr. über den Tag verteilt	Aktivierung und Regulation des Immunsystems, insbesondere bei Regulationsstarre (Hauptmittel)

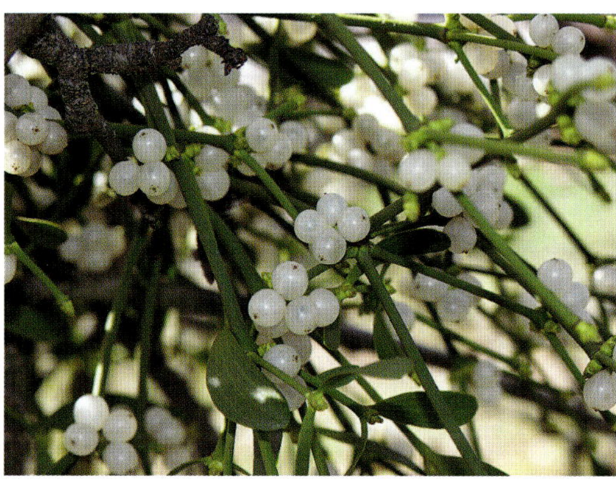

► **Abb. 12.1** Mistelblatt und Mistelfrucht. (© Jürgen Fälchle – stock.adobe.com)

12.1.4 Allergie

Bei Allergien kommt es zu überschießenden Reaktionen des Immunsystems auf körperfremde Strukturen. Diese Strukturen sind in der Regel für den menschlichen Körper nicht bedrohlich, dennoch reagiert das Immunsystem mit heftigen Abwehrreaktionen, insbesondere der Schleimhäute. Häufig treten Allergien erstmals in Zeiten erhöhter körperlicher oder seelischer Belastung auf, z. B. während der Pubertät oder der Wechseljahre, bei Stress am Arbeitsplatz oder in der Familie.

Allergien entstehen nicht nur durch einen einzelnen Reiz, das Allergen. Mehrere Faktoren, wie Umweltbelastung und Erschöpfung, spielen bei dem Auftreten einer Allergie eine wichtige Rolle. Daraus folgt, dass Allergien nicht alleine durch Meiden des Allergens zu behandeln sind, sondern die **Stabilisierung des ganzen Menschen** wichtig ist (► **Tab. 12.8**, ► **Tab. 12.9**, ► **Tab. 12.10**, ► **Tab. 12.11**).

Zusatztherapie

- Lassi zur Darmsanierung
- Bachblütentherapie mit Crab Apple und Rescue Remedy
- äußerliche Anwendung mit Lunasol-Rosenwasser zur Behandlung gereizter Haut und Schleimhäute (z. B. als Augenkompresse, Kap. 16.3)

► **Tab. 12.8** Medikation bei Allergien.

Solunat	Dosierung	Begründung
Solunat Nr. 3	2-mal 5–8 Tr. morgens und abends	zur Stabilisierung des Immunsystems Die niedrige Dosierung wirkt auf die überschießende Immunantwort ausgleichend.
Solunat Nr. 8	2-mal 5–10 Tr. mittags und abends	Einsatz nur bei Allergien mit starkem Juckreiz
Solunat Nr. 9	2-mal 10 Tr. morgens und abends	Einsatz nur bei Allergien mit starker Rötung und Schwellung der Schleimhäute
Solunat Nr. 16	2-mal 10 Tr. morgens und mittags	Ergänzungsmittel zu Solunat Nr. 3, Ausleitung über die Niere Die allgemein harmonisierende Wirkung durch Kupfer wirkt dem aggressiven Geschehen einer Allergie entgegen.

▶ **Tab. 12.9** Zusätzliche Medikation bei Nahrungsmittelallergie.

Solunat	Dosierung	Begründung
Solunat Nr. 4	2–3-mal 5 Tr. über den Tag verteilt	entspannende und entkrampfende Wirkung auf das vegetative Nervensystem, hier insbesondere im Magen-Darm-Bereich
Solunat Nr. 19	2–3-mal 10 Tr. vor den Mahlzeiten über den Tag verteilt	Stärkung der Verdauungskraft

▶ **Tab. 12.10** Zusätzliche Medikation bei Pollenallergie mit Atemwegsbeschwerden.

Solunat	Dosierung	Begründung
Solunat Nr. 4	2–3-mal 5 Tr. über den Tag verteilt	entspannende und entkrampfende Wirkung auf das vegetative Nervensystem, hier insbesondere im Bereich der Lunge
Solunat Nr. 15	2-mal 10 Tr. morgens und abends	Stärkung und Regulation des Atmungssystems

▶ **Tab. 12.11** Zusätzliche Medikation bei allergischen Hauterscheinungen.

Solunat	Dosierung	Begründung
Solunat Nr. 4	3–4-mal 5 Tr. über den Tag verteilt	Bei Hautallergien ist das Vegetativum besonders stark angespannt – daher die häufige Mittelgabe.
Lunasol-Kinderbalsam	nach Bedarf mehrmals täglich auftragen	Regulation der Hautfunktion, juckreizstillende Wirkung
Lunasol-Kindercreme	nach Bedarf mehrmals täglich auftragen	Ergänzungsmittel bei sehr trockener Haut, zusätzlich über den Kinderbalsam auftragen

Fallbeispiel

Pollenallergie

Ein Junge, Jahrgang 1995, kam erstmals 2002 mit heftiger Pollinosis auf alle Gräser und Getreidesorten in meine Praxis. Beim ersten Besuch ist der kleine Patient um Augen und Nase stark verschwollen. Immer wieder wird er von Niesattacken geschüttelt, dazwischen wirkt er völlig apathisch. Über der Lunge ist ein keuchend-verkrampftes Atmen zu hören.

Anamnese

Bisher wird er mit Cortisonspray und Antiallergika behandelt. Die Mutter will aber diese Form der Behandlung auf Dauer nicht weiterführen, zumal die Mittelgabe immer weiter erhöht werden muss. Sie wünscht sich, dass ihr Junge wieder Spaß an Sport und Spiel mit Freunden hat und sich an schönen Frühsommertagen nicht ins Haus verkriechen muss.

▼

▼

Mein Therapieansatz

▶ Tab. 12.12

Verlauf

Die Solunate Nr. 4 und Nr. 15 zur Behandlung des allergischen Asthmas konnten nach 4 Wochen abgesetzt werden und waren nur im ersten Behandlungsjahr erforderlich. Danach hatte sich die Atmung normalisiert und es kam zu keinem erneuten Auftreten asthmatischer Beschwerden.

Die Mutter führt nun seit über 5 Jahren während der Grasblüte diese Behandlung durch. Von Jahr zu Jahr werden die allergischen Reaktionen weniger. Der junge Patient will in der beschwerdefreien Zeit keine weiteren stabilisierenden Maßnahmen (z. B. potenzierte Eigenblutbehandlung) über sich ergehen lassen. Er ist mit dem Therapieergebnis zufrieden, vorbeugende Maßnahmen lehnt er ab.

► **Tab. 12.12** Medikation zu Fallbeispiel Pollenallergie.

Solunat	Dosierung	Begründung
Solunat Nr. 3	2-mal 7 Tr. morgens und abends	Regulation der überschießenden Immunantwort
Solunat Nr. 4	4-mal 2 Tr. über den Tag verteilt	aufgrund des allergischen Asthmas zur Entkrampfung der Atmung
Solunat Nr. 9	2-mal 7 Tr. morgens und abends	aufgrund starker Schleimbildung zur Ausleitung über das Lymphsystem
Solunat Nr. 15	2-mal 5 Tr. morgens und abends	aufgrund des allergischen Asthmas zur Stärkung der Lungenfunktion
Solunat Nr. 16	2-mal 7 Tr. morgens und mittags	Stärkung der Niere bei gestörter Lungenfunktion, zudem Ausleitung über die Niere wegen starker Schleimbildung

12.1.5 Autoaggression

Autoaggressive Erkrankungen nehmen immer stärker zu. Die Ursachen hierfür müssen bei jedem Patienten individuell geklärt werden – soweit dies überhaupt möglich ist. Ein Grundmuster meine ich allerdings zu erkennen: Es ist das Unvermögen, Aggression in dem Augenblick, in dem sie entsteht, nach außen zu zeigen. Mir ist nicht bekannt, ob ein entsprechender Zusammenhang wissenschaftlich untersucht (und belegt) wurde. Tatsache ist, dass die meisten meiner Patienten mit Autoaggressionserkrankungen scheinbar sanft, zurückhaltend und duldsam sind. Ich sage bewusst „scheinbar", denn nach einiger Zeit, wenn tieferes Vertrauen zwischen ihnen und mir entstanden ist, zeigen sie in der Praxis durchaus auch ihre „Rumpelstilzchenseite" – ich ermutige sie dazu. Ich verdeutliche diesen Patienten, dass ohne Aggression Leben nicht möglich ist. Aggression, ohne moralische Wertung, im wörtlichen Sinne von „darauf zugehen", ist Lebensenergie in ihrer ursprünglichen, natürlichen Form. Wird dieser Lebensenergie kein Ausdruck verliehen, muss sie anderweitig kompensiert werden und richtet sich möglicherweise gegen den eigenen Körper. Befindet sich der Patient in einer Lebenskrise, kann sich eine Autoaggressionserkrankung in dem Organsystem manifestieren, welches der meist schon seit langem bekannte Schwachpunkt ist.

Ich betreue oft mehrere Generationen einer Familie und erlebe häufig, dass durch 2 oder 3 Generationen hindurch die gleiche Form der Autoaggressivität auftritt. Wer mag da noch entscheiden, ob das genetische Disposition oder anerzogene Verhaltensdefizite sind?

Es ist eine Lebenskunst zu lernen, **mit aggressiver Energie umzugehen.** Hier sind vor allem **Körpertherapien** von großem Nutzen. Wenn das Adrenalin der Nebennieren im Blut ist, nehmen bestimmte physiologische Reaktionen ihren unaufhaltsamen Lauf. Wenn ich mich in einer Situation befinde, in der ich besser nicht brülle oder in irgendeiner anderen Weise tobe, kann es helfen, kurz auf die Toilette zu gehen und dort schnell 10 Kniebeugen zu absolvieren. Ist auch dies nicht möglich, können das schnelle Bewegen aller 10 Zehen oder das unauffällige Massieren des Akupunkturpunktes Dickdarm 4 (► **Abb. 12.2**) helfen.

Die spagyrische Behandlung wirkt bei Autoaggressionserkrankungen ausgleichend auf das Immunsystem. Ein medikamentöser Ansatz (► **Tab. 12.13**) allein führt auf Dauer allerdings nicht zum Heilerfolg. Der Patient muss parallel dazu lernen, mit Aggression in einer ihm angemessenen und gesellschaftlich akzeptablen Form umzugehen.

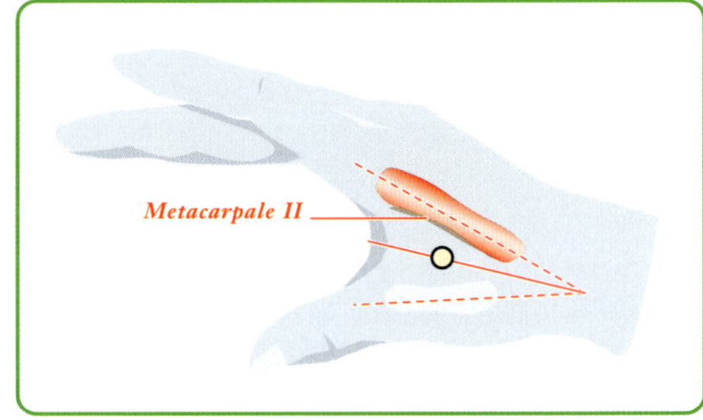

► **Abb. 12.2** Lage des Akupunkturpunktes Dickdarm 4. (nach: Hecker HU, Steveling A, Peuker ET, Kastner J. Lehrbuch und Repetitorium Akupunktur. 2. Aufl. Stuttgart: Hippokrates; 2008: 69. Zeichnung: Christine Lackner, Ittlingen.)

▶ **Tab. 12.13** Medikation bei Autoaggressionsbehandlung.

Solunat	Dosierung	Begründung
Solunat Nr. 3	2-mal 10–15 Tr. morgens und abends	zur Regulation und Stabilisierung des Immunsystems
Solunat Nr. 4	2-mal 5–10 Tr. abends und zur Nachtruhe	Entspannung des vegetativen Nervensystems
Solunat Nr. 18	2-mal 10–15 Tr. morgens und abends	auf Körperebene zur Lösung der Chronizität bei Autoaggression, auf psychischer Ebene zur Lösung starrer Reaktionsmuster

Das Medikationsschema in ▶ **Tab. 12.13** ist über mindestens 6 Monate durchzuführen. Zusätzlich hat sich zur Entlastung des Immunsystems die Durchführung einer Ausleitungstherapie (Kap. 10) über 4 Wochen, 2-mal jährlich, bewährt.

Zusatztherapie

- Hatha-Yoga [27]
- Yoga Nidra [26]
- jede Sportart, die dem Patienten Freude macht und ihn nicht überlastet
  Anmerkung: Patienten mit Autoaggressionserkrankungen übernehmen sich erfahrungsgemäß häufig.
- Psychotherapie

12.2 Neurologische Erkrankungen

Spagyrische Heilmittel können jederzeit, neben den von Neurologen verordneten Heilmitteln, zur **Unterstützung der Lebenskraft und -freude** des betroffenen Patienten eingesetzt werden. Auch wenn die Begleitung mit Solunaten bei Erkrankungen wie Morbus Alzheimer oder Morbus Parkinson als palliativ zu werten ist, zeigt die Praxis, dass sich die Lebensqualität des Patienten mit Einnahme der Mittel verbessert.

Wissen

Analogien zu den Planetenprinzipien

Bei den hier besprochenen neurologischen Erkrankungen ist das heilsame Gleichgewicht von **Mond-** und **Saturn**prinzip gestört. Die Beziehung zwischen Mond und Gehirn ergibt sich aus der Reflexion: So wie der Mond das Licht der Sonne reflektiert, so spiegelt das Gehirn das, was wir in der Außenwelt (im Lichte der Sonne) wahrnehmen. Die Gehirnsubstanz selbst wirkt ebenfalls mondhaft (blass und wässrig) und ist bei neurologischen Beschwerden in der Struktur betroffen, d. h., das Mondprinzip ist in seinem Saturnanteil (Struktur) verletzt.

Im Falle von Multipler Sklerose kommt das **Mars**prinzip hinzu. Es bestehen bei einem akuten Anfall Entzündungsherde im Gehirn und Rückenmark.

Bei allen neurologischen Erkrankungen ist das Ich-Bewusstsein (**Sonnen**prinzip) des Patienten tief verletzt. Dies zeigt sich durch Unsicherheit und Launenhaftigkeit (überschießendes **Mond**prinzip) sowie depressive Verstimmung.

12.2.1 Mittel der Wahl bei neurologischen Erkrankungen

- Solunat Nr. 4 (Cerebretik) dient der Stärkung des vegetativen Nervensystems bei sympatikotoner Übersteuerung. Es wirkt ausgleichend, beruhigend und macht in höherer Dosierung (8–15 Tropfen pro Mittelgabe) müde, in niedriger Dosierung hat es eine sanft entspannende Wirkung.
- Solunat Nr. 14 (Polypathik) wirkt entkrampfend auf das ZNS, ohne zu ermüden.
- Solunat Nr. 17 (Sanguisol) wird wegen seiner dynamisierenden Wirkungsweise verordnet. Zudem zeigt die praktische Erfahrung, dass es Lähmungserscheinungen nach Apoplexien sich schneller zurückbilden lässt.
- Solunat Nr. 18 (Splenetik) ist bei allen degenerativen Prozessen das Mittel der Wahl. Durch das Lösen von körperlichen und seelischen Stauungen sowie degenerativen Veränderungen kommt es bei allen chronischen Erkrankungen zur Dynamisierung der Lebenskraft zum Einsatz. Diese Erfahrung wird bei der neurologischen Behandlung genutzt.

Bei allen neurologischen Erkrankungen ist es zusätzlich empfehlenswert, zur Entlastung des Stoffwechselgeschehens 2-mal jährlich eine Ausleitungstherapie (Kap. 10) über 4–6 Wochen durchzuführen. Dabei ist es vor allem sinnvoll, das Glymphatische System mit Solunat Nr. 6 (Dyscrasin) und Solunat Nr. 9 (Lymphatik) zu reinigen.

Erklärung zum Glymphatischen System siehe Wissenschaftsnotiz in Spiegel Online 16.8.2012 (http://www.spiegel.de/wissenschaft/medizin/alzheimer-gehirn-verfuegt-ueber-entwaesserungs-system-a-850272.html)

Die Mittelgabe kann über beliebig lange Zeit verordnet werden.

Morbus Alzheimer

Medikamentöse Verordnungen sollen bei dieser Krankheit so einfach wie möglich zusammengestellt sein. Hier werden bei der Therapieempfehlung nur die wichtigsten Mittel berücksichtigt (▶ **Tab. 12.14**). Ist eine regelmäßige Einnahme von 3 Mitteln nicht gewährleistet, sollte Ihr Patient zumindest Solunat Nr. 17 2-mal täglich verordnet bekommen. Es stärkt die Ich-Kraft auf seelisch-geistiger Ebene und hat sich, insbesondere bei Beginn der Erkrankung von Morbus Alzheimer, bewährt. Es scheint ein rasches Fortschreiten des Verlustes geistiger Klarheit zu verhindern.

Weitere Ausführungen siehe Kap. 14.5.

Epilepsie

Die Praxiserfahrung zeigt, dass der Einsatz der Solunate die Häufigkeit und Heftigkeit der Epilepsieanfälle deutlich verringert. Die Solunate können jederzeit begleitend zu Antiepileptika gegeben werden (▶ **Tab. 12.15**).

Morbus Parkinson

Bei Parkinsonpatienten, insbesondere am Beginn der Erkrankung, wird zunächst eine 6–8-wöchige Ausleitungstherapie durchgeführt. Danach werden die Mittel aus ▶ **Tab. 12.16** verordnet.

▶ **Tab. 12.14** Medikation bei Morbus Alzheimer.

Solunat	Dosierung	Begründung
Solunat Nr. 4	1-mal 5–10 Tr. zur Nachtruhe	Entspannung des Vegetativums und tieferer, erholsamerer Schlaf
Solunat Nr. 17	2-mal 5–10 Tr. morgens und mittags	antidepressive Wirkung, Belebung insbesondere der geistigen Kraft
Solunat Nr. 18	2-mal 10 Tr. morgens und abends	Roborans auf körperlicher wie geistiger Ebene

▶ **Tab. 12.15** Medikation bei Epilepsie.

Solunat	Dosierung	Begründung
Solunat Nr. 4	2-mal 5–10 Tr. abends und zur Nachtruhe	beruhigende und entkrampfende Wirkung mit Vertiefen des Schlafes
Solunat Nr. 14	2–3-mal 5–10 Tr. über den Tag verteilt	beruhigende und entkrampfende Wirkung direkt auf das ZNS ohne Ermüdungserscheinungen

▶ **Tab. 12.16** Medikation bei Morbus Parkinson.

Solunat	Dosierung	Begründung
Solunat Nr. 4	2-mal 5–10 Tr. abends und zur Nachtruhe	für tieferen und erholsameren Schlaf
Solunat Nr. 14	2-mal 5–10 Tr. morgens und mittags	Entspannung und Entkrampfung der Bewegungsabläufe
Solunat Nr. 17	2-mal 5–10 Tr. morgens und mittags	nur bei depressiver Verstimmung einzusetzen
Solunat Nr. 18	2-mal 10 Tr. morgens und abends	zur Dynamisierung der Lebenskraft

▶ **Tab. 12.17** Medikation bei Multipler Sklerose.

Solunat	Dosierung	Begründung
Solunat Nr. 3	2-mal 10 Tr. morgens und abends	zur Stabilisierung des Immunsystems
Solunat Nr. 4	2-mal 5–10 Tr. abends und zur Nachtruhe	Entspannung des vegetativen Nervensystems, bei dieser Erkrankung besonders dringlich angezeigt
Solunat Nr. 17	1–2-mal 5–10 Tr. morgens und mittags	bei depressiver Verstimmung

Es hat sich bewährt, diese Verordnung 2-mal jährlich für 8 Wochen durchzuführen, idealerweise im Anschluss an die empfohlene Ausleitungstherapie.

Zusatztherapie

- Ceres Avena sativa Urtinktur 3-mal 3–5 Tropfen über den Tag verteilt

Multiple Sklerose

Zur Stabilisierung des Immunsystems wird regelmäßig 2-mal jährlich eine Ausleitungstherapie empfohlen.

Zusätzlich verordnen Sie am Beginn der Erkrankung über einen Zeitraum von 4–6 Monaten (im Bedarfsfall auch länger) die Solunate aus ▶ **Tab. 12.17**.

Ist bei Ihrem Patienten in diesem Zeitraum kein weiterer Schub mehr aufgetreten, kann die Medikation abgesetzt und im Bedarfsfall jederzeit wieder neu verordnet werden.

Fallbeispiel

Multiple Sklerose

Eine Patientin, Jahrgang 1967, kam erstmals 1999 wegen Taubheitsgefühlen im linken Arm und Sehschwäche (exzessive Arbeit am Computer) in meine Praxis.

Anamnese

Ein Jahr zuvor wurde sie wegen der gleichen Beschwerden neurologisch untersucht. Der damals bereits erhobene Befund MS wurde ihr nicht mitgeteilt, wohl in der Hoffnung, dass es bei einem isolierten Schub bleiben werde.
2001 kam es nach mehrwöchigem, übermäßigem Arbeiten zu einem zweiten, deutlich schwerer verlaufenden Schub. Die Patientin unterzog sich zunächst der empfohlenen schulmedizinischen Behandlung mit Cortison, brach die Behandlung aber nach einem 2-wöchigen Klinikaufenthalt aufgrund subjektiv empfundener Unverträglichkeit ab. Es folgten mehrere Schübe, immer nach unumgänglichen zahnärztlichen Behandlungen, vor denen sie große Angst hatte. Ein weiterer schwerer Schub trat während eines Urlaubs im Ausland auf.

Therapie

Ich begleite die Patientin seit 8 Jahren mit jeweils der aktuellen Situation angepasster spagyrischer, homöopathischer und phytotherapeutischer Medikation (▶ **Tab. 12.18**). Im Frühling und Herbst macht sie zudem regelmäßig eine Ausleitungskur über 4–6 Wochen zur Entlastung des Immunsystems.
Parallel zur Medikation unterzog sie sich 2 Jahre lang einer Psychotherapie und nimmt in unregelmäßigen Zeitabständen osteopathische Behandlungen in Anspruch. Seit einem Jahr hat sie ihre Ernährung auf eine spezifische MS-Diät umgestellt und wird ernährungsphysiologisch betreut.

Verlauf

Heute kann die Patientin noch kurze Strecken mit dem Stock gehen, weite Strecken und Einkaufen erledigt sie mit dem Rollstuhl. Sie ist von zu Hause aus halbtags berufstätig. Sie fährt 1-mal in der Woche zum Firmensitz, wobei sie die öffentlichen Verkehrsmittel 3-mal wechseln muss. Dies bedeutet für sie großen Stress, den sie aber noch meistert.

Anmerkung

Dieser Fall liest sich nicht wie ein Behandlungserfolg, doch ich berichte hier von einer 10-jährigen Auseinandersetzung mit einer aggressiven Form der MS. Die Patientin hat in dieser Zeit sehr viel in ihrem Leben verändert wie Partnerschaft, Wohnort, Arbeitsweise und anderes. Sie ringt mit einem tiefsitzenden Trauma ihrer frühen Kindheit, löst es von außen gesehen nur zögerlich und hat die Psychotherapie abgebrochen. Dennoch: Sie geht ihren Weg langsam und stetig. Trotz vieler depressiver Verstimmungen in diesen Jahren hat sie ihren erfrischenden Humor nie ganz verloren, und es ist ihr gelungen, noch immer arbeitsfähig zu sein. Seit einem Jahr ist es zu keinem akuten Schub mehr gekommen.

▶ **Tab. 12.18** Medikation zu Fallbeispiel Multiple Sklerose.

Solunat	Dosierung	Begründung
Solunat Nr. 3	3-mal 10 Tr. über den Tag verteilt	Regulation des Immunsystems und Behandlung der Entzündungsherde in mehreren Gehirnabschnitten sowie im Rückenmark
Solunat Nr. 4	2-mal 8 Tr. abends und zur Nachtruhe	Behandlung der Schlafstörungen, Teil der Rhythmisierung
Solunat Nr. 17	2-mal 8 Tr. morgens und mittags	Behandlung der depressiven Verstimmung, Teil der Rhythmisierung
Solunat Nr. 18	2-mal 10 Tr. morgens und abends	Behandlung der chronischen, hier besonders aggressiv verlaufenden Erkrankung, Regulation des Immunsystems

▶ **Tab. 12.19** Medikation Restless-Legs-Syndrom.

Solunat	Dosierung	Begründung
Solunat Nr. 4	1-mal 5–10 Tr. vor der Nachtruhe	entspannende und entkrampfende Wirkung auf das vegetative Nervensystem, tieferer Schlaf
Solunat Nr. 14	3-mal 5–10 Tr. über den Tag verteilt	entkrampfende Wirkung auf das ZNS, dadurch mehr Gelassenheit untertags
Solunat Nr. 18	3-mal 10 Tr. über den Tag verteilt	belebende Wirkung auf der seelisch-geistigen Ebene, lässt eingefahrenes, starres Denken leichter überwinden

Restless-Legs-Syndrom

Menschen mit Restless-Legs-Syndrom sind in ihrem Alltag oft von starrer und eingefahrener Struktur. Sie aus dieser Starre herauszubringen und zugleich das Nervensystem zu stabilisieren, ist die Aufgabe des naturheilkundlichen Therapeuten.

Eine kurmäßige Anwendung über 6–8 Wochen mit den unten aufgeführten Mitteln zeigt, ob Ihr Patient darauf anspricht (▶ **Tab. 12.19**). Nach dieser Zeit sollte eine deutliche Besserung eingetreten sein, auch das völlige Verschwinden der Symptome ist möglich. Spricht Ihr Patient auf die Solunate an, werden diese zunächst über weitere 4 Wochen, jedoch auf die Hälfte reduziert, gegeben und können danach meist ganz abgesetzt werden.

Zusatztherapie

Zincum metallicum C 30 2-mal 5 Globuli pro Woche

12.3 Neurovegetative Erkrankungen

Viele Patienten mit neurovegetativen Erkrankungen suchen Hilfe in der Naturheilkunde. Sie wollen von Psychopharmaka nicht abhängig werden oder diese nach jahrelanger Einnahme absetzen.

Die Behandlung bei neurovegetativen Erkrankungen setzt als Erstes den Aufbau einer guten Vertrauensbasis zwischen Patient und Therapeut voraus. Meine langjährige Erfahrung zeigt, dass Menschen mit neurovegetativen Erkrankungen sich meist schämen, in der ersten Therapiestunde über das volle Ausmaß ihrer Leiden zu berichten. **Einfühlsame Gesprächsführung** und **Geduld** sind Grundbausteine einer fruchtbaren Zusammenarbeit. Eine begleitende psychotherapeutische Behandlung muss, je nach Fall, in Betracht gezogen werden.

Die Behandlung mit spagyrischen Heilmitteln ist nicht symptombezogen, sondern wirkt auf das gesamte Körper-Seele-Geist-System ausgleichend ein und niemals forcierend. Die Selbstheilkräfte des Menschen werden dahingehend aktiviert, dass jeder Patient seinen eigenen, individuellen Weg zur Heilung finden kann.

Wissen

Analogien zu den Planetenprinzipien

Neurovegetative Erkrankungen werden durch Stärkung und Harmonisierung des **Sonnen**- und des **Mond**prinzips behandelt. Die Stärkung des Sonnenprinzips erfolgt durch Mittel, die Gold enthalten. Der Ausgleich des Mondprinzips geschieht entweder durch ein die Mondkraft stärkendes Silbermittel oder bei überschießender Mondkraft durch ein strukturierendes **Saturn**mittel.

Bei neurovegetativen Erkrankungen sind meist auch andere Planetenprinzipien mit betroffen. Dies äußert sich in der Erkrankung unterschiedlicher Organsysteme. Bei den hier besprochenen Erkrankungen handelt es sich dabei um Herz (**Sonnen**prinzip), Leber (**Jupiter**prinzip) und Niere (**Venus**prinzip).

12.3.1 Mittel der Wahl bei neurovegetativen Erkrankungen

- Solunat Nr. 2 (Aquavit) wirkt kräftigend und aktivierend, insbesondere auf der körperlichen Ebene. In der Kinderbehandlung ist es das bevorzugte spagyrische Goldmittel.
- Solunat Nr. 4 (Cerebretik) dient der Stärkung des vegetativen Nervensystems bei sympatikotoner Übersteuerung. Es wirkt ausgleichend, beruhigend, macht in höherer Dosierung (8–15 Tropfen pro Mittelgabe) müde, in niedriger Dosierung hat es eine sanft entspannende Wirkung. Es kann Kindern auch über einen längeren Zeitraum verordnet werden.
- Solunat Nr. 5 (Cordiak) wird bei allen neurovegetativen Herz-Kreislauf-Beschwerden gegeben.
- Solunat Nr. 8 (Hepatik) wird bei depressiven Verstimmungen verordnet. Seine kräftigende und reinigende Wirkung auf den Leber-Galle-Stoffwechsel hat durch die Entlastung dieses Organsystems eine stimmungsaufhellende Wirkung.
- Solunat Nr. 14 (Polypathik) ist bei allen zentralnervösen Erregungs- und Spannungszuständen sowie bei seelisch-geistiger Anspannung angezeigt. Da es nicht müde macht, hat es sich vor allem als Tagessedativum bewährt.
- Solunat Nr. 16 (Renalin) wird bei allen neurovegetativen Störungen, die in Verbindung mit Angst stehen, verordnet. Um Angstzustände tief greifend zu überwinden, bedarf es der Stärkung und Reinigung des Urogenitalsystems. Zusätzlich wirkt das in Solunat Nr. 16 enthaltene Kupfer auf seelisch-geistiger Ebene entspannend.
- Solunat Nr. 17 (Sanguisol) vermittelt über seinen hohen Goldanteil auf seelisch-geistiger Ebene ein stärkeres Selbstbewusstsein, einen gesunden Egoismus.
- Solunat Nr. 18 (Splenetik) wird bei allen chronisch-vegetativen Störungen zum Lösen von starren Reaktionsmustern gegeben.

Aufmerksamkeitsdefizit-Hyperaktivitätssyndrom (ADHS)

Mangelnde Aufmerksamkeit mit Hyperaktivität ist ein sehr anstrengender Zustand, sowohl für die betroffenen Kinder wie auch deren Eltern und das soziale Umfeld. Die Ursachen hierfür werden vielfältig diskutiert, eindeutige Ergebnisse wurden bisher noch nicht gefunden.

Folgende **Veränderungen in der Lebensführung** brachten bislang positive Ergebnisse:

- Reizverarmung durch Reduzieren von Arbeit oder Spiel am Computer, Fernsehen, DVDs, häufiger Handybenutzung und des Hörens hartrhythmischer Musik
- häufiges Sporttreiben im Freien oder tägliche Spaziergänge, unabhängig vom Wetter
- Meiden von weißem Industriezucker in der täglichen Nahrung

Solunate tragen als Kur über 2–3 Monate zu ruhigeren Verhaltensweisen bei (► **Tab. 12.20**).

► **Tab. 12.20** Medikation bei ADHS.

Solunat	Dosierung	Begründung
Solunat Nr. 4	2-mal 3–10 Tr. abends und zur Nachtruhe	zur Stabilisierung des vegetativen Nervensystems und für erholsamen Schlaf, Dosierung nach Lebensalter
Solunat Nr. 8	2-mal 3–5 Tr. mittags und abends	zur Entgiftung der Leber während und nach einer Ritalinbehandlung
Solunat Nr. 14	2-mal 3–10 Tr. morgens und mittags	Entspannung über das ZNS, als Tagessedativum, Dosierung nach Lebensalter

► **Tab. 12.21** Medikation zu Fallbeispiel ADHS.

Solunat	Dosierung	Begründung
Solunat Nr. 4	1-mal 5 Tr. vor der Nachtruhe	für tieferen und erholsamen Schlaf
Solunat Nr. 14	2-mal 3 Tr. morgens und mittags	zur Entspannung untertags
Solunat Nr. 16	1-mal 5 Tr. morgens	Entkrampfung und Harmonisierung über die Kupferkomponente Die Erfahrung zeigt, dass Schulanfänger ihre Ängste häufig durch Clownerien überspielen.

Zusatztherapie

Die folgende Bachblütenmischung hat sich bewährt und wird zusätzlich zu obiger Medikation verordnet.

Dazu wird in eine Pipettenflasche pro 10 Milliliter einer 5-Vol.-%igen Wasser-Alkohol-Mischung je 1 Tropfen folgender Blütenessenzen gegeben (► **Abb. 12.3**):

- Impatiens
- Oak
- Vervain

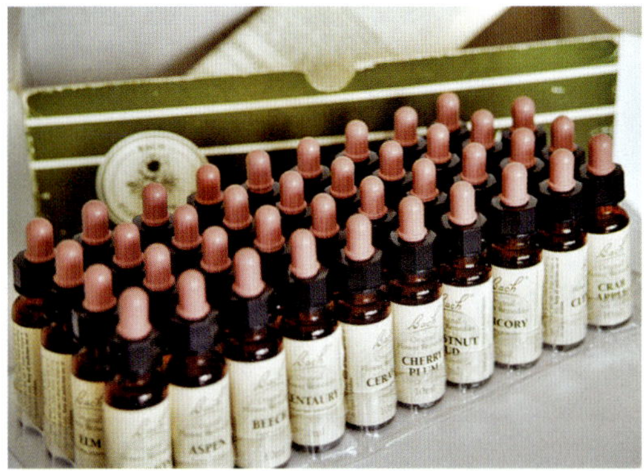

► **Abb. 12.3** Bachblütenset. (Thieme Gruppe, Renate Stockinger)

Fallbeispiel

ADHS

Ein Junge, 7 Jahre alt, geht seit einem halben Jahr zur Schule. Die Mutter kommt mit ihm in die Praxis auf Anraten der Lehrerin, da das Kind unkonzentriert und unruhig ist – es macht den Clown in der Klasse.

Anamnese

Die Mutter beschreibt den Jungen als schon immer lebhaft mit großem Bewegungsdrang. Er spielt seit 2 Jahren Fußball, was ihm offensichtlich guttut. Beim Essen bevorzugt er eher Herzhaftes, Süßigkeiten isst er nur selten. Das Einschlafen fällt ihm zwar leicht, aber er träumt viel und sein Schlaf ist insgesamt unruhig. Die Mutter ist berufstätig, der Junge verbringt die Nachmittage daher bei der Oma, wo er viel vor dem Fernseher sitzt oder mit der Playstation spielt.

Mein Therapieansatz

► Tab. 12.21

Verlauf

Nach 1 Woche meldet die Mutter, dass sich der junge Mann bei seinen Hausaufgaben besser konzentrieren kann und auch ruhiger schläft. Nach weiteren 3 Wochen wird die Mutter von der Lehrerin auf die positive Verhaltensänderung ihres Sohnes angesprochen. Die Medikation wird nach 6-wöchiger Einnahme abgesetzt. Bei Rückfrage nach 3 Monaten wird die anhaltend positive Veränderung bestätigt.

Aufmerksamkeitsdefizitsyndrom (ADS)

Kinder, die verträumt durch den Tag gehen, in der Schule am Unterricht nicht aktiv teilnehmen wollen, den Lehrstoff nicht bewältigen und ihre Hausaufgaben vergessen, werden häufig mit der Angabe „Aufmerksamkeitsdefizitsyndrom“ in die naturheilkundliche Praxis gebracht. Wenn Sie körperliche Ursachen (z. B. Anämie oder Schilddrüsenunterfunktion) ausgeschlossen haben, vergessen Sie nicht, nach dem **Freizeitverhalten** und den **Schlafenszeiten** der Kinder zu fragen. Versuchen Sie sich ein Bild über den **Alltag** des Kindes sowohl in der Familie wie auch in der Schule zu machen. Die Praxis zeigt, dass heute sehr schnell nach „natürlichen“ Mitteln gerufen wird, die unbequeme Veränderungen vermeiden helfen sollen.

Kommen Sie zu dem Ergebnis, dass eine aktivierende Behandlung für den kleinen Patienten angezeigt ist, verordnen Sie über einen Zeitraum von 4–6 Wochen folgende Solunate (▶ **Tab. 12.22**).

Zusatztherapie

Die folgende Bachblütenmischung hat sich bewährt und wird zusätzlich zur Medikation in ▶ **Tab. 12.22** verordnet.

Dazu wird in eine Pipettenflasche pro 10 Milliliter einer 5-Vol.-%igen Wasser-Alkohol-Mischung je 1 Tropfen folgender Blütenessenzen gegeben:

- Chestnut Bud
- Clematis
- Olive

Von dieser Mischung werden 3–4-mal täglich 4 Tropfen auf die Zunge gegeben.

Aggressivität

Aggressivität ist keine Krankheit, sondern – im rechten Maße gelebt – die Voraussetzung für das Leben. Dennoch werden besonders häufig Kinder wegen aggressiven Verhaltens in die Praxis gebracht. Die Erwartung eines unserem Gesellschaftssystem angepassten Verhaltens kann hierfür ein Grund sein. Es ist für das betroffene Kind wünschenswert, wenn Sie zunächst mit den Eltern, idealerweise auch mit den Erwachsenen, die das Kind in der Schule, dem Kindergarten oder beim Sport betreuen, ein Gespräch führen. So können Sie klarer beurteilen, inwieweit die Personen im Umfeld des Kindes in die Behandlung mit einbezogen werden sollten.

Ist das aggressive Verhalten des Kindes behandlungsbedürftig und eine körperliche Ursache, z. B. Überfunktion der Schilddrüse oder der Nebenniere, ausgeschlossen, behandeln Sie den kleinen Patienten kurmäßig über 6–8 Wochen mit den Solunaten aus ▶ **Tab. 12.23**.

▶ **Tab. 12.22** Medikation bei ADS.

Solunat	Dosierung	Begründung
Solunat Nr. 2	2-mal täglich, morgens und mittags so viele Tropfen, wie das Kind Jahre alt ist	Aktivierung auf körperlicher Ebene, weckt darüber hinaus auch die geistigen Interessen
Solunat Nr. 4	1-mal 3–5 Tr. vor der Nachtruhe	Entspannung des Vegetativums, schenkt tieferen Schlaf
Solunat Nr. 17	1-mal 2–5 Tr. morgens	Einsatz nur bei zögerlicher Verbesserung der Aufmerksamkeit zusammen mit Solunat Nr. 2

▶ **Tab. 12.23** Medikation bei Aggressivität.

Solunat	Dosierung	Begründung
Solunat Nr. 4	2-mal 3–5 Tr. abends und zur Nachtruhe	Entspannung des Vegetativums, schenkt tieferen Schlaf
Solunat Nr. 8	1-mal 5 Tr. abends	Entlastung der Galle, dämpft somit auf körperlicher Ebene Neigungen zur Aggression
Solunat Nr. 14	2-mal 3–5 Tr. morgens und mittags	Tagessedativum, Entspannung über das ZNS

▶ **Tab. 12.24** Medikation bei Angst.

Solunat	Dosierung	Begründung
Solunat Nr. 4	2-mal 5–10 Tr. abends und zur Nachtruhe	Stärkung des vegetativen Nervensystems, vermittelt schnelleres Einschlafen und tieferen Schlaf
Solunat Nr. 14	2-mal 5–10 Tr. morgens und mittags	Entspannung über das ZNS, Auslöser für Ängste werden nicht mehr so stark bewertet
Solunat Nr. 16	2-mal 5–10 Tr. morgens und mittags	Stärkung der Niere, die bei ängstlichen Menschen oft schwach sind, zusätzlich entkrampfende Wirkung
Solunat Nr. 17	1–2-mal 5–10 Tr. morgens und mittags	Stärkung des Ich- und Selbstbewusstseins

Zusatztherapie

Die folgende Bachblütenmischung hat sich bewährt und wird zusätzlich zur Medikation verordnet.

Dazu wird in eine Pipettenflasche pro 10 Milliliter einer 5-Vol.-%igen Wasser-Alkohol-Mischung je 1 Tropfen folgender Blütenessenzen gegeben:

- Holly
- Impatiens
- Vine

Angst

Angst kennt jeder Mensch. Dominiert sie jedoch das ganze Leben oder tritt sie ohne ersichtlichen Grund in Form von Panikattacken auf, die die Handlungsfähigkeit lähmen, suchen die meisten Menschen therapeutische Hilfe. Angst kommt häufig vor in Verbindung mit körperlichen Reaktionen wie Schwindel, Herzrasen, Atemnot, Muskelschwäche und/oder schmerzhafter Muskelverspannung, Schweißausbrüchen oder Missempfindungen, wie dem berühmten Kloß im Hals. Eine Organerkrankung muss ausgeschlossen werden, bevor Sie Ihren Patienten wegen Angstattacken behandeln. Die vorgeschlagenen Solunate werden über einen Zeitraum von 2–3 Monaten verabreicht (▶ **Tab. 12.24**). Spricht Ihr Patient gut auf die Solunate an, steht einer Dauerbehandlung nichts entgegen. Die Mittel machen nicht abhängig und können jederzeit ohne Entzugserscheinungen abgesetzt werden.

Zusatztherapie

Bachblüten haben sich bei Angstpatienten bewährt und werden zusätzlich zu obiger Medikation verordnet.

Dazu wird in eine Pipettenflasche pro 10 Milliliter einer 5-Vol.-%igen Wasser-Alkohol-Mischung je 1 Tropfen Blütenessenzen gegeben, die für die spezifischen Ängste Ihres Patienten zutreffen.

Wählen Sie aus folgenden Blüten:

- Aspen: bei unbestimmten Ängsten, Ahnungen, wenn der Grund der Angst nicht benannt werden kann
- Cherry Plum: bei Angst, den Verstand zu verlieren oder dass etwas Schreckliches passieren könnte
- Mimulus: Basismittel für alle ängstlichen Menschen, wenn der Grund der Angst benannt werden kann
- Red Chestnut: bei übertriebener Angst um andere
- Rock Rose: bei Panikattacken

Neben der medikamentösen Behandlung von Angst raten Sie Ihrem Patienten, eine Entspannungstechnik und eine Atemtechnik zu erlernen, die ihm Spaß machen. Entspannte Muskulatur und ruhige Atmung existieren nicht gleichzeitig mit Angst.

Anorexia nervosa

Magersucht tritt überwiegend bei jungen Frauen zwischen dem 14. und 18. Lebensjahr auf. Sie wird von den Betroffenen meist nicht als Krankheit wahrgenommen. Es ist oft schwierig, der Patientin klarzumachen, dass Anorexia nervosa eine ernst zu nehmende Erkrankung ist. Dazu gehören neben dem Feststellen des Body-Mass-Index (unter 17,5 wird die Diagnose Anorexia nervosa ausgesprochen) auch das Anerkennen ihrer Körperproportionen. Alle Anorektikerinnen nehmen sich als dick wahr. Ich bitte die Patientin, sich in Unterwäsche im Profil an die Türe zu stellen, und ummale mit Kreide ihre Körperkonturen. Dies löst meist den ersten heilsamen Schock aus.

Die Erfahrung aus der Praxis zeigt, dass Magersüchtige ohne **psychotherapeutische Hilfe** die Erkrankung meist nicht überwinden. Die vorgeschlagenen Solunate sind als Begleittherapie zu einer Psychotherapie zu verstehen und sollen über mindestens 3 Monate verabreicht werden (▶ **Tab. 12.25**). Sie unterstützen den Aufbau der Verdauungsfunktionen, gleichen das vegetative Nervensystem aus und wirken einer Depression entgegen.

Zusatztherapie

- Ceres Centaurium Urtinktur 2–3-mal 3–5 Tropfen über den Tag verteilt
- Stabilisierung des Mineralstoffhaushalts mit Schüßler-Salzen, die für den individuellen Fall zu repertorisieren sind
- alle Körpertherapien, die der Patientin ein Gefühl für den eigenen Körper vermitteln, wie Yoga, Tai-Chi (▶ **Abb. 12.4**), Qi-Gong

Bulimie

Ess-Brech-Sucht tritt vor allem bei jungen Frauen zwischen dem 20. und 30. Lebensjahr auf. Sie ist eine Suchterkrankung der westlichen Industrienationen, in denen ein für viele Menschen nicht erreichbares Schlankheitsideal gilt. In den letzten Jahren wird beobachtet, dass auch immer mehr junge Männer an dieser Sucht leiden. Bei Bulimie wechseln sich Fress- und Hungerattacken ab. Der unkontrolliert aufgenommenen Nahrung entledigen sich viele durch künstlich herbeigeführtes Erbrechen oder gleichen das Leerräumen des Kühlschranks durch tagelanges Fasten aus.

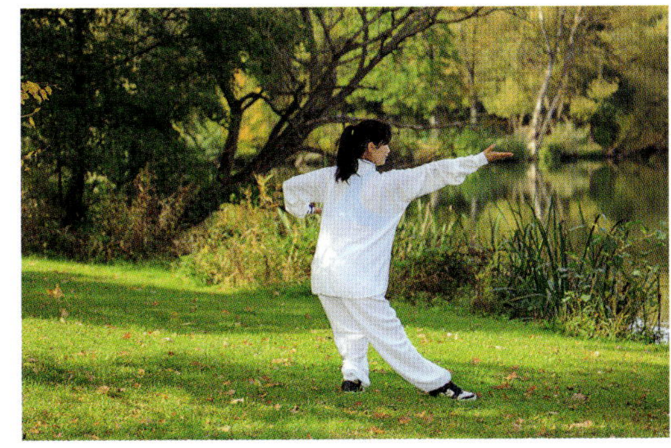

▶ **Abb. 12.4** Tai-Chi. (Symbolbild. © Val Thoermer – stock.adobe.com)

Die Einnahme von Appetitzüglern, Abführmitteln und/oder entwässernder Medikamente muss bei der Anamnese angesprochen werden. Die vorgeschlagene Medikation mit Solunaten dient dem Aufbau der Verdauungsfunktionen, unterstützt die Stabilisierung des vegetativen Nervensystems und lindert depressive Verstimmungen. Sie ist als Begleittherapie zu einer Psychotherapie zu verstehen (▶ **Tab. 12.26**).

Zusatztherapie

- Stabilisierung des Mineralstoffhaushalts mit Schüßler-Salzen, die für den individuellen Fall zu repertorisieren sind.
- alle Körpertherapien, die der Patientin wieder ein Gefühl für den eigenen Körper vermitteln, wie Yoga, Tai-Chi, Qi-Gong

▶ **Tab. 12.25** Medikation bei Anorexia nervosa.

Solunat	Dosierung	Begründung
Solunat Nr. 2	2-mal 10 Tr. morgens und mittags	ist das spagyrische Lebenselixier auf der Körperebene, Stärkung der Verdauungsfunktionen
Solunat Nr. 4	2-mal 5 Tr. abends und zur Nachtruhe	bei psychischen Spannungszuständen, Stärkung des Vegetativums
Solunat Nr. 8	2-mal 5 Tr. mittags und abends vor dem Essen	Aktivierung der Verdauungssäfte von Leber und Galle mithilfe der Bittermittel
Solunat Nr. 17	2-mal 5 Tr. morgens und mittags	spagyrisches Lebenselixier auf der seelisch-geistigen Ebene

► **Tab. 12.26** Medikation bei Bulimie.

Solunat	Dosierung	Begründung
Solunat Nr. 2	2-mal 10 Tr. morgens und abends	ist das spagyrische Lebenselixier auf der Körperebene
Solunat Nr. 4	2-mal 5 Tr. abends und zur Nachtruhe	bei psychischen Spannungszuständen, Stärkung des Vegetativums
Solunat Nr. 8	2-mal 5 Tr. mittags und abends vor dem Essen	als Bittermittel lässt es die Verdauungssäfte von Leber und Galle fließen
Solunat Nr. 20	2-mal 10 Tr. mittags und abends vor dem Essen	Entkrampfung des Magen-Darm-Trakts, Linderung des antrainierten Brechreizes

► **Tab. 12.27** Medikation bei unipolarer Depression.

Solunat	Dosierung	Begründung
Solunat Nr. 2	2-mal 10 Tr. morgens und mittags	Aktivierung der Körperfunktionen, leicht stimmungsaufhellende Wirkung
Solunat Nr. 4	2-mal 5–10 Tr. abends und zur Nachtruhe	Entspannung des Vegetativums, für tieferen und längeren Schlaf
Solunat Nr. 8	1-mal 5–10 Tr. abends	Entlastung des Leber-Galle-Systems, löst auf seelischer Ebene Emotionen, die zur Depression führen können Anmerkung: Es ist insbesondere bei Erwachen zur Leberzeit (1.00 bis 3.00 Uhr morgens) angezeigt.
Solunat Nr. 17	2-mal 5–10 Tr. morgens und mittags	bei allen seelischen Schwächezuständen, antidepressive Wirkung, Stärkung des Ich-Bewusstseins

Depression

Depression wird auch als „die dunkle Nacht der Seele" bezeichnet. Es ist normal, dass der Mensch im Laufe seines Lebens depressive Stimmungslagen durchlebt. Wenn es ihm möglich ist, dieses wehmütige, schmerzliche Gefühl – häufig begleitet von Antriebs- und Lustlosigkeit – nicht beiseitezuschieben, ist viel gewonnen. Der nächste Schritt ist, dem Bedürfnis nach Rückzug nachzugeben und das bisherige Leben neu zu überdenken. Hat dieser Mensch das Glück, in einer intakten Familienstruktur aufgehoben zu sein und/oder gute Freunde zur Seite zu haben, wird er wohl nie therapeutische Hilfe in Anspruch nehmen müssen.

Da viele Menschen heute glauben, immer perfekt funktionieren zu müssen, und gute Beziehungsstrukturen seltener werden, ist der Griff zu Stimmungsaufhellern fast zwangsläufig. Anfangs handelt es sich dabei meist um viele Tassen Kaffee oder Schokolade in größeren Mengen, doch sollte dies als erstes Warnzeichen gewertet werden. Manche meiner Patienten nahmen über lange Zeit hohe Dosen an „gesundem Speed" wie Guarana oder Vitamincocktails. Das Ergebnis ist immer das gleiche: Irgendwann lassen sich weder Seele noch Körper betrügen, und es kommt zu einer behandlungsbedürftigen Depression.

Unipolare Depression

Sie ist die am häufigsten vorkommende depressive Störung. Der Patient leidet unter Niedergeschlagenheit, Schlafstörungen (besonders in der zweiten Nachthälfte) und/oder früh morgendlichem Erwachen, hat aber nicht die Kraft aufzustehen. Bei der unipolaren Depression kommen keine manischen Phasen vor. Der depressive Zustand kann sich hinter Körpersymptomen (vor allem unerklärbaren Schmerzen) verstecken und wird dann als lavierende Depression bezeichnet.

Verordnen Sie die Medikationsempfehlung über mindestens 8 Wochen (► **Tab. 12.27**). Ihr Patient sollte nach circa 2 Wochen Einnahme mehr Antrieb und Lebensfreude spüren.

Bei leichten Formen depressiver Verstimmung genügt oft die Einnahme von Lunasol-Johanniskrautöl (2–3-mal täglich 1 Teelöffel). Dieses Johanniskrautöl enthält zusätzlich spagyrisch aufbereitete Goldtinktur, die die leicht stimmungsaufhellende Wirkung von Johanniskraut deutlich verstärkt. Eine präventive Einnahme von Lunasol-Johanniskrautöl empfiehlt sich vor allem für Patienten, die zur Winterdepression neigen.

Zur Herstellung von Johanniskrautöl werden die Johanniskrautblüten in Olivenöl ausgezogen. Patienten, denen die Einnahme von Olivenöl unangenehm ist, empfehlen Sie, das Öl auf ein Stückchen Brot zu träufeln und mit etwas Salz zu bestreuen.

Zusatztherapie

- Versuchen Sie, Ihren Patienten für regelmäßige Hatha-Yoga-Übungen zu begeistern. Hier gibt es eine Fülle von Übungen, die deutlich antidepressiv wirken.
- Kneipp'sche Anwendungen
- Aus der Aromatherapie ist bekannt, dass Zitrusöle in der Duftlampe (▶ **Abb. 12.5**), besonders jedoch Grapefruitöl, Stimmungstiefs „vertreiben".
- Während einer depressiven Verstimmung sollte Ihr Patient keine schwarzen Kleider tragen. Die Farbe Orange wirkt besonders stimmungsaufhellend. Wer sie nicht in Form von Kleidung tragen will, kann mit orangefarbenem Stoff dekorieren oder einen Korb Orangen aufstellen. Siehe auch Kap. 14.5.1.

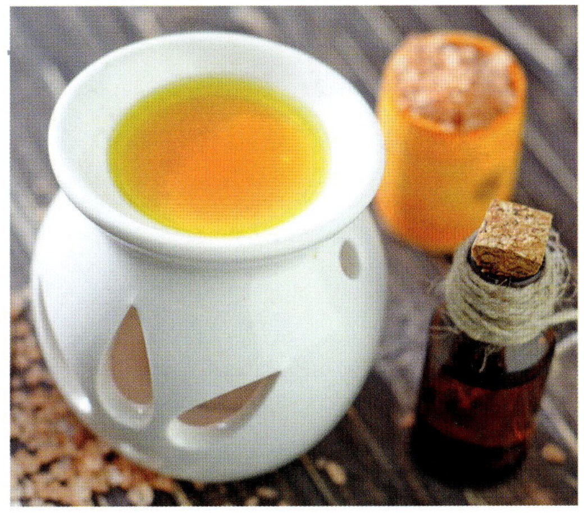

▶ **Abb. 12.5** Duftlampe. (© tycoon101 – stock.adobe.com)

Bipolare affektive Störung

Bei dieser Form der Depression leidet der Patient unter depressiven und manischen Phasen. Während der manischen Phase hat der Betroffene ein übersteigertes Selbstverständnis und die eigenen Fähigkeiten werden überschätzt. Er kann über Wochen nächtelang durcharbeiten, ohne Ermüdungserscheinungen. Die Körperkräfte werden dabei über die Maßen strapaziert, was der Patient aber nicht spüren und einsehen kann. Dann kommt es plötzlich zu einem Bruch und er ist in der depressive Phase, die manches Mal so heftig erlebt werden kann, dass Suizidgefahr besteht.

Ich verwende die Solunate aus ▶ **Tab. 12.28** bei bipolarer affektiver Störung.

Die Erfahrung aus der Praxis zeigt leider, dass Patienten mit bipolarer Störung regelmäßige Übungen und Anwendungen entweder exzessiv oder gar nicht durchführen.

▶ **Tab. 12.28** Medikation bei bipolarer affektiver Störung.

Solunat	Dosierung	Begründung
Solunat Nr. 2	2-mal 10 Tr. morgens und mittags	Aktivierung der Körperfunktionen, leicht stimmungsaufhellende Wirkung, in beiden Phasen einzunehmen
Solunat Nr. 4	2-mal 10–15 Tr. morgens und abends	während der manischen Phase
Solunat Nr. 4	2-mal 5 Tr. abends und zur Nachtruhe	während der depressiven Phase
Solunat Nr. 14	2–3-mal 10 Tr. über den Tag verteilt	nur während der manischen Phase zur Entspannung untertags
Solunat Nr. 17	2-mal 5–10 Tr. morgens und mittags	antidepressive Wirkung, nur während der depressiven Phase einzunehmen

▶ **Tab. 12.29** Medikation bei CFS und Burnout-Syndrom.

Solunat	Dosierung	Begründung
Solunat Nr. 2	2-mal 10 Tr. morgens und mittags	Aufbau auf körperlicher Ebene
Solunat Nr. 4	1-mal 5–10 Tr. zur Nachtruhe	Stärkung des vegetativen Nervensystems, Förderung eines erholsamen Schlafs
Solunat Nr. 14	2-mal 5 Tr. morgens und mittags	für mehr Gelassenheit untertags
Solunat Nr. 17	2-mal 5–10 Tr. morgens und mittags	Aufbau auf seelisch geistiger Ebene

Zusatztherapie

siehe Zusatztherapie Unipolare Störung

Chronisches Erschöpfungssyndrom (CFS)/Burnout

Patienten mit CFS und/oder Burnout-Syndrom suchen immer häufiger Hilfe in der naturheilkundlich orientierten Praxis. Beide Erkrankungsbilder haben zwar das Gefühl tiefgreifender Erschöpfung gemeinsam, unterscheiden sich aber in einigen Kriterien.

CFS ist ein Symptomenkomplex, dessen Leitsymptom ein über mindestens 6 Monaten bestehendes Erschöpfungsgefühl ist, das zu einer deutlichen Einschränkung der vorherigen Aktivitäten führte. Zusätzlich klagt der Patient über körperliche Beschwerden. Um von einem **chronischen Erschöpfungssyndrom** zu sprechen, müssen mindestens 4 der folgenden Kriterien erfüllt sein:

- Pharyngitis, teilweise mit schmerzhaft geschwollenen Halslymphknoten
- Myalgien oder Arthralgien ohne Rötung und Schwellung
- Kopfschmerzen, die häufiger und schwerer sind als vor der Erkrankung
- kein erholsamer Schlaf
- subfebrile Temperaturen
- entzündete, trockene Haut oder Schleimhäute mit psoriasisähnlichen Hautaffektionen
- neuropsychiatrische Beschwerden wie Konzentrationsschwäche, Depression, Verwirrtheitszustände

Beim **Burnout-Syndrom** verläuft das Erkrankungsbild in verschiedenen Phasen:

- Die Anfangsphase zeichnet sich durch ein auffallend starkes Engagement für bestimmte Ziele aus (Workaholic) und die eigenen Bedürfnisse werden nicht mehr wahrgenommen.
- Die nächste Phase der Erkrankung ist durch Änderungen des bisherigen Verhaltens gekennzeichnet, z. B. durch eine negative Einstellung zur Arbeit, vermehrte Schuldzuweisungen, verstärkte Einnahme von Beruhigungs- und Aufputschmitteln.
- Im Endstadium des Burnout-Syndroms kommt es zur absoluten Verzweiflung. Hier besteht Suizidgefahr und eine stationäre Behandlung ist meist erforderlich.

Eine Behandlung mit spagyrischen Heilmitteln ist (vor allem beim Burnout-Syndrom) immer als Begleitbehandlung zu einer **gleichzeitigen Psychotherapie** zu sehen (▶ Tab. 12.29).

Nach in ▶ **Tab. 12.29** beschriebener Aufbautherapie ist im Anschluss eine Ausleitungstherapie (Kap. 10) über 4–6 Wochen angezeigt.

12.4 Schlafstörungen

Schlaf ist ein so alltägliches Phänomen, dass es schwierig ist, ihn zu beschreiben, insbesondere wenn es darum geht, Schlafstörungen genau zu artikulieren.

In der therapeutischen Praxis ist es zunächst wichtig herauszufinden, ob überhaupt eine Schlafstörung vorliegt oder um welche Form der Schlafstörung es sich handelt. Schlechter Schlaf kann **Begleitsymptom** verschiedener Erkrankungen sein. Auch **Lebensgewohnheiten** und **Umwelteinflüsse** können auslösende Faktoren für zu wenig oder nicht erholsamen Schlaf sein.

Die benötigte, erholsame Schlafdauer variiert von Mensch zu Mensch erheblich. Es gibt Kurzschläfer, die mit 5–6 Stunden Schlaf gut auskommen, und Langschläfer, die 8 Stunden Schlaf und mehr brauchen, um sich erholt zu fühlen. Zudem ist die Schlafdauer vom Alter abhängig. Schläft ein Säugling noch durchschnittlich 15 Stunden pro Tag, so braucht ein älterer Mensch nur noch durchschnittlich 5 Stunden Schlaf.

Es gibt verschiedenen **Formen** von Schlafstörungen.

- Insomnie, eine fast völlige Schlaflosigkeit
- Hyposomnie, ein mangelhafter und/oder nicht erholsamer Schlaf
  Hyposomnie wird unterteilt in Ein- und Durchschlafstörungen.
- Hypersomnie (auch Schlafsucht genannt), eine vor allem untertags gesteigerte Müdigkeit

Folgende Erkrankungen beziehungsweise Befindlichkeitsstörungen werden als Ursachen angesehen:

- Schlafapnoesyndrom
- Narkolepsie, kurze Schlafanfälle während des Tages, nach denen sich der Patient erholt fühlt. Es kann sich hierbei um die Folge einer Hirnschädigung handeln, z. B. nach Enzephalitis.
- Kurzes, ruckartiges Zucken einzelner Muskeln oder Muskelgruppen während des Schlafes, das einen erholsamen Tiefschlaf unterbindet. Die Ursache ist meist große Anspannung während des Tages.
- Restless-legs-Syndrom
- Störung des Wach-Schlaf-Rhythmus

Die häufigsten Auslöser sind

- Schichtarbeit
- Langstreckenflüge durch verschiedene Zeitzonen (Jetlag-Syndrom)
- unregelmäßige soziale Verpflichtungen, bevorzugt zur Nachtzeit
- allgemein ungesunde Lebensbedingungen
- Parasomnien, abnorme Ereignisse, die entweder während des Schlafes oder an der Schwelle zwischen Schlaf und Wachsein auftreten

Dazu gehören

- Schlafwandeln
- nächtliches Aufschrecken, mit und ohne Aufschrei
- nächtliches Einnässen
- nächtliches Zähneknirschen
- Begleit- und Folgesyndrome

Hierunter lassen sich alle Erscheinungen zusammenfassen, die einen gestörten Schlaf begleiten oder auslösen wie

- Schlaf- und Beruhigungsmittelabhängigkeit,
- Alkoholismus,
- halluzinogene Drogen aller Art.

Wissen

Analogien zu den Planetenprinzipien

Schlafstörungen, gleich welcher Art, werden einerseits einem verletzten **Mond**prinzip zugeordnet, anderseits wird das Gleichgewicht zwischen **Mond**- und **Sonnen**prinzip als gestört betrachtet. Ein Übergewicht des **Mond**prinzips ist demnach eine Hypersomnie, ein Übergewicht des **Sonnen**prinzips eine Hyposomnie. Die Grundbehandlung bei Schlafstörungen ist immer eine Rhythmisierung, die entsprechend den individuellen Bedürfnissen des Patienten um den Aspekt anderer Planetenprinzipien erweitert werden kann.

12.4.1 Behandlungsvorschläge

Die Basistherapie bei Schlafstörungen, die **Rhythmisierung**, wird den Bedürfnissen des Patienten entsprechend durchgeführt. Sie verordnen beispielsweise bei Hyposomnie eine höhere Tropfenzahl von Solunat Nr. 4 (Cerebretik), bei Hypersomnie eine höhere Tropfenzahl von Solunat Nr. 2 (Aquavit) und Solunat Nr. 17 (Sanguisol), während Sie bei Restless-legs-Syndrom und Stress vor allem Solunat Nr. 14 (Polypathik) häufiger und höher dosiert einsetzen.

Bei Patienten mit Schichtarbeit wird die rhythmisierende Therapie dem Wach-Schlaf-Verhalten des Patienten angepasst, d. h., die Goldmittel Solunat Nr. 2 (Aquavit) und/oder Solunat Nr. 17 (Sanguisol) werden gegeben, wenn der Patient zur Arbeit geht, die zweite Gabe während der Arbeit, wenn er quasi zu Mittag isst. Das Silbermittel Solunat Nr. 4 (Cerebretik) nimmt der Patient ein, wenn er nach Hause kommt beziehungsweise wenn er zu Bett geht.

Bei Schlafstörungen ist die größte therapeutische Herausforderung, dem Patienten bewusst zu machen, dass eine rhythmische Lebensweise für den gewünschten Behandlungserfolg unverzichtbar ist. Die optimale Lebensweise scheint heutzutage nicht mehr möglich zu sein. Doch können wir uns dieser mit gutem Willen in kleinen Schritten nähern.

► **Tab. 12.30** Medikation Schlafstörung bei Kindern.

Solunat	Dosierung	Begründung
Solunat Nr. 2	1-mal 2–5 Tr. morgens	Tonikum auf körperlicher Ebene
Solunat Nr. 4	2-mal 2–5 Tr. abends und zur Nachtruhe	Stärkung des vegetativen Nervensystems, beruhigtes, entkrampftes und erleichtertes Einschlafen

► **Tab. 12.31** Medikation Schlafstörung bei Erwachsenen.

Solunat	Dosierung	Begründung
Solunat Nr. 2	2-mal 10 Tr. morgens und mittags	zum Aufbau bei körperlichen Erschöpfungszeichen
Solunat Nr. 4	2-mal 5–10 Tr. abends und zur Nachtruhe	Stärkung des vegetativen Nervensystems, beruhigtes und erleichtertes Ein- und Durchschlafen
Solunat Nr. 14	2-mal 5–10 Tr. morgens und mittags	„entstressende" Wirkung auf Körper, Seele und Geist, entkrampfende Wirkung auf das ZNS
Solunat Nr. 17	2-mal 5 Tr. morgens und mittags	zum Aufbau bei seelisch-geistigen Erschöpfungszeichen, z. B. latente Depression

In den ► **Tab. 12.30** und ► **Tab. 12.31** finden Sie die Grundtherapie für alle Formen von Schlafstörungen, die dann – den Bedürfnissen Ihres Patienten entsprechend – erweitert wird.

Kinder wie Erwachsene erhalten bei Durchschlafstörungen zwischen 1.00 und 3.00 Uhr morgens („Leberzeit") zusätzlich abends Solunat Nr. 8 (Hepatik), und zwar Kinder 1-mal 2–5 Tropfen, Erwachsene 1-mal 5–10 Tropfen. Bei Durchschlafstörungen zwischen 3.00 und 5.00 Uhr morgens („Lungenzeit") verordnen Sie zusätzlich abends Solunat Nr. 15 (Pulmonik), und zwar für Kinder 1-mal 2–5 Tropfen, für Erwachsene 1-mal 5–10 Tropfen.

12.4.2 Zusatztherapie

Kneipp'sche Anwendung, wie die „Kalte Socke" (Kap. 16.10.3) und/oder kühler Unterschenkelguss (Kap. 16.10.7)

Übersicht über Krankheiten, die mit Schlafstörung einhergehen

Neben der Kausaltherapie, die Sie unter den betreffenden Erkrankungen finden (Kap. 12, Kap. 13), empfiehlt sich zu Beginn der Therapie, über 2–3 Wochen zusätzlich die Medikationsempfehlung für Schlafstörungen bei folgenden Krankheiten beziehungsweise Störungen mit zu verordnen:

- Adipositas
- Anämie
- Atemwegserkrankungen
- Demenz
- Depressionen
- Essstörungen
- Fibromyalgie
- Herz-Kreislauf-Störungen
- hormonelle Umstellungszeiten wie Schwangerschaft und Wechseljahre
- Leberbelastung durch Intoxikation
- Magen-Darm-Erkrankungen
- Nierenerkrankungen
- Parkinson
- psychische Belastungen
- Schilddrüsenerkrankungen
- Schmerzen

12.5 Schmerzbehandlung

12.5.1 Was ist Schmerz?

Wir registrieren Schmerzen mit all unseren Sinnen und erleben sie in der Regel als Störung unseres Wohlbefindens. Da Wohlbefinden von unserem Körper als lebenswichtig wahrgenommen wird, sind Schmerzen immer von großer Bedeutung und lösen entsprechende Stressreaktionen aus. Die Empfindung des Schmerzes und damit das Ausmaß der Störung sind jedoch immer subjektiv.

Schmerzempfindungen lassen sich unterteilen in:

- affektive, d. h. das Gefühl ausdrückende Schmerzen wie quälend, marternd, schrecklich, unerträglich
- sensorische, d. h. die Sinnesqualität betreffende Schmerzen wie stechend, ziehend, brennend, reißend

Die **Schmerzwahrnehmung** wird, je nach Entstehung, unterschieden in:

- Nozizeptorschmerzen
  Dies sind physiologische Schmerzen, da das Schmerzempfinden ein Warnsignal für den Körper darstellt und als solches für die Körperfunktionen sinnvoll ist. Die Schmerzrezeptoren (Nozizeptoren) der Haut reagieren auf verschiedene Art auf thermische, mechanische oder chemische Reize.
- neuropathische Schmerzen
  Diese sind auf eine Schädigung des Nervensystems zurückzuführen, z. B. durch Amputation, Querschnittslähmung, dauerhaft hohen Blutzucker oder Viren.
- übertragene Schmerzen
  Sie sind ein besonderes Phänomen, das sich wie folgt erklärt: Organe werden durch Spinalnerven innerviert. Organschmerzen werden jedoch aufgrund selten auslösender Ereignisse nicht gelernt. Unser Gehirn ordnet Schmerzen durch Organerkrankungen „fälschlicherweise" den Dermatomen und Myotomen der entsprechenden Spinalnerven zu. Diese Bereiche werden auch als Head'sche Zonen bezeichnet.
- psychosomatische Schmerzen
  Das sind Schmerzen, für die es keine hinreichend erklärbare, körperliche Ursache gibt. Schmerzen ohne klare Ursache sind keine Ausnahme, sondern die Regel.
- chronische Schmerzen
  Sie bestehen mindestens 6 Monate oder länger. Das Grundleiden, das den Schmerz auslöste, ist entweder schwer oder nicht therapierbar beziehungsweise nicht auffindbar. Immer wiederkehrende Schmerzzustände führen zu längeren und intensiveren Schmerzempfindungen. Chronische Schmerzen haben in der Regel Auswirkungen auf die psychische Verfassung des Betroffenen.

Wissen

Analogien zu den Planetenprinzipien

Schmerz ist ein sehr komplexes Geschehen. Betrachten wir die unterschiedlichen Ursachen, können wir alle sieben Planetenprinzipien beim Schmerzgeschehen in Aktion finden. Wenn wir uns jedoch auf das Wesentliche konzentrieren, Schmerzwahrnehmung und Schmerzempfindung, treten 3 Prinzipien in den Vordergrund.

Das **Mond**prinzip repräsentiert die Schmerzwahrnehmung – in unserem Gehirn spiegelt sich eine schmerzhafte Realität wider. Die Schmerzempfindung selbst wird als eine Grenzerfahrung erlebt und somit dem Übertreten „der Schwelle des noch Erträglichen" zugeordnet. Aus diesem Blickwinkel ist das **Saturn**prinzip in Aktion. Das **Merkur**prinzip übermittelt durch die Reizleitungen im Nervensystem die Schmerzbotschaft.

Das **Mars**prinzip, das bei jeder schmerzhaften Entzündung vertreten ist, soll hier als viertes Prinzip erwähnt werden. Die anderen Prinzipien spielen, entsprechend ihrer Organzugehörigkeit, nur bei spezifischem Schmerzgeschehen eine eigene Rolle.

Übersicht über die Schmerzbehandlung mit spagyrischen Heilmitteln

Mittel der Wahl bei symptomatischer Schmerzbehandlung

Bei der symptomatischen Schmerzbehandlung geht es um eine Minderung des Schmerzempfindens. Ein völliges Löschen der Schmerzwahrnehmung ist nur möglich, wenn die Ursache des Schmerzes gefunden und beseitigt wird.

- Solunat Nr. 4 (Cerebretik) hat eine beruhigende und ausgleichende Wirkung auf das sympathische Nervensystem sowie auf die Ganglien des Rückenmarks. In der Praxis wird zudem eine beruhigende und ausgleichende Wirkung auf die Funktion der beiden Hirnhälften beobachtet. Es wird genommen bei Spannungskopfschmerzen, nervös bedingten krampfhaften Verdauungsstörungen, Dreimonatskoliken von Säuglingen und Menstruationsschmerzen.
- Solunat Nr. 14 (Polypathik) wird eingesetzt bei allen Krampfzuständen des ZNS, bei zentralnervösen Erregungszuständen, seelisch-geistiger Spannung sowie bei Kopfkongestionen und reaktivem Hirnödem. Somit ist es das Mittel der

Wahl bei Migräne. Außerdem hat es sich in der täglichen Praxis bei Spannungszuständen, ausgelöst durch Stresssituationen, bewährt.

- Solunat Nr. 28 (Ätherische Essenz Nr. I) wird bei allen neuralgischen Schmerzzuständen äußerlich unverdünnt als Einreibung verwendet. Insbesondere hat es sich bei Trigeminusneuralgie, Ischialgie, Okzipitalneuralgie und Interkostalneuralgie bewährt. Des Weiteren empfiehlt sich seine Anwendung bei allen Gelenkschmerzen, Kopfschmerzen, Otitis media und Sinusitis.
- Solunat Nr. 29 (Ätherische Essenz Nr. II) wirkt auf alle Schleimhäute entzündungshemmend, ausleitend und schleimlösend. So erklärt sich sein Einsatz bei allen Gelenkschmerzen, Otitis media und Sinusitis. Es wird zu gleichen Teilen mit Solunat Nr. 28 gemischt und auf die schmerzenden Körperstellen unverdünnt aufgetragen.
- Die Sportsalbe (Apothekenrezeptur aus Solunaten) wird bei Verletzungen wie Muskelzerrung, Prellungen, Verstauchungen und Muskelkater zur Schmerzlinderung und zur Unterstützung eines schnelleren Heilungsverlaufes eingesetzt.

Mittel der Wahl bei kausaler Schmerzbehandlung

Entsprechend der Schmerzursache werden folgende Solunate verwendet:

Solunat Nr. 3 (Azinat) wird bei allen entzündlichen Erkrankungen eingesetzt. Es ist in der Schmerztherapie insbesondere bei Arthritis/Arthrose, Polyarthritis, Fibromyalgie und Ischialgie das Mittel der Wahl.

- Solunat Nr. 5 (Cordiak) kommt zum Einsatz bei allen funktionellen, schmerzhaften Herzbeschwerden sowie bei Herzinsuffizienz als Begleitmittel der schulmedizinischen Medikation.
- Solunat Nr. 10 (Matrigen Nr. I) oder Solunat Nr. 11 (Matrigen Nr. II) sind Zusatzmittel bei Frauen, die unter hormonell bedingten Kopfschmerzen leiden. Solunat Nr. 10 wird bei Frauen mit normaler oder eher schwacher Periode gegeben. Solunat Nr. 11 wird bei Frauen mit starker und/oder häufiger Blutung verwendet. Beide Mittel reduzieren Periodenschmerzen.
- Solunat Nr. 19 (Stomachik I) wird angewandt bei Schmerzzuständen im Verdauungstrakt, ausgelöst durch nervöse Magenbeschwerden, subazide Gastritis, Meteorismus und Roemheld-Syndrom.
- Solunat Nr. 20 (Stomachik II) ist das Mittel der Wahl bei allen entzündlichen Magen- und Darmerkrankungen sowie bei allen Ulkusleiden. Bei Koliken wird es immer zusammen mit Solunat Nr. 4 und /oder Solunat Nr. 14 gegeben.

Unterstützende spagyrische Behandlungsmethoden

Die Schmerzwahrnehmung wird sowohl von der seelischen wie auch von der körperlichen Verfassung des Patienten stark beeinflusst. Ein unharmonisches Zusammenspiel von Endokrinium, Immunsystem und Nervensystem färbt unsere Sinneswahrnehmungen. So ist zu erklären, dass Belastungen durch chemische und physikalische Umweltnoxen die Schmerzleitung wie auch die Schmerzwahrnehmung mit beeinflussen. Eine Ausleitungstherapie (Kap. 10) über 4–6 Wochen ist daher bei Schmerzpatienten immer mit angezeigt.

Zusatztherapie

Schmerzen begleiten den Menschen durch sein Leben, Schmerzen zu lindern oder ganz aufzulösen war daher schon immer das hohe Ziel aller Therapeuten. Entsprechend viele bewährte und weniger bewährte Behandlungsansätze haben sich auf diesem Gebiet über die Jahrhunderte entwickelt. Es ist mir bewusst, dass ich Ihnen hier nur einen kleinen Teil der Behandlungsmöglichkeiten aufzeige, aber es sind solche, die sich in meiner Arbeit über die Jahre bewährt haben. Sie sollen Ihnen Anregungen für die vielfältigen Möglichkeiten der Schmerztherapien geben.

- Homöopathie
  - Hypericum perforatum (C200 oder CM; ▶ **Abb. 12.6**) bei Verletzungen der Nerven durch Unfall, Operation, Zahnextraktion oder Bandscheibenvorfall sowie bei Ischialgien
  - Arnica montana (D12 oder C30) nach Unfällen, Sportverletzungen, nach allen Operationen
  - Rhus toxicodendron C30 oder Bryonia alba C30 bei Gelenkschmerzen entsprechend dem Arzneimittelbild
  - Nux vomica C30 entsprechend dem Arzneimittelbild bei Kopfschmerzen und Schmerzen im Verdauungsbereich nach Ärger, Alkoholmissbrauch und/oder Nahrungsmittelintoxikation

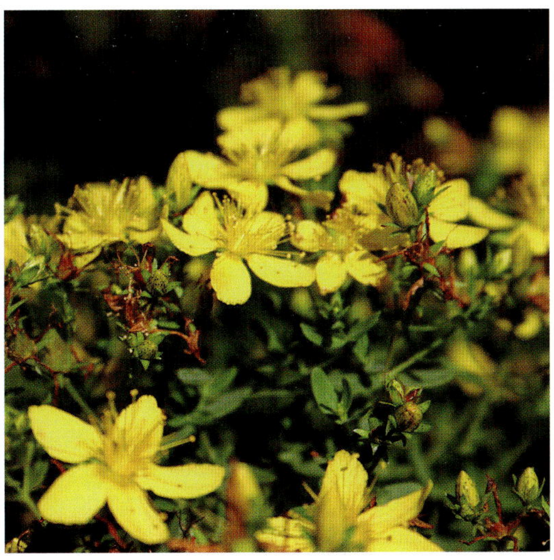

▶ **Abb. 12.6** Hypericum perforatum (Johanniskraut). (Thieme Gruppe)

- Aus der Komplexhomöopathie verwende ich Traumeel in Tablettenform. Zusätzlich kann äußerlich die Traumeel-Salbe eingesetzt werden oder die oben erwähnte spagyrische Sportsalbe.
- Phytotherapie
  - Ceres Fraxinus Urtinktur bei allen Erkrankungen des rheumatischen Formenkreises
  - Ceres Melilotus Urtinktur bei allen körperlichen und seelischen Verhärtungstendenzen
  - Ceres Passiflora Urtinktur bei Herzschmerzen sowie bei allen Muskel-, Bänder- und Knochenschmerzen
- Enzyme und Antioxidanzien
- Schüßler-Salze
- Akupunktur und Akupressur
- Osteopathie
- alle tief entspannenden Massagetechniken und Reflexzonenmassagen
- Körpertherapien wie Yoga, Tai-Chi, Feldenkrais, Qi-Gong
- Psychotherapie, insbesondere Musiktherapie

Behandlungsvorschläge

Die nachfolgenden Behandlungsvorschläge sollen Ihnen den Einstieg in die Schmerzbehandlung mit den Solunaten erleichtern. Da jeder Patient individuell empfindet und reagiert sowie seine eigene Schmerzgeschichte hat, ist hier besonders wichtig, die passende Kombination aus symptomatischer und kausaler Behandlung zu finden. Bei Bedarf wird eine entsprechende Zusatztherapie ergänzt.

12.5.2 Trigeminusneuralgie

Bei Trigeminusneuralgie ist der blitzartig einschießende Schmerz im Bereich eines oder mehrerer Trigeminusäste charakteristisch. Der Schmerz hält nur wenige Sekunden an, selten bis zu 2 Minuten. Auf die Schmerzattacke folgen dann die vegetativen Erscheinungen wie Rötung des betroffenen Gesichtsbereiches, Sekretion von Tränen, Nasenschleim und Speichel. Die Schmerzattacken können mehrmals pro Tag auftreten, und zwar über Wochen und Monate. Diese Schmerzen sind so heftig, dass eine naturheilkundliche Behandlung immer als eine Begleitbehandlung zur schulmedizinischen Schmerzmedikation anzusehen ist (▶ **Tab. 12.32**).

12.5.3 Schmerzen im Mund- und Zahnbereich

Als Zahnschmerz wird ein sehr starkes, kontinuierliches Schmerzgefühl bezeichnet, das von den Zähnen ausgeht. Ursachen für den Zahnschmerz können fehlender Zahnschmelz, Karies, mechanische Verletzungen, Zahnwurzelentzündungen sowie Zahnfleischschwund sein. Eine Behandlung durch den Zahnarzt ist unbedingt erforderlich.

▶ **Tab. 12.32** Medikation bei Trigeminusneuralgie in der Schmerzphase.

Solunat	Dosierung	Begründung
Solunat Nr. 4	2-mal 5–10 Tr. abends und zur Nachtruhe	Stärkung des vegetativen Nervensystems und Ausgleich beider Hirnhälften
Solunat Nr. 14	3-mal 5–10 Tr. über den Tag verteilt	Entkrampfung des ZNS
Solunat Nr. 28	mehrmals täglich betroffenen Gesichtsbereich einreiben	deutlich schmerzstillende Wirkung

Bis zum Zahnarzttermin können die Schmerzen mit ätherischem Nelkenöl gedämpft werden. Dazu taucht man ein Wattestäbchen in das Nelkenöl und betupft den schmerzenden Bereich.

Aus der spagyrischen Heilkunde empfiehlt sich Solunat Nr. 14 (Polypathik; stündlich 5 Tropfen). Die entkrampfende Wirkung über das ZNS hat sich auch bei Zahnschmerzen recht gut bewährt. Bei Zahnfleischentzündung ist eine Mundspülung mit Solunat Nr. 3 (Azinat) und Solunat Nr. 21 (Styptik), je 10 Tropfen auf ein Glas Wasser, ratsam. Bei chronischer Zahnfleischentzündung sollte diese Spülung 2-mal täglich über einen Zeitraum von 4–6 Wochen durchgeführt werden.

12.5.4 Kopfschmerzen

Bei Kopfschmerzen werden verschiedene Arten unterschieden und entsprechend individuell behandelt.

- Migräne
- Clusterkopfschmerz
- medikamenteninduzierter Kopfschmerz
- Spannungskopfschmerz

Migräne

Während eines akuten Kopfschmerzanfalls behandeln Sie wie folgt (▶ **Tab. 12.33**):

Zusatztherapie während eines akuten Kopfschmerzanfalls

Schüßler-Salz Nr. 7 Magnesium phosphoricum D 12 als „Heiße Sieben" (Kap. 16.9): 10 Tabletten werden in einer Tasse heißem Wasser oder Kräutertee aufgelöst und schluckweise getrunken.

Medikation in der schmerzfreien Phase

Es wird eine kurmäßige Anwendung über mindestens 3 Monate empfohlen (▶ **Tab. 12.34**), die Sie bei einem Schmerzanfall unterbrechen und durch eine Medikation wie bei einem akuten Kopfschmerzanfall (▶ **Tab. 12.33**) ersetzen.

Zusatztherapie in der schmerzfreien Phase

- geeignete Körpertherapie finden wie Yoga, Feldenkrais, progressive Muskelentspannung und andere
- regelmäßige Entspannungsübungen, vor allem mit klassischer Musikbegleitung

▶ **Tab. 12.33** Medikation bei Migräne während eines akuten Kopfschmerzanfalls.

Solunat	Dosierung	Begründung
Solunat Nr. 14	stündlich 10 Tr., maximal insgesamt 40 Tr. am Tag	entkrampfende Wirkung im ZNS
Solunat Nr. 28	nach Bedarf mehrmals auf Stirn und Nacken	schmerzlindernde Wirkung; nur anwenden, wenn Geruch als angenehm akzeptiert wird

▶ **Tab. 12.34** Medikation bei Migräne in der schmerzfreien Phase.

Solunat	Dosierung	Begründung
Solunat Nr. 2	2-mal 10 Tr. morgens und mittags	zur allgemeinen Kräftigung, Stabilisierung von Kreislauf und Biorhythmus
Solunat Nr. 4	2-mal 5–10 Tr. abends und zur Nachtruhe	zur Kräftigung und Stabilisierung von vegetativem Nervensystem und Biorhythmus
Solunat Nr. 8	1-mal 5–10 Tr. abends	zur Entgiftung nach Schmerzmittelabusus, zur Stabilisierung des Zuckerhaushaltes und bei Nahrungsmittelunverträglichkeiten
Solunat Nr. 10	2-mal 10 Tr. morgens und abends	Stabilisierung starker Hormonschwankungen bei normaler oder schwacher Blutung
Solunat Nr. 11	2-mal 10 Tr. morgens und abends	Stabilisierung starker Hormonschwankungen bei starker, zu lang andauernder oder zu häufiger Blutung

▶ **Tab. 12.35** Medikation bei Clusterkopfschmerz in der schmerzfreien Phase.

Solunat	Dosierung	Begründung
Solunat Nr. 4	2-mal 8 Tr. abends und zur Nachtruhe	Stabilisierung des vegetativen Nervensystems
Solunat Nr. 8	2-mal 8 Tr. mittags und abends	Reinigung über die Leber Anmerkung: Alkohol, Nitroglyzerin und Glutamat enthaltende Lebensmittel können Auslöser der Anfälle sein.
Solunat Nr. 14	2-mal 8 Tr. morgens und mittags	Entspannung über das ZNS
Solunat Nr. 16	2-mal 5–10 Tr. morgens und mittags	Reinigung über die Niere Anmerkung: Das enthaltene Kupfer wirkt im ganzen Körper harmonisierend und entkrampfend.

▶ **Tab. 12.36** Medikation bei medikamenteninduziertem Kopfschmerz in der schmerzfreien Phase.

Solunat	Dosierung	Begründung
Solunat Nr. 4	2-mal 5–10 Tr. abends und zur Nachtruhe	Stabilisierung des vegetativen Nervensystems, erholsamer Schlaf
Solunat Nr. 8	1–2-mal 5–10 Tr. mittags und abends	Reinigung und Anregung des Leberstoffwechsels
Solunat Nr. 9	1–2-mal 5–10 Tr. morgens und abends	Reinigung und Anregung des Lymphsystems
Solunat Nr. 14	3-mal 5–10 Tr. über den Tag verteilt	zur Entkrampfung des ZNS, Senkung der Stressanfälligkeit
Solunat Nr. 16	1–2-mal 5–10 Tr. morgens und mittags	Reinigung und Anregung des Nierenstoffwechsels

Clusterkopfschmerz

Während eines Anfalls sollte dieser wie ein Migräneanfall behandelt werden (▶ **Tab. 12.33**).

Medikation in der schmerzfreien Phase

Es wird eine kurmäßige Anwendung über mindestens 3 Monate empfohlen (▶ **Tab. 12.35**), die Sie bei einem Schmerzanfall unterbrechen und durch eine Medikation wie bei einem akuten Kopfschmerzanfall (▶ **Tab. 12.33**) ersetzen.

Zusatztherapie in der schmerzfreien Phase

Die empfohlene Zusatztherapie bei Clusterkopfschmerz ist die gleiche wie bei Migräne in der schmerzfreien Phase.

Medikamenteninduzierter Kopfschmerz

Behandlungsziel ist ein langsames Ausschleichen der bisherigen Schmerzmittel. Wenn es in dieser Zeit zu einem akuten Schmerzanfall kommt, verordnen Sie die Medikation wie bei einem akuten Migränekopfschmerz (▶ **Tab. 12.33**).

Medikation in der schmerzfreien Phase

In der schmerzfreien Phase führen Sie über mindestens 3 Monate eine Ausleitungstherapie durch und geben zusätzlich die Solunate Nr. 4 und Nr. 14 (▶ **Tab. 12.36**).

Zusatztherapie in der schmerzfreien Phase

Während der Ausleitungstherapie verordnen Sie zusätzlich Leberschonkost und ½ Liter Brennnesseltee pro Tag.

Spannungskopfschmerz

Spannungskopfschmerzen können durch Ärger, Stress, Nahrungsmittelunverträglichkeit, muskuläre Verspannungen, hormonelle Schwankungen, Umweltnoxen, Lärm, Wetterfühligkeit und vieles mehr ausgelöst werden. Unter dem Begriff „Spannungskopfschmerz" werden all jene Kopfschmerzen zusammengefasst, die nicht unter Migräne, Clusterkopfschmerzen oder medikamenteninduzierte Kopfschmerzen aufgeführt wurden.

So vielfältig wie die Ursachen des Spannungskopfschmerzes sind auch die Möglichkeiten spagyrischer Behandlungsansätze. Diese werden je nach Ursache individuell für jeden Patienten zusammengestellt.

In meiner Praxis haben sich folgende Behandlungsansätze bewährt:

- Während des akuten Schmerzanfalls verordnen Sie die Medikation wie bei einem akuten Migränekopfschmerz (▶ **Tab. 12.33**).
- Wurden die Spannungskopfschmerzen durch muskuläre Verkrampfungen ausgelöst, behandeln Sie zusätzlich 2–3-mal täglich den verspannten Muskelbereich mit Sportsalbe. Bei sehr starker Verkrampfung lassen Sie zusätzlich Solunat Nr. 28 (Ätherische Essenz Nr. 1) im betroffenen Bereich auftragen.

Medikation in der schmerzfreien Phase

Führen Sie in den schmerzfreien Phasen über mindestens 3 Monate bei zunehmendem Mond eine Aufbautherapie (Kap. 9) und bei abnehmendem Mond eine Ausleitungstherapie (Kap. 10) durch.

Zusatztherapie in der schmerzfreien Phase

- osteopathische Behandlung
- Yoga, Feldenkrais und alle Ihnen bekannten entspannenden Körpertherapien

12.5.5 Schmerzen im Bauchbereich – Verwachsungsbauch

Als Verwachsungsbauch bezeichnet man Narbengewebe in der Bauchhöhle, das sich nach Operationen, Entzündungen oder Blutungen bildet. Verwachsungen können den Darm in einer ungünstigen Lage fixieren und seine Beweglichkeit derart einschränken, dass die Passage des Darminhaltes erschwert ist. Dies kann zu massiven, chronisch-rezidivierenden Schmerzen führen, die die Lebensqualität des Betroffenen deutlich einschränken. Weiter Folge kann eine Obstipation bis hin zum Darmverschluss sein.

Verwachsungen können sich schon einige Wochen nach einer Operation bemerkbar machen, in manchen Fällen erst Jahre danach (▶ **Tab. 12.37**).

Zusatztherapie

Schüßler-Salz Nr. 1 Calcium fluoratum als Salbe zusammen mit Solunat Nr. 28 (Ätherische Essenz Nr. I) mehrmals täglich auf den schmerzenden Bereich auftragen. Die Salbe macht das Narbengewebe weich, Solunat Nr. 28 hat zudem eine entkrampfende Wirkung.

Alle weiteren Therapievorschläge zu Schmerzen im Bauchbereich finden Sie in Kap. 13.12.

12.5.6 Polyneuropathien

Unter Polyneuropathie versteht man eine Gruppe von Nervenerkrankungen, bei denen mehrere Nerven des peripheren Nervensystems gleichzeitig betroffen sind. Die Symptome und ebenso die Ursachen für den Schmerz sind, je nachdem, welcher Nervenfasertyp und welche Körperregion betroffen ist, vielfältig.

Polyneuropathien treten auf:

- bei Stoffwechselstörungen
- nach Infektionskrankheiten
- bei Intoxikationen

▶ **Tab. 12.37** Medikation Verwachsungsbauch.

Solunat	Dosierung	Begründung
Solunat Nr. 1	3-mal 15–20 Tr. über den Tag verteilt	Reduzierung von unerwünschtem Zellwachstum, Regulation des Zellstoffwechsels
Solunat Nr. 9	3-mal 10 Tr. über den Tag verteilt	Reinigung über die Lymphe, was durch Solunat Nr. 1 gelöst wurde
Solunat Nr. 4	2-mal 5–10 Tr. abends und zur Nachtruhe	Reduktion der Schmerzen über das Vegetativum, Förderung eines erholsamen Schlafs
Solunat Nr. 14	2-mal 5–10 Tr. morgens und mittags	Reduktion der Schmerzen über das ZNS, Entspannung ohne Ermüdungserscheinungen

Bei geschwächten Patienten sollten Sie als Erstes eine Aufbautherapie (Kap. 9) und danach eine Ausleitungstherapie (Kap. 10) durchführen, die übrigens bei allen Polyneuropathie-Patienten empfehlenswert ist.

In ▶ **Tab. 12.38** ist der spagyrische Behandlungsansatz bei Polyneuropathie aufgeführt.

Kausalbehandlungen

Nach der Aufbau- und/oder Ausleitungstherapie über 4–8 Wochen schließt sich eine die Schmerzursache betreffende Behandlung an. Die Anwendungszeit richtet sich nach Schweregrad und Dauer der bestehenden Schmerzsymptomatik und nach der Ursache der Organerkrankung. Sie kann zwischen 3 und 6 Monate, bei Diabetes mellitus und Niereninsuffizienz auch länger erforderlich sein. Dabei wird die symptomatische Schmerzbehandlung zusätzlich beibehalten.

Polyneuropathie bei Diabetes mellitus

▶ **Tab. 12.39**

Polyneuropathie bei Niereninsuffizienz

Eine kleine Gabe von Solunat Nr. 8 (Hepatik) wird bei allen schweren Nierenerkrankungen gegeben. Durch die Anregung der Entgiftungsfunktion von Leber und Gallensystem wird der Nierenstoffwechsel entlastet (▶ **Tab. 12.40**).

Solunat Nr. 14 (Polypathik) wirkt blutdrucksenkend. Der Einsatz von Solunat Nr. 14 und die Dosierung richten sich nach den Blutdruckwerten Ihres Patienten.

Solunat Nr. 16 (Renalin) wird bei Niereninsuffizienz zunächst in geringer Dosierung (5 Tropfen) genommen und dann langsam bis auf 10 Tropfen pro Mittelgabe gesteigert. Die individuelle Reaktionslage des Patienten ist abzuwarten. Bei Schmerzen im Bereich der Nierenlager oder bei zu starker Harnflut muss die Dosierung reduziert werden.

▶ **Tab. 12.38** Medikation bei Polyneuropathie (symptomatische Schmerzbehandlung).

Solunat	Dosierung	Begründung
Solunat Nr. 4	2-mal 5–10 Tr. abends und zur Nachtruhe	Stabilisierung des vegetativen Nervensystems, entkrampfende Wirkung
Solunat Nr. 14	2-mal 5–10 Tr. morgens und mittags	krampflösende und sedierende Wirkung über das ZNS
Solunat Nr. 28	2–3-mal täglich einreiben	Schmerzlinderung bei krampfhaften und neuralgischen Zuständen

▶ **Tab. 12.39** Medikation der Polyneuropathie bei Diabetes mellitus.

Solunat	Dosierung	Begründung
Solunat Nr. 1	2-mal 10–20 Tr. morgens und abends	Regulation des Zellauf- und -abbaus in Leber und Pankreas
Solunat Nr. 8	2-mal 5–10 Tr. mittags und abends	Regulation des Leber- und Gallestoffwechsels, leichte blutzuckersenkende Wirkung Anmerkung: Regelmäßige Blutzuckerkontrollen sind erforderlich.

▶ **Tab. 12.40** Medikation der Polyneuropathie bei Niereninsuffizienz.

Solunat	Dosierung	Begründung
Solunat Nr. 8	1-mal 5–10 Tr. abends	Anregung der Entgiftungsfunktion von Leber und Gallensystem
Solunat Nr. 14	2–3-mal 5–10 Tr. über den Tag verteilt	zusammen mit Solunat Nr. 16 bei renalem Bluthochdruck
Solunat Nr. 16	2-mal 5–10 Tr. morgens und mittags	Regulation des Nierenstoffwechsels

Polyneuropathie bei Leberzirrhose

Mit Solunat Nr. 8 (Hepatik) sollte bei Leberzirrhose in kleiner und einschleichender Dosierung therapiert werden. Geben Sie zunächst 2-mal 5 Tropfen mittags und abends und steigern Sie die Medikation bis auf maximal 3-mal 10 Tropfen vor jeder Mahlzeit (▶ Tab. 12.41). Ein Dosierungsparameter ist das Aussehen des Stuhls Ihres Patienten. Dieser sollte durch die Einnahme von Solunat Nr. 8 nicht ungeformt oder dünnflüssig werden. Ist dies der Fall, reduzieren Sie die Dosis, ebenso bei Kopfschmerzen und depressiver Verstimmung (Entgiftungszeichen).

Solunat Nr. 9 (Lymphatik) wird nur bei Aszites zusätzlich eingesetzt. Es hat eine intensive antiödematöse Wirkung. Im Anfangsstadium des Aszites kann so eine Punktion verhindert werden. Befindet sich der Patient im Stadium des chronischen Aszites, kann die Punktionshäufigkeit zumindest gesenkt werden und somit der Verlust von körpereigenem Eiweiß.

Durch eine kleine Gabe von Solunat Nr. 16 (Renalin) wird über die Aktivierung des Nierenstoffwechsels der Leberstoffwechsel entlastet. Bei Aszites kann zur Unterstützung der Wasserausscheidung über die Niere Solunat Nr. 16 auch häufiger eingesetzt werden.

Polyneuropathie bei Gicht

Neben der symptomatischen Schmerzbehandlung (▶ Tab. 12.38) folgen Sie zusätzlich den Therapieempfehlungen bei Hyperurikämie/Gicht.

12.5.7 Psychogene Schmerzen

Unter psychogenen Schmerzen sind körperliche Schmerzzustände zu verstehen, die sich nicht auf eine organische Erkrankung zurückführen lassen. Neben den Allgemeinsymptomen wie Müdigkeit und Abgeschlagenheit stehen Schmerzsymptome an vorderster Stelle.

Führen Sie die Therapievorschläge (▶ Tab. 12.42) über 6–8 Wochen durch.

Zusatztherapie

Körpertherapien wie Yoga, Feldenkrais, Qi-Gong und andere und/oder gezieltes Konditionstraining sind hier besonders zu empfehlen und regelmäßig durchzuführen.

▶ **Tab. 12.41** Medikation der Polyneuropathie bei Leberzirrhose.

Solunat	Dosierung	Begründung
Solunat Nr. 8	2–3-mal 5–10 Tr. über den Tag verteilt	zur Unterstützung des Leber-Galle-Stoffwechsels
Solunat Nr. 9	3-mal 10–15 Tr. über den Tag verteilt	stark ausscheidende Wirkung über die Lymphe
Solunat Nr. 16	1–3-mal 5–10 Tr. morgens oder über den Tag verteilt	Entlastung des Leberstoffwechsels, Unterstützung der Ausscheidung von Wasseransammlung

▶ **Tab. 12.42** Medikation bei psychogenem Schmerz.

Solunat	Dosierung	Begründung
Solunat Nr. 2	1–2-mal 10 Tr. morgens und mittags	zur körperlichen Aktivierung
Solunat Nr. 4	2-mal 5–10 Tr. abends und zur Nachtruhe	zur Stabilisierung des vegetativen Nervensystems, entkrampfende Wirkung
Solunat Nr. 14	2-mal 5–10 Tr. morgens und mittags	entkrampfende und beruhigende Wirkung über das ZNS ohne Ermüdungserscheinungen
Solunat Nr. 17	2-mal 5–10 Tr. morgens und mittags	stimmungsaufhellende Wirkung, Stärkung des Selbstbewusstseins

12.6 Stoffwechselstörungen

Regelmäßig durchgeführte Reihenuntersuchungen ergeben eine düstere Zukunftsprognose für die Gesundheit der Bevölkerung in Industrieländern. Es wird eine stetige Zunahme der 4 häufigsten Stoffwechselstörungen beobachtet, die immer öfter gemeinsam auftreten und dann als **Metabolisches Syndrom** bezeichnet werden: Adipositas, Diabetes mellitus Typ II, Hyperlipidämie und Hyperurikämie. Oft leiden diese Menschen zusätzlich an Hypertonie (Kap. 13.9.7).

Warum kommen diese Krankheiten nun immer häufiger bei uns vor? Die Antwort lautet: Ist der Körper aus seinem inneren Gleichgewicht geraten, sind meist Stoffwechselstörungen die Folge. Dieses Ungleichgewicht kann viele Ursachen haben.

Das Wissen um gesunde Ernährung wird durch geschulte Ernährungsberater, über die Medien und in zahllosen Ratgebern angeboten. Dennoch hat sich der Ernährungszustand der Bevölkerung in den letzten Jahren nicht verbessert. Die Qualität der Nahrungsmittel, deren Zubereitung und wie wir dann das Essen zu uns nehmen, findet wenig Beachtung. Essen im Stehen oder beim Laufen durch die Fußgängerzone, Nahrungsaufnahme vor eingeschaltetem Fernseher oder in Verbindung mit Streitgesprächen schaden garantiert den Verdauungsfunktionen.

Lebens- und Existenzangst, beruflicher und privater Stress werden von den Betroffenen selten als Mitverursacher ihrer Stoffwechselstörungen wahrgenommen. Doch die Praxis zeigt, dass Menschen mit Stoffwechselstörungen meist zusätzlich seelisch belastet sind.

Auf körperlicher Ebene sind **rhythmisierende, ausleitende und stoffwechselanfachende** Behandlungen die Voraussetzung dafür, den Patienten wieder in Balance zu bringen. Auf seelischer Ebene bedarf es der Einsicht, den **eigenen Lebensstil zu überdenken,** und des festen Wunsches, in Zukunft sich selbst nicht mehr der ärgste Feind zu sein.

Wichtige **Therapieschritte** und ihre Reihenfolge:

- Überprüfen Sie die Vitalität Ihres Patienten.
- Bevor Sie die Stoffwechselkrankheit therapieren, führen Sie bei geschwächten Patienten über 2–4 Wochen eine Aufbautherapie durch (Kap. 9).
- Im Anschluss an die Aufbautherapie verordnen Sie über 4–6 Wochen eine Ausleitungstherapie (Kap. 10).
- Erst danach werden die Stoffwechselstörungen gezielt saniert.

Wissen

Analogien zu den Planetenprinzipien

Bei allen Stoffwechselerkrankungen finden wir ein aus der Harmonie gefallenes **Jupiter**prinzip. Der heilsame Rhythmus zwischen sich ausdehnender **Jupiter**kraft und strukturierend zusammenziehender **Saturn**kraft ist verloren gegangen.

Bei chronischen Stoffwechselerkrankungen, deren Folgen meist mehrere Organsysteme betreffen, sind auch die anderen Planetenprinzipien aus ihrer Ordnung gefallen. In manchen Fällen sehen wir eine geschwächte Nierenleistung (**Venus**prinzip) oder einen durch Stoffwechselendprodukte belasteten Zwischenzellraum (**Merkur**prinzip). Uns begegnen dem **Mond**prinzip zuzuordnende Kopfschmerzen ebenso wie eine vom **Sonnen**prinzip regierte Herzkranzgefäßerkrankung.

So ist zu verstehen, warum einer Stoffwechseltherapie immer eine Aufbau- und/oder Ausleistungstherapie (Planetenanalogien dazu siehe entsprechende Kapitel) vorangestellt werden sollte.

12.6.1 Mittel der Wahl bei Stoffwechselstörungen

- Solunat Nr. 1 (Alcangrol) reguliert den Zellstoffwechsel und wird bei Proliferationen jeder Art eingesetzt.
- Solunat Nr. 5 (Cordiak) schützt und stärkt das Herz.
- Solunat Nr. 8 (Hepatik) entgiftet über die Leber und regt die Fett-, Eiweiß- und Kohlenhydratverdauung an.
- Solunat Nr. 9 (Lymphatik) ist ein Begleitmittel von Solunat Nr. 1; es leitet über die Lymphe aus.
- Solunat Nr. 18 (Splenetik) löst Ablagerungen und wirkt Chronifizierung entgegen.
- Solunat Nr. 19 (Stomachik I) regt den Magen-Darm-Stoffwechsel an.

Adipositas

Bevor Sie ein Therapiekonzept für Adipositas erstellen, sollte die **Ursache** gefunden werden. Neben einer erblichen Stoffwechselschwäche und gewohnheitsmäßigem Fehlverhalten beim Essen werden Hektik und Frust als häufigste Mitverursacher angenommen. Stellen Sie Ihr Therapiekonzept entsprechend den Bedürfnissen Ihres Patienten zusammen (▶ **Tab. 12.43**, ▶ **Tab. 12.44**, ▶ **Tab. 12.45**).

Adipositas bei psychogenen Störungen

Viele Menschen haben für sich keinen Weg gefunden, Ärger und Wut adäquat zu äußern. In den meisten Fällen werden diese Emotionen dann buchstäblich mit unkontrolliertem Essen zugestopft. Die Folge ist, neben körperlichen Missempfindungen durch einen überlasteten Verdauungstrakt, dass „unverdaute" Emotionen mit sich herumgetragen werden. Dieser Teufelskreis kann nur durchbrochen werden, wenn der Patient bereit ist, Schritt für Schritt heilsamere Verhaltensweisen einzuüben, sei es mithilfe einer Psychotherapie, sei es über regelmäßig angewandte Körpertherapien. Die spagyrischen Heilmittel sind als bewährte Begleittherapie zu verstehen (▶ **Tab. 12.45**).

Diabetes mellitus Typ II

Neben einem täglich regelmäßigen Bewegungsprogramm und einer ausgewogenen Ernährung hat sich der Einsatz von Solunaten bewährt (▶ **Tab. 12.46**).

▶ **Tab. 12.43** Medikation Adipositas (Grundtherapie).

Solunat	Dosierung	Begründung
Solunat Nr. 8	2-mal 8–10 Tr. mittags und abends	Anregung der Fettverdauung
Solunat Nr. 19	2–3-mal 10 Tr. vor den Mahlzeiten	Anregung des Stoffwechsels im Magen-Darm-Bereich

▶ **Tab. 12.44** Medikation bei Adipositas bedingt durch hormonelle Störungen.

Solunat	Dosierung	Begründung
Solunat Nr. 10	2-mal 10 Tr. morgens und abends	Regulation des weiblichen Hormonhaushalts Anmerkung: bei Adipositas nach Schwangerschaft und in den Wechseljahren
Solunat Nr. 22	2-mal 10 Tr. morgens und abends	Regulation der Schilddrüsenfunktionen Anmerkung: bei Adipositas mit hypothyreoter Stoffwechsellage

▶ **Tab. 12.45** Medikation bei Adipositas mit psychogenen Störungen.

Solunat	Dosierung	Begründung
Solunat Nr. 2	2-mal 10 Tr. morgens und mittags	körperlich kräftigende Wirkung, regt den Fluss der Verdauungssäfte an
Solunat Nr. 4	1-mal 5–10 Tr. zur Nachtruhe	Entspannung und Entkrampfung des vegetativen Nervensystems
Solunat Nr. 17	2-mal 5–10 Tr. morgens und mittags	Stabilisierung der seelisch-geistigen Ebene, antidepressive Wirkung

▶ **Tab. 12.46** Medikation bei Diabetes mellitus Typ II.

Solunat	Dosierung	Begründung
Solunat Nr. 1	2-mal 10–15 Tr. morgens und abends	zur Regulation des Zellstoffwechsels
Solunat Nr. 8	2-mal 10 Tr. mittags und abends	Anregung des Leber- und Pankreasstoffwechsels
Solunat Nr. 9	2-mal 10–15 Tr. morgens und abends	Ausleitung über das Lymphgewebe, Begleitmittel von Solunat Nr. 1

Hyperlipidämie

Die Praxis zeigt, dass sich Blutfettwerte, neben den bekannten Ursachen wie zu fetter Ernährung und Alkohol, auch unter Stress häufig erhöhen.

Das Hauptmittel bei Hyperlipidämie ist Solunat Nr. 8 (Hepatik, ▶ **Tab. 12.47**). Richten Sie sich mit der Dosierung nach dem Aussehen des Stuhls Ihres Patienten. Ist dieser ungeformt, gehen Sie mit der Dosis zurück. Zusätzlich zu Solunat Nr. 8 sind regelmäßige Gaben von Solunat Nr. 4 (Cerebretik) und Solunat Nr. 14 (Polypathik) sinnvoll, um den Patienten in einen entspannteren Zustand zu überführen. Zum Schutz des Herzmuskels ist bei stark erhöhten Blutfettwerten Solunat Nr. 5 (Cordiak) angezeigt.

Hyperurikämie/Gicht

Hyperurikämie beziehungsweise Gicht werden als Stoffwechselstörung, aber auch als Gelenkerkrankung oder Ausscheidungsfunktionsstörung der Niere beschrieben. Von der Erkrankung sind überwiegend Männer betroffen. Zu den Ursachen zählen genetische Dispositionen, purinreiche Ernährung, Nierenfunktionsstörungen und Krankheiten mit gesteigertem Zellzerfall. Bei der Behandlung mit Spagyrika werden alle Aspekte berücksichtigt (▶ **Tab. 12.48**).

Zusatztherapie

- Ceres Colchicum D 8 2–5-mal täglich 5 Tropfen
- Ernährungsumstellung auf purinarme, basische Kost

Metabolisches Syndrom

Die meist verwandte Definition des Begriffs „Metabolisches Syndrom“ ist die der International Diabetes Federation: Besteht eine bauchbetonte Adipositas (Taillenumfang Männer > 94 cm, Frauen > 80 cm) und liegen weitere 2 der 3 Risikofaktoren (Diabetes mellitus, Fettstoffwechselstörung, Bluthochdruck) vor, spricht man von einem Metabolischen Syndrom. Bei dieser Stoffwechsellage besteht eine deutlich höhere Gefahr, im Laufe des Lebens eine Herz-Kreislauf-Erkrankung zu erleiden.

Die Behandlung des Metabolischen Syndroms mit Solunaten erfolgt individuell je nach Patient (▶ **Tab. 12.49**).

Anmerkung: In der Praxis hat sich eine Medikationsdauer von mindestens einem Jahr zur Umstellung der Stoffwechsellage als günstig erwiesen.

▶ **Tab. 12.47** Medikation bei Hyperlipidämie.

Solunat	Dosierung	Begründung
Solunat Nr. 4	2-mal 5–10 Tr. abends und zur Nachtruhe	Stärkung des vegetativen Nervensystems
Solunat Nr. 5	2-mal 5–10 Tr. morgens und mittags	Schutz des Herzmuskels (nur bei Bedarf einsetzen)
Solunat Nr. 8	2–3-mal 10–15 Tr. vor den Mahlzeiten	Anregung von Leber- und Gallestoffwechsel sowie der Fettverdauung
Solunat Nr. 14	2-mal 5–10 Tr. morgens und mittags	entspannende und entstressende Wirkung ohne Ermüdungserscheinungen

▶ **Tab. 12.48** Medikation bei Hyperurikämie/Gicht.

Solunat	Dosierung	Begründung
Solunat Nr. 3	3-mal 10–15 Tr. über den Tag verteilt	während des akuten Anfalls, Reduzierung der Entzündungsreaktionen
Solunat Nr. 9	2-mal 10 Tr. morgens und abends	Anregung der Ausleitung über die Lymphe
Solunat Nr. 16	2-mal 10 Tr. morgens und mittags	Anregung der Ausleitung über die Niere
Solunat Nr. 18	3-mal 10 Tr. über den Tag verteilt	Lösung kristalliner harnsaurer Ablagerungen

▶ **Tab. 12.49** Medikation bei Metabolischem Syndrom.

Solunat	Dosierung	Begründung
Solunat Nr. 5	2-mal 5–10 Tr. morgens und mittags	Kräftigung des gefährdeten Herz-Kreislauf-Systems
Solunat Nr. 8	2-mal 5–10 Tr. mittags und abends	Unterstützung von Leber- und Gallestoffwechsel, Ausgleich des Blutzucker- und Lipidstoffwechsels
Solunat Nr. 14	2–3-mal 5–10 Tr. über den Tag verteilt	entspannende und blutdrucksenkende Wirkung
Solunat Nr. 16	2-mal 5–10 Tr. morgens und mittags	entkrampfende und stabilisierende Wirkung Anmerkung: Bei erhöhtem Blutdruck ist Solunat Nr. 16 ein zusätzlicher Schutz für die Niere.
Solunat Nr. 18	2–3-mal 5–10 Tr. über den Tag verteilt	Lösung von Ablagerungen, sowohl in den Organen wie auch in den Blutgefäßen
Solunat Nr. 19	2–3-mal 10 Tr. vor dem Essen	Anregung und Intensivierung des Verdauungsstoffwechsels im Magen-Darm-Bereich

Zusatztherapie

- Empfehlen Sie Ihrem Patienten ein Bewegungsprogramm, das seiner Herz-Kreislauf-Situation und dem Zustand seiner Gelenke angepasst ist.
- Geben Sie klare und leicht umsetzbare Ernährungsempfehlungen.

Beschränken Sie Ihren Therapieplan zeitlich auf 4–6 Wochen. Wenn Ihr Patient diesen Plan mit Erfolg durchgeführt hat, ist er meist bereit, die Umstellungen weiter einzuhalten.

12.7 Spagyrische Begleitbehandlung bei Krebserkrankungen

Für jeden Therapeuten ist es eine Herausforderung, Menschen, die an bösartigen Tumorerkrankungen leiden, zu begleiten. Hier sind wir als Behandelnde gefordert, die Einstellung der Alchemisten zu ihrer Arbeit für unseren Praxisalltag zu übernehmen (Kap. 1 und Kap. 2).

Merke
Ich kann als Therapeut/in nur das erfolgreich bearbeiten, was ich in mir selbst schon bearbeitet habe.

Im Falle eines Krebspatienten ist es die Angst vor dem Sterben. In unserem Kulturkreis wird die Diagnose Krebs, zumindest vom betroffenen Patienten, sofort mit dem Gedanken an Sterben und Tod verbunden. Jeder schwer an Diabetes Erkrankte, jeder Herzinfarktpatient gibt sich mehr Chancen auf Heilung und unterstützt somit seinen Körper, die Selbstheilkräfte in Gang zu setzen.

Krebs weist auf eine **tiefgreifende Disharmonie** auf körperlicher sowie seelisch-geistiger Ebene hin, wie jede andere schwere Erkrankung auch. In der Spagyrik wird Krebs als tiefgreifender Rhythmusverlust des gesamten Körpergeschehens gesehen, der sich letztendlich im unrhythmischen Auf- und Abbau von Körperzellen manifestiert. Das Immunsystem ist aus seiner Ordnung gefallen und nicht mehr in der Lage, deformierte Zellen frühzeitig zu erkennen und auszuscheiden.

Krebskranke, insbesondere im fortgeschrittenen Stadium, benötigen somit Hilfe auf vielen Ebenen. Eine harmonische Verbindung aus schulmedizinischen und naturheilkundlichen Therapieansätzen bietet den Betroffenen die größte Hilfe. Es ist verantwortungslos, Krebspatienten glauben zu machen, dass es die eine, alles erlösende Therapieform oder das eine Wunderheilmittel gebe. **Einfühlsame Therapiegespräche,** ohne Zeitdruck, mit dem Betroffenen und seinen Angehörigen sind die Basis eines jeden Behandlungsansatzes.

Patienten, bei denen der Verdacht einer Präkanzerose besteht und denen von schulmedizinischer Seite lediglich engmaschige Kontrolluntersuchungen angeboten werden, behandle ich mit Solunaten im Sinne einer **rhythmisierenden und immunmodulierenden Therapie.**

Nach Bestrahlung, Chemotherapie und Operationen, wenn der Patient dringend des Kräfteaufbaus und der schonenden Körperreinigung bedarf, gelangen die Spagyrika neben anderen Therapiemethoden zum Einsatz. Während einer Chemotherapie und Bestrahlungstherapie begleite ich Patienten mit Spagyrik, um die Nebenwirkungen der Therapie abzumildern.

Wissen

Analogien zu den Planetenprinzipien

Allen Krebserkrankungen gemeinsam ist das unkontrollierte Zellwachstum, die Bildung von Tumoren und Metastasen. Dies zeigt das **Jupiter**prinzip in seiner destruktiven Form: Vermehrung ohne Gesetzmäßigkeit. Die strukturierende und kontrollierende Kraft des **Saturns** ist verloren gegangen. Dieses planetare Prinzip zeigt sich im fortgeschrittenen Stadium der Krebserkrankung ebenfalls in seiner destruktiven Weise: Es führt zu Zellzerfall und letztendlich zum Tod. Der fehlende rhythmische Zellaufbau und Zellabbau weist auf eine Verletzung des **Sonnen**- und **Mond**prinzips hin, des Lebensgebers und des Lebensbewahrers. Durch Verordnung von Präparaten, die spagyrisch bearbeitetes Gold und Silber enthalten, sowie mit einer klar strukturierten Einnahmeverordnung kann dieses Ungleichgewicht wieder harmonisiert werden.

12.7.1 Mittel der Wahl bei Krebserkrankungen

- Solunat Nr. 1 (Alcangrol) wird bei allen malignen Wucherungen eingesetzt, insbesondere bei Veränderungen drüsigen Gewebes, z. B. der weiblichen Brust, der Prostata, der Schilddrüse oder der Leber.
- Solunat Nr. 2 (Aquavit) ist ein Tonikum auf körperlicher Ebene, insbesondere des Verdauungsstoffwechsels.
- Solunat Nr. 3 (Azinat) ist bei allen chronischen Erkrankungen zur Stärkung des Immunsystems angezeigt.
- Solunat Nr. 4 (Cerebretik) ist der lunare Teil zur Rhythmisierung sowie Stärkung des vegetativen Nervensystems.
- Solunat Nr. 6 (Dyscrasin) dient in der Krebstherapie der Organentgiftung und leitet über die Haut aus.
- Solunat Nr. 8 (Hepatik) eignet sich zur Unterstützung des Leberstoffwechsels, insbesondere nach einer Chemo- und/oder Strahlentherapie, und ist Teil der Ausleitungstherapie.
- Solunat Nr. 9 (Lymphatik) reinigt über das Lymphsystem. Es ist bei Stoffwechselstörungen ein Nebenmittel von Solunat Nr. 1 und ist zugleich Teil der Ausleitungstherapie.
- Solunat Nr. 14 (Polypathik) dient der Sedierung von Körper, Seele und Geist, besonders in Zeiten hoher Anspannung.
- Solunat Nr. 16 (Renalin) stärkt die Nierenfunktion auf körperlicher wie auch feinstofflicher Ebene („*Die Angst sitzt an den Nieren*“); es ist zugleich Teil der Ausleitungstherapie.
- Solunat Nr. 17 (Sanguisol) ist der solare Teil der Rhythmisierung, wirkt antidepressiv, stärkt das Ich-Bewusstsein und ist ein seelisches Tonikum.
- Solunat Nr. 18 (Splenetik) unterstützt auf körperlicher Ebene die Milzfunktion und wirkt somit immunstärkend. Es ist ein wichtiges Mittel bei allen chronischen Erkrankungen, da es auf seelisch-geistiger Ebene hilft, eingefahrene Denkmuster zu lösen.

12.7.2 Bei Bedarf zur äußerlichen Anwendung

- Solunat Nr. 25 (Azinat-Salbe) ist geeignet bei allen entzündlichen Hauterkrankungen.
- Solunat Nr. 25 (Azinat-Salbe) und/oder Solunat Nr. 26 (Alcangrol-Salbe) können verwendet werden bei der Bildung von Geschwüren und Geschwülsten auf der Haut.
- Wird Lunasol-Raumspray mehrmals täglich (2–3 Sprühstöße) im Krankenzimmer verteilt, vermittelt es das Gefühl von Erleichterung und das Gefühl, tiefer durchatmen zu können. Dieses Spray kann natürlich immer verwandt werden, hat sich aber gerade bei der Pflege Schwerstkranker sehr bewährt.

Behandlungsvorschlag bei Präkanzerose

Rhythmisierung und Ausleitung sind die Grundpfeiler dieses Therapiekonzepts, das dazu dient, vor allem die Abwehrkräfte zu stärken und zu festigen. Da bei den meisten dieser Patienten Angst und vermeintlicher Zeitdruck eine Rolle spielen, müssen beide Ansätze miteinander verwoben werden. Dabei ist zum einen darauf zu achten, dass der Patient durch die Einnahme vieler Mittel nicht überfordert ist, zum anderen, dass den Bedürfnissen seines Körpers Rechnung getragen wird. Eine praktikable Lösung ist es, die Aufbautherapie während des zunehmenden Mondes durchzuführen (▶ **Tab. 12.50**), die Ausleitungstherapie sollte dann bei abnehmendem Mond gemacht werden (▶ **Tab. 12.51**). Eine durchgehende Einnahme von Solunat Nr. 3 (Azinat) und Solunat Nr. 18 (Splenetik) während beider Mondphasen ist empfehlenswert.

Behandlungsvorschlag begleitend zur Chemotherapie

In Absprache mit dem behandelnden Arzt empfiehlt es sich, während dieser Zeit zumindest die Leber und die Niere des Patienten zu entlasten und die Psyche zu unterstützen (▶ **Tab. 12.52**). Folgende Minimalbehandlung mit Spagyrika ist auch bei entzündeter Mundschleimhaut möglich, wenn die Mittel in reichlich Wasser gegeben werden.

Zusatztherapie

Die Mundschleimhaut 2–3-mal täglich mit Aloevera-Gel spülen.

Begleitende Tumortherapie

Nach Abschluss der schulmedizinischen Behandlungen wie Operation, Chemo- und Bestrahlungstherapie stellt sich für die meisten Patienten die Frage: Was nun? Sind engmaschige Kontrolluntersuchungen und die Einnahme von Vitaminen und Spurenelementen das Einzige, was ich für mich tun kann?

Mit der spagyrischen Tumortherapie begleiten Sie Ihren Patienten durch die **Phasen der Regeneration** von Körper, Seele und Geist (▶ **Tab. 12.53**, ▶ **Tab. 12.54**, ▶ **Tab. 12.55**, ▶ **Tab. 12.56**). Der Therapierhythmus ist auch hier an den Mondphasen ausgerichtet und wird ununterbrochen mindestens für 1, besser 2 Jahre durchgeführt.

▶ **Tab. 12.50** Medikation bei zunehmendem Mond.

Solunat	Dosierung	Begründung
Solunat Nr. 3	2-mal 10 Tr. morgens und abends	Stärkung des Immunsystems
Solunat Nr. 4	2-mal 5–10 Tr. abends und zur Nachtruhe	Stärkung des vegetativen Nervensystems und Entspannung
Solunat Nr. 17	2-mal 5–10 Tr. morgens und mittags	antidepressive Wirkung, Stärkung der Körper- und Seelenkräfte
Solunat Nr. 18	2-mal 10 Tr. morgens und abends	Stärkung des Immunsystems, Lösung verhärteter Strukturen seelischer wie körperlicher Natur

▶ **Tab. 12.51** Medikation bei abnehmendem Mond.

Solunat	Dosierung	Begründung
Solunat Nr. 3	2-mal 10 Tr. morgens und abends	Stärkung des Immunsystems
Solunat Nr. 8	1-mal 10 Tr. abends	Ausleitungstherapie des Leberstoffwechsels
Solunat Nr. 9	1-mal 10 Tr. mittags	Ausleitungstherapie des Lymphsystems
Solunat Nr. 16	1-mal 10 Tr. morgens	Ausleitungstherapie des Nierenstoffwechsels
Solunat Nr. 18	2-mal 10 Tr. morgens und abends	Stärkung des Immunsystems, Lösung verhärteter Strukturen seelischer wie körperlicher Natur

▶ **Tab. 12.52** Medikation begleitend zur Chemotherapie.

Solunat	Dosierung	Begründung
Solunat Nr. 4	1-mal 5–10 Tr. zur Nachtruhe	psychische Stärkung, erholsamer Schlaf
Solunat Nr. 8	1-mal 5–10 Tr. abends	Entlastung des Leberstoffwechsels
Solunat Nr. 16	1-mal 5–10 Tr. morgens	Entlastung des Nierenstoffwechsels
Solunat Nr. 17	1-mal 5–10 Tr. morgens	psychische Stärkung, antidepressive Wirkung

▶ **Tab. 12.53** Begleitende Tumortherapie: Medikation Phase 1 zunehmender Mond.

Solunat	Dosierung	Begründung
Solunat Nr. 8	2-mal 5–10 Tr. mittags und abends	Ausleitung und Entlastung des Leberstoffwechsels
Solunat Nr. 14	2-mal 5–10 Tr. morgens und abends	entstauende und beruhigende Wirkung
Solunat Nr. 17	2-mal 5–10 Tr. morgens und mittags	Stärkung der Psyche, Teil der Rhythmisierung
Solunat Nr. 18	2-mal 10 Tr. morgens und abends	immunstärkende Wirkung, „geistiger Jungbrunnen“

▶ **Tab. 12.54** Begleitende Tumortherapie: Medikation Phase 2 abnehmender Mond.

Solunat	Dosierung	Begründung
Solunat Nr. 4	2-mal 5–10 Tr. abends und zur Nachtruhe	Stärkung des vegetativen Nervensystems, Teil der Rhythmisierung
Solunat Nr. 14	2-mal 5–10 Tr. morgens und mittags	entstauende und beruhigende Wirkung
Solunat Nr. 16	2-mal 5–10 Tr. morgens und mittags	Ausleitung und Entlastung des Nierenstoffwechsels
Solunat Nr. 18	2-mal 10 Tr. morgens und abends	immunstärkende Wirkung, „geistiger Jungbrunnen“

▶ **Tab. 12.55** Begleitende Tumortherapie: Medikation Phase 3 zunehmender Mond.

Solunat	Dosierung	Begründung
Solunat Nr. 1	2-mal 10–20 Tr. morgens und abends	Regulation des gestörten Zellstoffwechsels
Solunat Nr. 9	2-mal 10 Tr. morgens und abends	Nebensolunat von Solunat Nr. 1, Ausleitung über das Lymphsystem
Solunat Nr. 17	2-mal 5–10 Tr. morgens und mittags	Stärkung der Psyche, Teil der Rhythmisierung
Solunat Nr. 18	2-mal 10 Tr. morgens und abends	immunstärkend, „geistiger Jungbrunnen“

▶ **Tab. 12.56** Begleitende Tumortherapie: Medikation Phase 4 abnehmender Mond.

Solunat	Dosierung	Begründung
Solunat Nr. 1	2-mal 10–20 Tr. morgens und abends	Regulation des gestörten Zellstoffwechsels
Solunat Nr. 4	2-mal 5–10 Tr. abends und zur Nachtruhe	Stärkung des vegetativen Nervensystems, Teil der Rhythmisierung
Solunat Nr. 9	2-mal 10 Tr. morgens und abends	Nebensolunat von Solunat Nr. 1, Ausleitung über das Lymphsystem
Solunat Nr. 18	2-mal 10 Tr. morgens und abends	immunstärkende Wirkung, „geistiger Jungbrunnen“

Nach abgeschlossener Phase 4 wird wieder mit Phase 1 begonnen.

Neben der Medikation zum Aufbauen, Rhythmisieren und Ausleiten geben Sie klare und einfache Anweisungen zu einer **ausgewogenen, rhythmischen Lebensführung und Ernährung.** Dies ist ein wichtiger Beitrag des Patienten zu seiner Gesundung und wird im Idealfall auch ohne vorausgegangene schwere Erkrankung umgesetzt.

Lebensführung

- Ausreichender Schlaf vor Mitternacht soll zur Gewohnheit werden. Die Regenerationsphasen von Leber und Galle zwischen 23.00 und 3.00 Uhr morgens verlaufen ungestörter und somit effektiver, wenn Ihr Patient schläft.
- Aufstehen mit dem Tageslicht lässt, wenn es einmal zur Gewohnheit geworden ist, das Energieniveau deutlich höher ansteigen als langes Liegenbleiben bis in die späten Vormittagsstunden.

- Krebspatienten sollen, wenn irgend möglich, eine 15–30-minütige Mittagsruhe, idealerweise im Bett, einhalten.
- Kleine Spaziergänge zur Sonnenaufgangs- und Sonnenuntergangszeit versorgen den Körper mit viel Lebensenergie. Zu diesen Tageszeiten ist Regeneration spürbar schnell erreicht.
- 3 Mahlzeiten pro Tag und bei Bedarf 2 kleine leicht verdauliche Zwischenmahlzeiten sollen regelmäßig eingenommen werden. Ein schön gedeckter Tisch in einer harmonischen Umgebung wirkt sich immer sehr positiv auf das gesamte Verdauungssystem aus.
- Für Körperpflege soll jeden Tag ausreichend Zeit sein. Der Körper reagiert immer positiv, wenn ihm liebevolle Aufmerksamkeit geschenkt wird.
- Frauen, die menstruieren, sollen sich in dieser Zeit besonders viel Ruhe und Auszeiten gönnen.
- Bei all diesen Hinweisen ist der Grundgedanke, eine rhythmische Lebensführung wieder zur Gewohnheit werden zu lassen. Krebserkrankungen werden in der Spagyrik als Ausdruck eines tiefgreifenden Rhythmusverlustes gesehen.

Ernährung

Ernährungsempfehlungen sind in ihrer Vielfältigkeit und manchmal auch Widersprüchlichkeit sowohl für den Patienten wie auch für die Angehörigen verwirrend und meist wenig hilfreich. Mancher gelangt zur Ansicht: „Jetzt genieße ich noch, solange ich kann, irgendwann geht es sowieso nicht mehr." Diese Einstellung unterstützt den Heilprozess nicht und Freude am Genuss stellt sich selten ein.

Folgende Empfehlungen sind leicht durchführbar, sie unterstützen den Körper bei der Aktivierung der Selbstheilkräfte und des Ausleitungsprozesses und Ihr Patient erfährt mehr Vitalität und Lebensfreude:

- Alle Nahrungsmittel sollen frisch und naturbelassen sein, d.h. frei von Geschmacksverstärkern, Farb- und Konservierungsstoffen.
- Jede Mahlzeit wird frisch zubereitet. Beim Aufwärmen der Nahrung entstehen freie Radikale, die den Heilungsprozess, insbesondere bei Krebspatienten, stören.
- Bei Krebspatienten hat sich eine vollwertige Mischkost bewährt. Frisches Obst, Salat und Gemüse, Getreideprodukte, gelagerte Kartoffeln, leichte Käsesorten, Joghurt, Quark sowie Fleisch und Fisch aus natürlicher Tierhaltung werden abwechslungsreich, mit vielen Gewürzen und Kräutern, zu schmackhaften und schön anzusehenden Mahlzeiten verarbeitet.
- Auf ausreichende Flüssigkeitszufuhr ist zu achten. Kräutertees, stilles kühles Wasser und heißes, 10 Minuten abgekochtes Wasser mit einer dünnen Scheibe Ingwer sollen den Hauptanteil der Trinkmenge bilden. Bei festlichen Anlässen ist gegen ein Glas Bier, Wein oder Sekt nichts einzuwenden. Regelmäßiger Alkoholgenuss ist jedoch, genauso wie der Genuss von Nikotin und Kaffee, möglichst zu vermeiden.
- Jede Mahlzeit soll in Ruhe eingenommen werden. Ruhige, harmonische Musik unterstützt den Verdauungsvorgang sehr viel besser als emotional aufgeladene Tischgespräche. Die Nahrung wird mit allen Sinnen wahrgenommen. Nach dem Essen ist es recht heilsam, noch 5–10 Minuten sitzen zu bleiben.
- Produkte aus der Makrobiotik haben sich bei Krebskranken als Unterstützung des Heilprozesses bewährt, z.B. helles und dunkles Soja- und Gerstenmiso für Suppen, getrocknete Shiitakepilze, Tamari- und/oder Shojusauce zum Würzen. Alles, was schmeckt, sollte Ihr Patient in seinen persönlichen Speiseplan aufnehmen [28].

Ergänzende Therapieansätze

Das **Patientengespräch** und die **Gesprächsbegleitung der Angehörigen** sind die wichtigsten Säulen der begleitenden Tumortherapie. Wenn Sie mit Ihrem Patienten vertraut sind, scheuen Sie sich nicht, das Thema Tod und Sterben anzusprechen. Zum rechten Zeitpunkt wird ein solches Gespräch meist als große Erleichterung empfunden, da die Menschen in der Umgebung des Patienten dieses Thema meist ausgrenzen und große Scheu davor zeigen. Der Patient wie auch seine Angehörigen fühlen sich hier oft alleingelassen ([10], [20]). In Absprache mit dem behandelnden Arzt ist eine Misteltherapie anzuraten (Kap. 12.1.3). Erkundigen Sie sich bei den jeweiligen Herstellern über die für Ihren Patienten geeignete Vorgehensweise ([30], [35]). Sanfte Körpertherapien sind eine wichtige Ergänzung der medikamentösen Therapie. Ihr Patient wählt, was Spaß macht, wie z.B.

Yoga, Feldenkrais, Qi-Gong, Tai-Chi, Kreistänze, Atem- und Stimmtherapie, Fußreflexzonenmassage.

Ermutigen Sie Ihren Patienten zu leichter Gartenarbeit oder, wenn diese nicht möglich ist, zur Pflege von Topfpflanzen. Das Anlegen eines kleinen Kräuterbeets oder einer „Kräuterfensterbank" verbinden den Patienten wieder mit den Rhythmen der Natur, dem Kommen und Gehen alles Lebendigen. Nur zur eigenen Freude, ohne Leistungsdruck, hilft vielen Krebspatienten das Pflegen oder Neuentdecken der persönlichen Kreativität, sei es das Malen, Töpfern, Musizieren, Singen, Tanzen, Schneidern oder Basteln.

13 Organspezifische Therapieansätze

Sie finden in alphabetischer Folge alle organbezogenen Therapieansätze. Diese können jederzeit mit einer Ausleitungs- (Kap. 9), Aufbau- (Kap. 10) und/oder rhythmisierenden Therapie (Kap. 11) kombiniert werden. Die Dauer einer organspezifischen Therapie richtet sich nach der Dauer der bestehenden Organerkrankung, dem Alter des Patienten und seiner Reaktionskraft.

13.1 Atemwege

Unsere Lunge steht in engem Bezug zu Haut und Darmtrakt, da alle drei Organsysteme sich embryologisch aus einem Keimblatt entwickeln. Die **Entgiftung über Haut und Schleimhaut** ist daher bei allen Lungenerkrankungen ein wichtiger Therapieschritt. Durch die Ausleitung über die Haut wird die Lunge entlastet. Außerdem beziehe ich bei meinen Therapieansätzen die Erfahrungen der Traditionellen Chinesischen Medizin (TCM) mit ein. Demnach bedarf eine geschwächte Lunge einer Stärkung der Nierenfunktion, um gänzlich gesunden zu können.

Wissen

Analogien zu den Planetenprinzipien

Die Lunge ist vor allem dem **Merkur**prinzip zuzuordnen. Der Atemvorgang zeigt uns besonders eindrücklich beim Gasaustausch die merkurialen Eigenschaften Leichtigkeit, Informationsaustausch und die Verbindung verschiedener Körperebenen.

Das überschießende **Mars**prinzip stellt sich bei allen entzündlichen Erkrankungsformen der Atemwege und der Lunge dar. Bei drohender Chronifizierung einer Lungenerkrankung wird das **Venus**prinzip über die Niere gestärkt. Ein überschießendes **Mond**prinzip, im Sinne einer vegetativen Übersteuerung, zeigt sich bei Atemwegserkrankungen häufig als Reizhusten.

13.1.1 Mittel der Wahl bei Erkrankungen der Atemwege

- Solunat Nr. 3 (Azinat) eignet sich zur Ausleitung von Viren und Bakterien, es kräftigt zudem das Immunsystem.
- Solunat Nr. 4 (Cerebretik) hat eine beruhigende Wirkung auf das vegetative Nervensystem, wirkt entkrampfend und hat sich in der Praxis besonders bei Reizhusten und Asthma bronchiale bewährt.
- Solunat Nr. 6 (Dyskrasin) dient der Reinigung des Lungengewebes. Seine ausleitende Wirkung über die Haut ist bei Lungenerkrankungen besonders erwünscht.
- Solunat Nr. 15 (Pulmonik) kräftigt das Lungengewebe, verflüssigt und löst den Schleim und wirkt entzündungshemmend.
- Soluna Nr. 16 (Renalin): „Ist die Lunge schwach, müssen die Nieren gestärkt werden." Dieser Lehrsatz aus der chinesischen Heilkunde hat sich in der Praxis immer wieder bewährt. Besonders eindrucksvolle Behandlungsergebnisse bewirkt die Nierenstärkung bei drohender Chronifizierung einer Atemwegserkrankung.
- Solunat Nr. 29 (Ätherische Essenz Nr. II) wird äußerlich auf den Lungenpunkten angewandt (► **Abb. 13.1**). Es wirkt schleimlösend und durchwärmend.

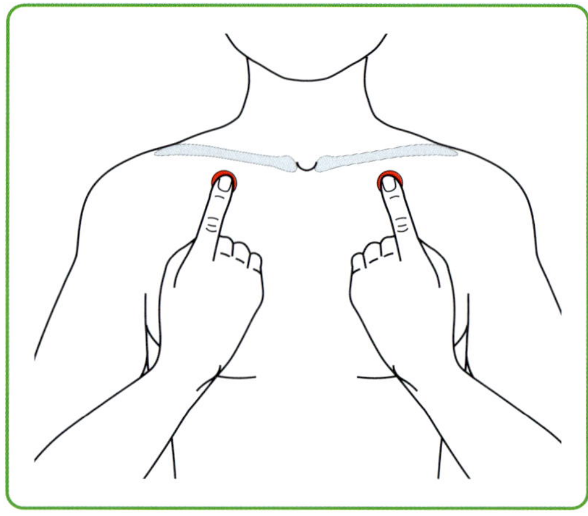

► **Abb. 13.1** Lungenpunkte. (Christine Lackner, Ittlingen)

Asthma bronchiale

Asthma bronchiale ist eine chronische Entzündung der Atemwege. Die Bronchien reagieren bei Asthmatikern auf bestimmte Reize überempfindlich und verengen sich krampfartig. Die Verengung der kleinen Luftwege führt zu einer in Anfällen auftretenden Atemnot, begleitet von starker Schleimbildung und Schwellung der Schleimhaut. Asthma ist die häufigste chronische Erkrankung im Kindesalter, 10 Prozent aller Kinder leiden daran. Bei Kindern ist Asthma überwiegend allergisch bedingt, zudem begünstigt Zigarettenrauch in der elterlichen Wohnung dieses Leiden. Ungefähr 5 Prozent der Erwachsenen, vor allem in der zweiten Lebenshälfte, leiden an nicht allergischem Asthma. Die Beschwerden werden durch Infekte oder unspezifische Reize wie kalte Luft, chemische Reizstoffe, Tabakqualm, Stress oder Abgase ausgelöst. Auch bestimmte Medikamente gegen Schmerzen (ASS, NSAR) können asthmatische Beschwerden verursachen. Mischformen beider Asthmaformen (allergisch und nicht allergisch) treten vor allem bei Erwachsenen auf.

Die Behandlung mit spagyrischen Heilmitteln ist beim allergischen wie auch nicht allergischen Asthma auf das **Lösen des Bronchospasmus,** das **Ausleiten des Schleims** und eine **Stärkung der allgemeinen Lungenfunktion** abgestimmt (▶ **Tab. 13.1**). Die Behandlung wird über mindestens 3–4 Monate durchgeführt. Ziel ist eine deutliche Verringerung und Abschwächung der Asthmaanfälle, im Idealfall ein gänzliches Abklingen.

Zusatztherapie

Bachblütentherapie (Kap. 16.5): Bei Asthmaanfällen hat sich die Einnahme von Rescue Remedy (4 Tropfen auf ein Wasserglas, schluckweise trinken) bewährt.

Bronchitis

Akute Bronchitis

Die akute Bronchitis ist eine Entzündung in den größeren verzweigten Atemwegen (Trachea und Bronchien). Je nach betroffenem Abschnitt spricht man von Tracheitis, Tracheobronchitis, Bronchitis oder Bronchiolitis. Sie entsteht meist im Zusammenhang mit einer Erkältung oder Grippe. Die Erkrankung ist überwiegend harmlos, wird aber oft von einem quälenden, meist nächtlichen Husten begleitet (▶ **Tab. 13.2**).

Chronische Bronchitis

Die chronische Bronchitis (▶ **Tab. 13.3**) ist eine dauerhafte Entzündung der Atemwege. Ihre häufigste Ursache ist das Rauchen. 80 Prozent aller Menschen mit chronischer Bronchitis sind oder waren Raucher. Weitere Ursache einer chronischen Bronchitis ist ein geschwächtes Immunsystem, insbesondere im Alter (▶ **Tab. 13.3**).

▶ **Tab. 13.1** Medikation bei Asthma.

Solunat	Dosierung	Begründung
Solunat Nr. 3	2-mal 5–10 Tr. morgens und abends	entzündungshemmende und ausleitende Wirkung im Atemtrakt und auf dessen Schleimhäute
Solunat Nr. 4	1-mal 5–10 Tr. zur Nachtruhe	zur Stärkung des vegetativen Nervensystems, entkrampfende Wirkung
Solunat Nr. 6	2-mal 5–10 Tr. morgens und abends	entzündungshemmende Wirkung, Förderung der Ausscheidung über die Haut
Solunat Nr. 14	2-mal 5 Tr. morgens und abends, bei Anfall stündlich 5 Tr.	beruhigende und entkrampfende Wirkung während eines Asthmaanfalls
Solunat Nr. 15	2-mal 5–10 Tr. morgens und zur Nachtruhe	schleimlösende und beruhigende Wirkung; Stärkung und Regulation des Atmungssystems
Solunat Nr. 16	2-mal 5–10 Tr. morgens und mittags	Stärkung und Regulation der Nierenfunktion, entkrampfende Wirkung durch das enthaltene Kupfer
Solunat Nr. 29	2-mal täglich auf Lungenpunkten einreiben	schleimlösende Wirkung, Vertiefung der Atmung

▶ **Tab. 13.2** Medikation akute Bronchitis.

Solunat	Dosierung	Begründung
Solunat Nr. 3	3-mal 10–15 Tr. über den Tag verteilt	Stärkung und Regulation des Immunsystems, entzündungshemmende Wirkung
Solunat Nr. 4	3-mal 5 Tr. über den Tag verteilt, 1-mal 8–10 Tr. zur Nachtruhe	Einsatz nur bei quälendem Husten untertags, sonst Gabe zur Nachtruhe
Solunat Nr. 6	2-mal 5–10 Tr. morgens und abends	entzündungshemmende Wirkung, Förderung der Ausscheidung über die Haut
Solunat Nr. 15	3-mal 5–10 Tr. über den Tag verteilt	schleimlösende und beruhigende Wirkung; Stärkung und Regulation des Atmungssystems

▶ **Tab. 13.3** Medikation chronische Bronchitis.

Solunat	Dosierung	Begründung
Solunat Nr. 3	2-mal 10 Tr. morgens und abends	Einsatz nur, wenn die Ursache der chronischen Bronchitis ein geschwächtes Immunsystem ist
Solunat Nr. 6	2-mal 5–10 Tr. morgens und abends	entzündungshemmende Wirkung, Förderung der Ausscheidung über die Haut
Solunat Nr. 15	2-mal 5–10 Tr. morgens und abends	schleimlösende und beruhigende Wirkung, Stärkung und Regulation des Atmungssystems
Solunat Nr. 16	1–2-mal 5–10 Tr. morgens und/oder mittags	Stärkung der Nierenfunktion, damit Unterstützung des Heilprozesses einer chronischen Lungenerkrankung
Solunat Nr. 29	2-mal täglich auf Lungenpunkte einreiben	schleimlösende Wirkung, Vertiefung der Atmung

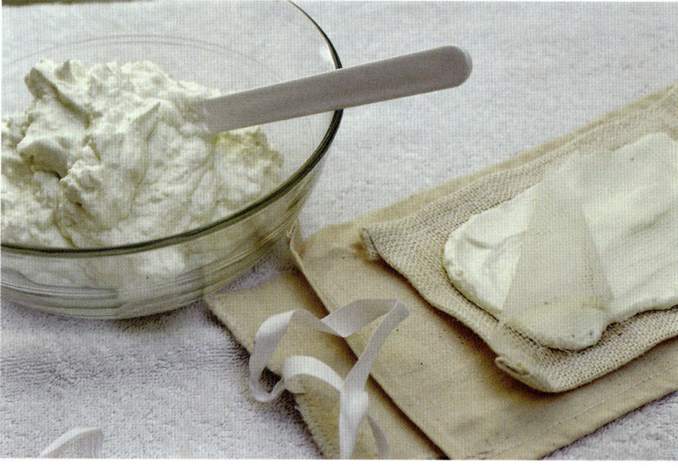

▶ **Abb. 13.2** Quarkwickel. (Thomas Möller, Stuttgart)

Zusatztherapie

Bei akuter wie auch chronischer Bronchitis haben sich Quarkwickel (Kap. 16.10.6, ▶ **Abb. 13.2**) auf Brust und Rücken 1–2-mal täglich bewährt.

Pneumonie

Die Lungenentzündung ist noch immer in vielen Industrieländern die am häufigsten zum Tode führende Infektionskrankheit. Es wird zwischen der typischen, durch Bakterien wie Pneumokokken oder Staphylokokken ausgelösten, und der atypischen, durch Viren, Pilze, Chlamydien oder Würmer verursachten Pneumonie unterschieden.

Die **typische Pneumonie** beginnt plötzlich und verläuft mit Husten, Atemnot, süßlichem oder fauligem Atemgeruch, eitrigem Auswurf, hohem Fieber, Schüttelfrost, erhöhter Atemgeschwindigkeit, erhöhtem Puls, Schmerzen in der Brust und meist auch Pleuraerguss.

Die **atypische Pneumonie** ist charakterisiert durch schleichenden Beginn, Husten, wenig Atemnot, wenig und meist klarem Auswurf, Kopf- und Gliederschmerzen sowie geringes Fieber. Diese Symptome werden oft fälschlicherweise als „Grippe" diagnostiziert.

Bei Kindern stehen bei der typischen Pneumonie folgende Symptome im Vordergrund: Atemnot mit Nasenflügelatmen, quälender Husten, der sich unter symptomatischer Therapie nicht bessert, Blässe, in schweren Fällen auch Zyanose und Kreislaufschwäche.

Eine rechtzeitige Behandlung mit Antibiotika ist bei der akuten Pneumonie lebensrettend. Die Behandlung mit spagyrischen Heilmitteln als Begleitbehandlung unterstützt den Heilungsverlauf deutlich, dennoch muss sich jeder naturheilkundlich arbeitende Therapeut der Grenzen seiner Behandlungsmöglichkeiten bewusst sein.

Der in ▶ **Tab. 13.4** aufgeführte Therapievorschlag wird bei der typischen wie auch atypischen Pneumonie als Begleittherapie während der Fieberphase empfohlen. Im Anschluss daran ist eine 4-wöchige Aufbautherapie (Kap. 9) ratsam.

13.2 Augen

Sehkraft hat mit Erkennen, vor allem aber mit Erkenntnis, zu tun. Wenn wir uns heute mit den Augen und der Sehkraft auseinandersetzen, unterscheiden wir zwischen dem optischen Sehen und der Verarbeitung des Gesehenen im Gehirn. Die alten Heiler und Weisen kannten diese Unterscheidung nicht. Sie brachten Sehen und Erkennen immer mit Licht, insbesondere mit dem Sonnenlicht, in Verbindung. Sie sagten, dass sich das Auge über Jahrmillionen hinweg durch das Sonnenlicht formte.

Goethe formuliert dies in der Einleitung seiner berühmten Farbenlehre mit folgenden Worten ([16], S. 181):

„Wär nicht das Auge sonnenhaft,
Wie könnten wir das Licht erblicken?
Lebt' nicht in uns des Gottes eigne Kraft,
Wie könnt Göttliches uns entzücken?"

Wissen

Analogien zu den Planetenprinzipien

Bei Augenerkrankungen, gleich welcher Art, ist das **Sonnen**prinzip aus seiner Ordnung gefallen und bedarf der Stärkung durch Gold. Die Ursache kann in einer latenten Nierenerkrankung oder Ausleitungsschwäche der Niere liegen – das **Venus**prinzip bedarf dann der Stärkung. Auch eine Leberbelastung kann Ursache einer Sehschwäche sein und weist auf ein verletztes **Jupiter**prinzip hin. Degenerative Augenerkrankungen zeigen ein überschießendes **Saturn**prinzip.

▶ **Tab. 13.4** Medikation begleitend bei Pneumonie.

Solunat	Dosierung	Begründung
Solunat Nr. 5	2-mal 5–10 Tr. morgens und mittags	zur Stärkung der Herz- und Kreislauffunktion
Solunat Nr. 7	3–4-mal 5–15 Tr. über den Tag verteilt	Unterstützung des Immunsystems, fiebersenkende Wirkung
Solunat Nr. 15	3-mal 5–10 Tr. über den Tag verteilt	Regulation und Stärkung der Lungenfunktion
Solunat Nr. 16	2-mal 5–10 Tr. morgens und mittags	Stärkung der Nierenfunktion, Unterstützung der Lungenfunktion
Solunat Nr. 29	2–3-mal täglich auf betroffenes Lungenareal und -punkte einreiben	schleimlösende Wirkung, Vertiefung der Atmung

13.2.1 Mittel der Wahl bei Augenerkrankungen

- Solunat Nr. 12 (Ophthalmik) ist das zentrale Solunat bei allen Augenerkrankungen. Das Sonnenhafte dieses Mittels kommt zum einen in seinem Goldanteil zum Ausdruck, zum anderen durch Pflanzen, die der Sonnenkraft zugeordnet werden. Solunat Nr. 12 wird sowohl innerlich wie äußerlich angewandt.

13.2.2 Ergänzende Solunate

- Solunat Nr. 8 (Hepatik) dient der Entlastung des Leberstoffwechsels.
- Solunat Nr. 16 (Renalin) regt die Ausleitung über die Niere an.
- Solunat Nr. 17 (Sanguisol) wird als Begleitmittel gegeben, wenn der Patient besonders der erhellenden Sonnenkräfte bedarf, wie dies bei älteren und/oder depressiven Patienten der Fall sein kann.
- Solunat Nr. 18 (Splenetik) löst degenerative Ablagerungen in Gefäßen.

Glaukom

Glaukom, auch grüner Star genannt, ist eine Erkrankung des Sehnervs, die zur Erblindung führen kann.

Bei folgenden Angaben in der Anamnese sollte die Diagnose „Glaukom" überprüft werden:
- erhöhter Augeninnendruck
- genetische Veranlagung
- hohe Kurzsichtigkeit
- hohe Weitsichtigkeit
- Diabetes mellitus
- sehr niedriger oder stark schwankender Blutdruck

Liegt eine Glaukomerkrankung vor, behandeln Sie Ihren Patienten – begleitend zur augenärztlichen Medikation – mit den Solunaten (▶ **Tab. 13.5**) so lange, bis sich der Augeninnendruck über mindestens ein Jahr stabilisiert hat. Danach ist eine Kur 2-mal jährlich über 6–8 Wochen angezeigt.

Zusatztherapie

Augenbad mit Solunat Nr. 12, 1-mal täglich (Kap. 16.2): Empfehlen Sie Ihrem Patienten, eine Augenbadewanne mit zimmerwarmer, physiologischer Kochsalzlösung (0,9 %ig) zu füllen. Es werden 1 bis maximal 2 Tropfen Solunat Nr. 12 dazugegeben und das betroffene Auge für 1–2 Minuten darin „gebadet". Hierfür ist es ratsam, das Auge offen zu halten und langsam nach oben, unten, links und rechts zu rollen.

Katarakt

Katarakt, auch grauer Star genannt, ist eine Eintrübung der Augenlinse und meist eine Erkrankung des höheren Alters. Eine fortgeschrittene Katarakt wird heute operativ durch das Einsetzen einer Kunstlinse behandelt.

Eine leichte Eintrübung der Linse wird kurmäßig über 6–8 Wochen mit Spagyrika behandelt (▶ **Tab. 13.6**) – dann ist möglicherweise eine Operation nicht mehr erforderlich, was selbstverständlich vom Augenarzt überprüft werden muss.

Konjunktivitis

Bei einer Konjunktivitis ist zunächst die Ursache abzuklären. Bei einer Behandlung mit spagyrischen Heilmitteln (▶ **Tab. 13.7**) sollten die Beschwerden innerhalb von 3 bis maximal 5 Tagen behoben sein. Tritt keine oder nur geringfügige Besserung ein, muss sich der Patient in fachärztliche Behandlung begeben. Dies gilt insbesondere für bakterielle beziehungsweise virale Bindehautentzündungen.

▶ **Tab. 13.5** Medikation bei Glaukom.

Solunat	Dosierung	Begründung
Solunat Nr. 8	1-mal 5–10 Tr. zur Nachtruhe	Anregung und Entlastung der Leberfunktion
Solunat Nr. 12	2-mal 5–10 Tr. morgens und mittags	Grundtherapie, Kräftigung und Regulation der Augenfunktion
Solunat Nr. 16	1-mal 5–10 morgens	Anregung und Entlastung der Nierenfunktion
Solunat Nr. 17	2-mal 5 Tr. morgens und mittags	Nebenmittel von Solunat Nr. 12 (Ophthalmik) bei degenerativen Augenerkrankungen

▶ **Tab. 13.6** Medikation bei Katarakt.

Solunat	Dosierung	Begründung
Solunat Nr. 6	2-mal 5–10 Tr. morgens und abends	zur Reinigung und Ausleitung des Zwischenzellraumes
Solunat Nr. 8	1-mal 5–10 Tr. abends	Anregung und Entlastung der Leberfunktion
Solunat Nr. 12	2-mal 5–10 Tr. morgens und mittags	Kräftigung und Regulation der Augenfunktion
Solunat Nr. 16	1-mal 5–10 Tr. morgens	Anregung und Entlastung der Nierenfunktion

▶ **Tab. 13.7** Medikation bei Konjunktivitis.

Solunat	Dosierung	Begründung
Solunat Nr. 3	3-mal 10–15 Tr. über den Tag verteilt	Stärkung und Regulation des Immunsystems
Solunat Nr. 12	2-mal 5–10 Tr. morgens und mittags	Kräftigung und Regulation der Augenfunktion

Zusatztherapie

Zur spagyrischen Behandlung werden zusätzlich 1–2-mal täglich Augenkompressen mit Solunat Nr. 12 empfohlen: In abgekochtes und wieder abgekühltes Wasser (½ Tasse) werden 5 Tropfen Solunat Nr. 12 gegeben. 2 Wattepads eintauchen, leicht ausdrücken und für 10–15 Minuten auf die geschlossenen Augenlider legen (Kap. 16.3).

Trockene-Augen-Syndrom, Sicca-Syndrom

Die häufigsten Auslöser für trockene Augen sind Umweltfaktoren wie heiße, trockene Umgebungsluft, Klimaanlagen oder Bildschirmarbeit, ebenso Ozon, Staub und Lösungsmitteldämpfe. Auch die Hormonumstellung im Klimakterium kann mit trockenen Augen einhergehen, ebenso die Einnahme der Antibabypille, von Beta-Blockern oder Schlaf- und Beruhigungsmitteln.

Häufig lässt die Tränenproduktion im Alter nach und es kommt aus diesem Grund zum sogenannten Sicca-Syndrom. In manchen Fällen ist es Begleitsymptom einer Autoimmunkrankheit wie Morbus Sjörgen, Lupus erythematodes oder Sklerodermie.

Bei der Behandlung ist mit dem Patienten herauszufinden, inwieweit auslösende Faktoren für seine Augenbeschwerden beseitigt oder zumindest eingeschränkt werden können. Es empfiehlt sich, die spagyrischen Heilmittel über einen Zeitraum von 4–8 Wochen zu geben (▶ **Tab. 13.8**). Diese Kur kann jederzeit wiederholt werden, wenn die Ursache der Beschwerden nicht behoben wird.

Verminderung der Sehschärfe

Ein Nachlassen der Sehschärfe ist oft bedingt durch Überbeanspruchung der Sehleistung in Verbindung mit belastenden Stresssituationen. Auch der Alterungsprozess spielt eine Rolle, aber erfahrungsgemäß bei Weitem nicht so signifikant, wie gemeinhin angenommen wird. Was machen diese scharfsichtigen Alten anderes als der bebrillte Rest? Einfache Lebensweise, einfaches Essen, Zeit, die Augen in der Natur ruhen zu lassen – bewährte „Jungbrunnenrezepturen", die dennoch von vielen nur zögerlich ins eigene Leben integriert werden.

▶ **Tab. 13.8** Medikation bei trockenen Augen/Sicca-Syndrom.

Solunat	Dosierung	Begründung
Solunat Nr. 8	1-mal 5–10 Tr. zur Nachtruhe	Anregung und Entlastung der Leberfunktion
Solunat Nr. 12	2-mal 5–10 Tr. morgens und mittags	Kräftigung und Regulation der Augenfunktion
Solunat Nr. 16	1-mal 5–10 Tr. morgens	Anregung und Entlastung der Nierenfunktion

▶ **Tab. 13.9** Medikation bei Verminderung der Sehschärfe.

Solunat	Dosierung	Begründung
Solunat Nr. 4	2-mal 5–10 Tr abends und zur Nachtruhe	Beruhigung des vegetativen Nervensystems, entkrampfende Wirkung auf die Augenmuskulatur
Solunat Nr. 12	2-mal 5–10 Tr. morgens und mittags	Kräftigung der Sehkraft
Solunat Nr. 16	1-mal 5–10 Tr. morgens	Ausleitung über die Niere
Solunat Nr. 17	2-mal 5 Tr. morgens und mittags	Stärkung der Psyche, aufhören, Dinge „schwarz zu sehen"

Wenn die Fehlsichtigkeit schon eingesetzt hat, geht es zunächst darum, die möglichen Ursachen zu eliminieren, d. h. Fernsehen und Computerarbeit zu reduzieren, Feinarbeiten nur bei optimaler Beleuchtung auszuführen sowie die Augen nicht ungeschützt starkem Sonnenlicht auszusetzen.

Mit den Solunaten empfiehlt sich eine Augenkur über 6–8 Wochen (▶ **Tab. 13.9**).

Zusatztherapie

Es werden zusätzlich 1-mal täglich Augenkompressen mit Solunat Nr. 12 empfohlen (Kap. 16.3).

13.3 Bewegungsapparat

Erkrankungen des Bewegungsapparats betreffen Menschen aller Altersgruppen. Klagen junge Menschen meist über Sport- und Unfallverletzungen, so handelt es sich bei älteren Menschen mehr um chronisch-degenerative Erkrankungen. Bei allen Erkrankungen des Bewegungsapparats können die spagyrischen Heilmittel wertvolle Hilfe leisten, sei es durch Unterstützung der Selbstheilkräfte bei akuten Erkrankungen, sei es durch Verzögerung oder Minderung degenerativer Veränderungen bei chronischen Verlaufsformen.

Wissen

Analogien zu den Planetenprinzipien

Bei Erkrankungen des Bewegungsapparats erkennen wir zwei Prinzipien besonders deutlich: **Mars** und **Saturn**.

Das **Mars**prinzip sehen wir bei allen entzündlichen Verlaufsformen sowie bei allen Verletzungen und deren Folgen. Wird das überschießende **Mars**prinzip nicht durch **Mond-**, **Merkur-** und/oder **Venus**prinzip ausgeglichen, tritt über die Jahre hinweg unweigerlich das **Saturn**prinzip mit seinen Erscheinungsformen Degeneration und Zerstörung in den Vordergrund.

13.3.1 Mittel der Wahl bei Erkrankungen des Bewegungsapparats

- Solunat Nr. 3 (Azinat) ist das Hauptmittel bei der Behandlung entzündlicher Erkrankungen des Bewegungsapparats. Das darin enthaltene Antimon wirkt entzündungshemmend und immunstärkend.
- Solunat Nr. 4 (Cerebretik) dient der Schmerzbehandlung. Die Stabilisierung des vegetativen Nervensystems und die entkrampfende Wirkung auf die Muskulatur dämpfen das Schmerzempfinden. Der durch Solunat Nr. 4 begünstigte tiefere Schlaf beruhigt ein übersteigertes Schmerzempfinden.
- Solunat Nr. 6 (Dyskrasin) leitet abgelagerte Stoffwechselendprodukte über die Haut aus.
- Solunat Nr. 10 (Matrigen I) und Solunat Nr. 11 (Matrigen II) werden zum Aufbau des Knochenstoffwechsels eingesetzt. Die Wahl zwischen beiden Mitteln wird durch die Beurteilung der individuellen Stoffwechsellage getroffen. Patienten mit ausgeglichenem oder eher trägem Stoffwechsel erhalten Solunat Nr. 10 (Matrigen I), Patienten mit beschleunigtem Stoffwechsel bekommen Solunat Nr. 11 (Matrigen II) verordnet.
- Solunat Nr. 14 (Polypathik) wirkt entkrampfend, zugleich beruhigend und somit schmerzreduzierend. Trotz des deutlich entspannenden Effekts macht es nicht müde und eignet sich daher vor allem als Entspannungsmittel untertags.
- Solunat Nr. 16 wird zur Entlastung des Nierenstoffwechsels und zur Ausleitung über die Niere eingesetzt. Patienten mit Erkrankungen des Bewegungsapparats haben in den allermeisten Fällen schon viele Schmerzmittel eingenommen, bevor sie in die naturheilkundliche Praxis kommen. In solchen Fällen ist eine Stärkung der Nierenfunktion angezeigt.

- Degenerative Erkrankungen sprechen erfahrungsgemäß gut auf das Solunat Nr. 18 (Splenetik) an, welches Ablagerungen in Gelenken und Weichteilen löst.
- Solunat Nr. 28 (Ätherische Essenz I) enthält ätherische Öle, die eine beruhigende und entkrampfende Wirkung auf Nervengewebe und Muskulatur haben.
- Solunat Nr. 29 (Ätherische Essenz II) wirkt abschwellend und durchwärmend. Es wird bei Erkrankungen des Bewegungsapparats, meist zusammen mit Solunat Nr. 28 (Ätherische Essenz Nr. I), verwendet, indem die beiden Öle 1:1 gemischt werden.
- Die Sportsalbe enthält die beiden ätherischen Essenzen und zusätzlich Arnikaöl. Diese Kombination hat sich insbesondere bei Muskel- und Gelenkschmerzen jeder Art bewährt.

Arthrose

Unter Arthrose wird ein Gelenkschaden verstanden, der meist durch Fehlbelastung verursacht ist, aber auch nach Verletzungen oder durch angeborene Knorpeldefekte auftreten kann.

Die Arthrose entsteht durch ein Missverhältnis von Belastung und Belastbarkeit des Gelenkknorpels. Auslöser ist eine Verletzung beziehungsweise Abnutzung der schützenden Gelenkknorpelschicht, bis der Knochen teilweise oder ganz freiliegt. Der Knochen versucht sich nun zu schützen, indem er verstärkt Knochensubstanz aufbaut. Dadurch kommt es zu Deformierungen und knotigen Verdickungen der betroffenen Gelenke. Gleichzeitig kann abgeriebene Knochen- oder Knorpelsubstanz eine Entzündung der umgebenden Gelenkhaut verursachen – die Gelenke können daher überwärmt und gerötet sein, es kann auch ein Gelenkerguss entstehen. Dies wird als **aktivierte Arthrose** bezeichnet.

Typische Symptome einer Arthrose sind Schmerzen und Steifigkeit der Gelenke. Die Schmerzen werden durch kalte und feuchte Witterung verstärkt. Charakteristisch ist der sogenannte Anlaufschmerz. Die Morgensteifigkeit der Gelenke, die bei entzündlichen Gelenkerkrankungen oft über Stunden auftritt, kommt bei Arthrose nur für kurze Zeit vor, bis sich die Gelenke „eingelaufen" haben.

Durch **gezieltes Muskeltraining, viel Bewegung** und **Vermeiden von Überbelastung** der Gelenke kann einer Arthrose vorgebeugt werden. Bei Neugeborenen lässt sich durch Ultraschalluntersuchung eine Gelenkdeformation, die zu einer Arthrose führen kann, frühzeitig erkennen und behandeln.

Die **Schmerzbehandlung** mit Spagyrika erfolgt bei Arthrose sowohl symptomatisch mit der Sportsalbe und Solunat Nr. 28 (Ätherische Essenz Nr. I) wie auch kausal mit Solunat Nr. 3 (Azinat; Kap. 12.5).

Die Behandlung mit spagyrischen Heilmitteln (► **Tab. 13.10**) sollte mindestens über einen Zeitraum von 6 Monaten durchgeführt werden. Danach haben sich Blockbehandlungen über 2–3 Monate, vorzugsweise im Frühjahr und im Herbst, bewährt. Siehe auch Kap. 14.5.

► **Tab. 13.10** Medikation bei Arthrose.

Solunat	Dosierung	Begründung
Solunat Nr. 3	3-mal 10–15 Tr. über den Tag verteilt	Einsatz nur während einer akuten Entzündungsphase
Solunat Nr. 6	2-mal 5–10 Tr. morgens und abends	Ausleitung über die Haut
Solunat Nr. 16	1-mal 10 Tr. morgens	Ausleitung über die Niere
Solunat Nr. 18	2-mal 10 Tr. morgens und abends	Lösung von Ablagerungen und Verhärtungen in Muskulatur und Gelenken
Solunat Nr. 28 und/ oder Sportsalbe	mehrmals täglich auf betroffene Gelenke dünn auftragen	Durchwärmung, Verminderung von Schmerzen

▶ **Tab. 13.11** Medikation bei Bandscheibenvorfall.

Solunat	Dosierung	Begründung
Solunat Nr. 3	3-mal 10 Tr. über den Tag verteilt	Behandlung entzündlicher Prozesse in der Wirbelsäule
Solunat Nr. 4	1-mal 5–10 Tr. zur Nachtruhe	Entkrampfung und erholsamer Schlaf während der Nacht
Solunat Nr. 14	3-mal 5–10 Tr. über den Tag verteilt	Entkrampfung und Entspannung untertags
Solunat Nr. 17	2-mal 5–10 Tr. morgens und mittags	Behandlung des Bandscheibenvorfalls auf seelisch-geistiger Ebene
Sportsalbe	mehrmals täglich auf Schmerzregion auftragen	entkrampfende und durchwärmende Wirkung, schmerzstillende Wirkung

Bandscheibenvorfall

Mit zunehmendem Alter leiden immer mehr Menschen unter Bandscheibendegeneration und Bandscheibenvorfällen. Besonders betroffen sind die Lendenwirbelsäule und die Halswirbelsäule. Bandscheibenvorfälle im Bereich der **Lendenwirbelsäule** äußern sich in Schmerzen im Rücken, die sich bis in den Fuß erstrecken können. Veränderungen in der **Halswirbelsäule** verursachen Schmerzen und Sensibilitätsstörungen in der Schulter, in den Armen und Fingern. Ursächlich sind meist degenerativ bedingte Veränderungen in den Bandscheiben und den angrenzenden Wirbelkörpern.

Anmerkung: Viele Redewendungen beziehen sich auf den Rücken wie „Rückgrat beweisen“, „mit dem Rücken zur Wand stehen“, „das Kreuz brechen“ oder andere. Diese Formulierungen deuten bereits einen Zusammenhang zwischen geistig-seelischem „Ballast“ und Rückenschmerzen an.

Zur Diagnose eines Bandscheibenvorfalls sind Schnittbildverfahren notwendig (CT, MRT). Die Therapie kann meist konservativ ohne Operation durchgeführt werden. Dazu gehören **Ruhe,** Schmerztherapie (Kap. 12.5.1) und eine **Umstellung der Lebensweise.** Nur bei Nervenschädigungen ist ein **operativer** Eingriff mit Entfernung von Bandscheibenmaterial notwendig.

Bei konservativer Behandlung wird eine Begleittherapie mit spagyrischen Heilmitteln (▶ **Tab. 13.11**) über einen Zeitraum von etwa 6–8 Wochen empfohlen.

Zusatztherapie

- Stufenlagerung (▶ **Abb. 13.3**)
- Phlogenzym 3-mal 2 Tabletten/Tag

Fersensporn

Der Fersensporn ist eine dornartige, verknöcherte Ausziehung des Fersenbeins, das sich durch Reizung entzündet und dann Schmerzen verursachen kann. Er bildet sich am Sehnenansatz der Muskeln am Fersenbein als Folge von Mikroverletzungen des Gewebes. Im Verlauf der Heilung dieser Verletzungen lagert der Körper als Reparaturmaßnahme Knochenmaterial in den Sehnenansatz ein. Fersensporne können über sehr lange Zeit bestehen, ohne wesentliche Beschwerden zu verursachen. Kommt es jedoch zu einer Reizung im Bereich des verknöcherten Sehnenansatzes, können Entzündungen entstehen. Ohne Behandlung führen die Entzündungen wiederum zu einer Verstärkung der Verknöcherung und somit zu einer permanenten Verschlechterung mit der Gefahr eines chronischen Verlaufs (▶ **Tab. 13.12**).

Empfehlen Sie Ihrem Patienten zusätzlich, die Sportsalbe mehrmals täglich aufzutragen.

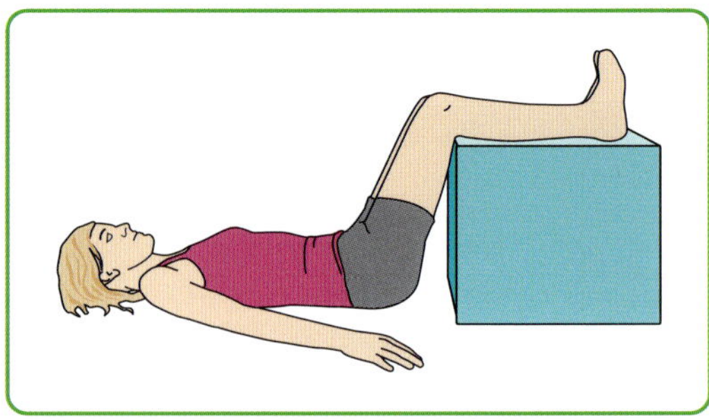

▶ **Abb. 13.3** Stufenlagerung. (Christine Lackner, Ittlingen)

▸ **Tab. 13.12** Medikation bei Fersensporn.

Solunat	Dosierung	Begründung
Solunat Nr. 3	3-mal 10 Tr. über den Tag verteilt	Behandlung des entzündlichen Prozesses
Solunat Nr. 6	2-mal 10 Tr. morgens und abends	Ausleitung über die Haut
Solunat Nr. 16	1-mal 10 Tr. morgens	Ausleitung über die Niere
Solunat Nr. 18	2-mal 10 Tr. morgens und abends	Lösung von Ablagerungen im betroffenen Gewebe

Fibromyalgie

Die Fibromyalgie wird heute als eine nicht entzündliche, weichteilrheumatische Erkrankung definiert, die mit generalisierten Schmerzen im ganzen Bewegungsapparat und Allgemeinsymptomen wie Abgeschlagenheit, Depression und Schlafstörungen einhergeht. Es sind davon überwiegend Frauen ab dem 35. Lebensjahr betroffen, mit Häufigkeitshöhepunkt im Klimakterium. Es wird ein gehäuftes familiäres Auftreten beobachtet.

Charakteristisch sind schmerzhafte Druckpunkte an verschiedenen Sehnenansätzen (▸ **Abb. 13.4**; 9 der 18 Druckpunkte sind hier dargestellt). Die Kriterien für die Diagnose Fibromyalgie sind erfüllt, wenn mindestens 11 der 18 Druckpunkte schmerzhaft sind und die Beschwerden länger als 3 Monate bestehen.

Bei Fibromyalgie finden sich keine typischen Laborwerte oder Veränderungen im Röntgenbild. Es besteht jedoch eine beobachtbare Beziehung zwischen Nachtschlaf und Fibromyalgie. Patienten mit Fibromyalgie klagen meist über **Schlafstörungen** und/oder fühlen sich morgens durch nicht erholsamen Schlaf wie „gerädert“. Im Umkehrschluss hat man bei Probanden durch Schlafentzug Fibromyalgiesymptome hervorrufen können. Die Entspannung der Muskulatur während des Schlafes und deren Auswirkung auf das psychische Schmerzerleben sind noch weitgehend unerforscht, scheinen aber vor Fibromyalgie zu schützen beziehungsweise ein wichtiger Therapieansatz zu sein. Medikation siehe ▸ **Tab. 13.13**.

Zusatztherapie

Bei starken Schmerzanfällen sollte Ihr Patient Arnica C30 oder C200 (1-mal 5 Globuli pro Tag, maximal über 5 Tage) verwenden.

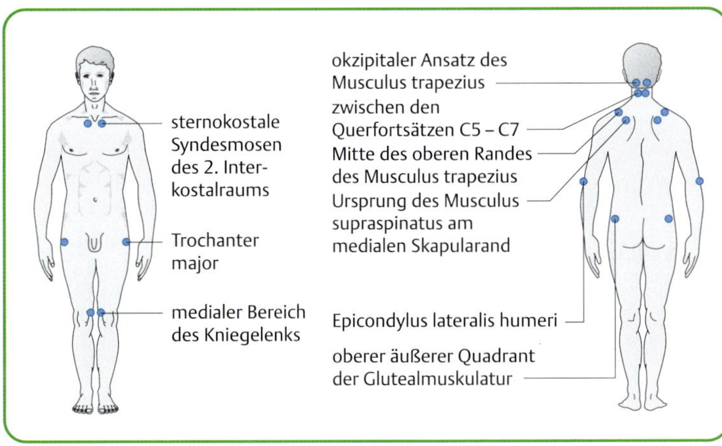

▸ **Abb. 13.4** Druckpunkte (Tender Points) zur Stellung der Diagnose Fibromyalgie. (Karin Baum, Paphos, Zypern)

▸ **Tab. 13.13** Medikation bei Fibromyalgie.

Solunat	Dosierung	Begründung
Solunat Nr. 3	2-mal 10 Tr. morgens und abends	entzündungshemmende Wirkung, Stabilisierung des Immunsystems
Solunat Nr. 4	3-mal 5–10 Tr. über den Tag verteilt, 1-mal 8 Tr. zur Nachtruhe	Regulation des vegetativen Nervensystems Anmerkung: Dies hat sich in der Praxis besonders gut bewährt.
Solunat Nr. 16	1-mal 5–10 Tr. morgens	Stärkung der Niere als Sitz der Lebenskraft, entkrampfende Wirkung durch die Kupferkomponente
Solunat Nr. 17	2-mal 5–10 Tr. morgens und mittags	antidepressive Wirkung, löst die meist seelische Erschöpfung

Osteoporose

Unter Osteoporose versteht man eine Abnahme der Knochenmasse, -struktur und -funktion; es handelt sich um die häufigste Knochenerkrankung. Sie führt zu einer schmerzhaften mechanischen Instabilität des Skeletts mit der Gefahr von Knochenbrüchen. Die wichtigsten Formen der Osteoporose sind die postklimakterische und die Altersosteoporose.

Die Diagnose der Osteoporose im Frühstadium ist nur eingeschränkt möglich, die fortgeschrittene Erkrankung ist dagegen auf Röntgenbildern meist gut zu erkennen. Unbehandelt schreitet die Osteoporose ständig voran und kann zu Invalidität und Pflegebedürftigkeit führen. Von besonderer Bedeutung sind vorbeugende Maßnahmen, zu denen eine **kalziumreiche Ernährung** und **regelmäßige körperliche Bewegung** gehören. Im Gegensatz zu früher wird die Hormonersatztherapie bei Frauen in den Wechseljahren nicht mehr generell empfohlen, sondern nur unter Abwägung des Nutzens und aller Risiken (▸ **Tab. 13.14**).

Zusatztherapie

Iso-Bikomplex Nr. 13 2-mal 2 Tbl. morgens und abends lutschen

Empfehlungen zur Lebensweise:

- Ihr Patient sollte Kaffee, Alkohol und Nikotin meiden sowie alle stark übersäuernden Lebensmittel so weit wie möglich einschränken.
- Bewegungstraining ist eine sehr wichtige Voraussetzung für die Verbesserung des Knochenstoffwechsels. Finden Sie zusammen mit Ihrem Patienten eine gelenkschonende Bewegungsart, die er gerne mag und täglich über wenigstens eine halbe Stunde anzuwenden bereit ist.

Rheumatoide Arthritis

Die Ursachen der rheumatoiden Arthritis sind noch nicht vollständig geklärt. Es bestehen jedoch Zusammenhänge zwischen genetischen Faktoren und autoimmunologischen Prozessen. Zudem sind Frauen häufiger betroffen als Männer. Meist treten die ersten Symptome in den Wechseljahren auf.

Typische Beschwerden sind nächtliche und morgendliche, meist symmetrische Schmerzen der Fingergelenke und eine Steifigkeit dieser Gelenke, die über Stunden anhalten kann. Bei fortschreitender Erkrankung können weitere Gelenke betroffen sein und es kann zu Gelenksdeformationen und seltener zu Organbeteiligung (Augen, Haut, Herz, Lunge) kommen.

▸ **Tab. 13.14** Medikation bei Osteoporose.

Solunat	Dosierung	Begründung
Solunat Nr. 2	2-mal 10 Tr. morgens und mittags	aufbauende Wirkung, insbesondere auf das Energieniveau
Solunat Nr. 10 oder Solunat Nr. 11	2–3-mal 10 Tr. über den Tag verteilt	Unterstützung des Knochenstoffwechsels, Nr. 10, wenn anfachende Wirkung, jedoch Nr. 11, wenn beruhigende Wirkung auf den Gesamtstoffwechsel erwünscht ist

► **Tab. 13.15** Medikation bei rheumatoider Arthritis.

Solunat	Dosierung	Begründung
Solunat Nr. 3	3-mal 10–15 Tr. über den Tag verteilt	antientzündliche Wirkung, Stabilisierung des Immunsystems
Solunat Nr. 6	2-mal 10 Tr. morgens und abends	Reinigung bradytrophen Gewebes
Solunat Nr. 16	1–2-mal 10 Tr. morgens und mittags	Ausleitung über die Niere
Solunat Nr. 18	2-mal 10–15 Tr. morgens und abends	Lösung von Verhärtungen
Solunat Nr. 28/29 1 : 1 gemischt oder Sportsalbe	mehrmals täglich äußerlich auftragen	schmerzstillende und abschwellende Wirkung

Vorbeugende Maßnahmen, um eine rheumatoide Arthritis zu verhindern oder aufzuhalten, gibt es nach dem heutigen Stand der Wissenschaft nicht. In der Naturheilkunde hat sich eine **konsequente Ausleitung** (2-mal jährlich ab dem 45. Lebensjahr) zur Stabilisierung des Immunsystems bewährt. Ebenso ist **regelmäßiges Bewegungstraining,** bei dem alle Gelenke gleichmäßig belastet werden (Wandern, Schwimmen, Radfahren, Yoga etc.), angezeigt. Auch eine **gezielte Ernährung** kann Gelenkdeformationen aufhalten und Schmerzen lindern. In meiner Praxis haben sich hier die Empfehlungen aus der ayurvedischen Heilkunde als sehr hilfreich erwiesen: Meiden von Schweinefleisch und maximal 2-mal pro Woche Nachtschattengewächse (Kartoffeln, Tomaten, Paprikaschoten und Auberginen) in den Speiseplan aufnehmen.

In der Praxis hat sich eine Kombination der Solunate bewährt, die Sie über einen Zeitraum von mindestens 3–4 Monate verordnen (► **Tab. 13.15**).

13.4 Blut- und Lymphsystem

„Blut ist ein besonderer Saft" lässt Goethe seinen Mephisto sagen und auch die Heiler aller Zeiten haben dem Blut einen besonderen Stellenwert zugewiesen. Ein Beispiel für die therapeutische Anwendung ist die traditionelle Eigenbluttherapie.

Naturheilkundlich Arbeitende greifen gerne auf diese alten Weisheiten zurück, was sich im Praxisalltag eindrücklich bei der Eigenbluttherapie bewährt hat.

Wenn das Blut alle Informationen enthält, ist auch die Abweichung vom Idealzustand darin enthalten und kann somit durch die **Selbstheilkräfte** des Körpers reguliert werden. Wenn aber die physische Zusammensetzung von Blut und Lymphe (sie wird in der alten Terminologie als weißes Blut bezeichnet) krankhaft verändert ist und es hier zu keiner Selbstheilung kommt, dann ist die Regulation der Selbstheilkräfte des gesamten Körpers blockiert. Menschen mit erkranktem Blut- und Lymphsystem leiden auf allen Körperebenen. Die Hauptorgane Herz, Lunge, Leber und Niere sind geschwächt, die Leistungsfähigkeit des Gehirns spürbar reduziert und das Stoffwechselgeschehen findet nur unzureichend statt.

Ziel des naturheilkundlichen Therapieansatzes ist, mithilfe einer Umstimmungstherapie die Selbstheilkräfte so weit zu aktivieren, dass Blut- und Lymphsystem in **Balance** kommen und somit alle Organfunktionen zur harmonischen Ordnung zurückfinden. Dies erfordert die **Mitarbeit des Patienten** bezüglich seiner Lebensführung und der geduldigen Einnahme der Mittel über einen längeren Zeitrahmen. Es hat sich bewährt, die spagyrischen Heilmittel zunächst über 3–4 Monate zu geben. Bei chronischen Erkrankungsformen empfiehlt es sich, im Anschluss an die Erstbehandlung 2-mal jährlich (Frühling und Herbst) präventiv eine Kur über 4 Wochen durchzuführen.

Wissen

Analogien zu den Planetenprinzipien

Das Blut wird dem **Mars**prinzip zugeordnet. Bei Anämien besteht ein Mangel an Marskraft. Durch Aktivierung des **Sonnen**prinzips werden die Ich-Kräfte des Menschen gestärkt und Mars kommt wieder in Ausgleich.

Die Lymphe wird aufgrund ihrer vielfältigen Transportaufgaben im gesamten Körper dem **Merkur**prinzip zugeordnet. Erkrankungen dieses Organsystems

▼

▼

bedürfen der Harmonisierung dieses Planetenprinzips. Neben merkurialen Heilmitteln, die unmittelbar Lymphe und Zwischenzellraum reinigen, geschieht dies durch Ausleitung über die Niere (**Venus**prinzip) und eine Stärkung des Immunsystems (**Mars**prinzip). Bei drohender Chronifizierung wird zusätzlich das überschießende **Saturn**prinzip behandelt.

13.4.1 Mittel der Wahl bei Erkrankungen des Blut- und Lymphsystems

Rotes Blutbild

- Die in Solunat Nr. 2 (Aquavit) enthaltenen karminativen Kräuter unterstützen den Verdauungsstoffwechsel. Die Nährstoffe können intensiver verwertet werden und stehen dem Aufbau des ganzen Organismus, auch der Bildung roter Blutkörperchen, verstärkt zur Verfügung.
- Solunat Nr. 17 (Sanguisol) wirkt aufhellend und bringt dem müden, anämischen Menschen mehr Freude am Leben. Diese mehr feinstoffliche Kraft unterstützt die körperlichen Kräfte bei ihren Aufbaufunktionen.
- Solunat Nr. 21 (Styptik) wirkt blutstillend und ist bei Anämien eine unverzichtbare Ursachenbehandlung.

Lymphsystem

- Solunat Nr. 3 (Azinat) wird bei Entzündungen eingesetzt und dient der Infektabwehr.
- Solunat Nr. 6 (Dyskrasin) reinigt den interstitiellen Raum und entlastet das Lymphsystem durch die Ausleitung über die Haut.
- Solunat Nr. 9 (Lymphatik) aktiviert die Lymphe, wirkt entzündungshemmend und leitet über die Haut aus.
- Solunat Nr. 16 (Renalin) aktiviert die Nierenfunktion und unterstützt durch seine ausleitende Wirkung die Reinigung der Lymphe.
- Solunat Nr. 18 (Splenetik) wird bei chronischen Erkrankungen des Lymphsystems verwendet. Dieses Solunat löst Ablagerungen und Verhärtungen in den Lymphknoten und reinigt die Milz.

Anämie

Blutarmut ist eine

- Verminderung der Hämoglobinkonzentration und/oder
- Verminderung der Erythrozyten und/oder
- Verminderung des Hämatokrits

unter die der Altersnorm und den geschlechtsspezifischen Normwerten entsprechende Menge. Die Ursachen hierfür sind vielfältig und vor einer Behandlung abzuklären, insbesondere bei akuter oder chronischer Blutungsneigung.

Mit den Spagyrika wird die Vitalität des ganzen Körpers, somit auch die der Erythropoese, angefacht (▶ **Tab. 13.16**).

Zusatztherapie

- Wala:
  - Levico comp 3-mal 5 Globuli über den Tag verteilt und/oder
  - Meteoreisen 3-mal 5–10 Globuli über den Tag verteilt
- Schüßler-Salze:
  - Nr. 3 Ferrum phosphoricum D 12 2–3-mal 2 Tabletten/Tag
- Empfehlungen zur Lebensführung:
  - Essen ohne Hast und Ärger mit ausreichendem Kauen und Einspeicheln der Nahrung
  - auf ausgewogene, frisch zubereitete Nahrung achten und keine Mikrowelle einsetzen
  - dem Körper nötige Ruhepausen gönnen

▶ **Tab. 13.16** Medikation bei Anämie.

Solunat	Dosierung	Begründung
Solunat Nr. 2	2-mal 10 Tr. morgens und mittags	verbesserte Aufnahme der Nährstoffe (auch der Eisenaufnahme), Steigerung der Vitalität
Solunat Nr. 17	2-mal 5–10 Tr. morgens und mittags	Anfachung des inneren Feuers, Einsatz bei Erschöpfung und Depression

Blutstillung

Bei allen Blutungen ist das Hauptmittel Solunat Nr. 21 (Styptik). Die Anwendung erfolgt je nach Fall innerlich und/oder äußerlich. Handelt es sich um eine sehr starke oder um eine lang andauernde Blutung, ist der Therapieplan Anämie (▶ **Tab. 13.17**), im Anschluss an die Blutstillung, über mindestens 2–3 Monate angezeigt.

Lymphadenitis

Bei einer Lymphadenitis (auch als Lymphadenopathie bezeichnet), handelt sich um eine Lymphknotenschwellung, die durch bakterielle oder virale Infektionen ausgelöst wird. Die akute Verlaufsform zeigt sich durch schmerzhaft angeschwollene Knoten.

Chronisch geschwollene Lymphknoten, meist am Kieferwinkel oder in der Leistenbeuge, sind meist schmerzlos. Aus naturheilkundlicher Sicht ist anzustreben, akute wie chronisch geschwollene Lymphknoten durch **Ausleitungsmaßnahmen** wieder zu ihrer vollen Funktionstüchtigkeit zurückzuführen und somit eine optimale Immunantwort zu gewährleisten.

Spricht Ihr Patient auf eine Behandlung mit den empfohlenen Solunaten (▶ **Tab. 13.18**) überhaupt nicht an, denken Sie daran, Morbus Hodgkin oder Non-Hodgkin auszuschließen.

Lymphödem

Das Lymphödem ist eine sicht- und tastbare Flüssigkeitsansammlung im Zwischenzellraum. Es handelt sich um ein chronisch-entzündliches Krankheitsbild, das meist die Extremitäten, aber auch Gesicht, Hals, Rumpf und Genitalien betreffen kann. Die Ursache kann eine Fehlbildung der Lymphgefäße sein, aber auch als Folge von Entzündung, Strahlentherapie oder operativer Entfernung einzelner Lymphknoten auftreten. In allen Fällen ist der Abfluss der interstitiellen Flüssigkeit über die Lymphbahnen nicht mehr genügend gewährleistet.

Die Therapie mit Spagyrik (▶ **Tab. 13.19**) aktiviert den noch funktionierenden **Lymphabfluss** und unterstützt die **Ableitung über die Niere**. Eine **manuelle Therapie** in Form von Lymphdrainage und/oder Osteopathie ist immer angezeigt. Motivieren Sie Ihren Patienten, täglich durch physiotherapeutisch angeleitete Übungen den Lymphkreislauf zu aktivieren.

▶ **Tab. 13.17** Medikation bei Blutungen.

Solunat	Dosierung	Begründung
Solunat Nr. 21	3–4-mal 10 Tr. über den Tag verteilt (innerlich)	Therapieform bei starken und lang andauernden Blutungen, z. B. bei Morbus Crohn, zu starker Menstruation, blutenden Hämorrhoiden
Solunat Nr. 21	2-mal 10 Tr. morgens und abends (innerlich)	bei chronischer Blutungsneigung
Solunat Nr. 21	15–20 Tr. in abgekochtes Wasser (½ Tasse)	zur äußerlichen Behandlung bei Verletzungen, bei Nasenbluten eine Tamponade damit tränken
Solunat Nr. 3 + Solunat Nr. 21	je 5–10 Tr. ins Zahnputzwasser	bei chronischem Zahnfleischbluten zur Entzündungshemmung und Blutstillung

▶ **Tab. 13.18** Medikation bei Lymphadenitis.

Solunat	Dosierung	Begründung
Solunat Nr. 3	3-mal 10 Tr. über den Tag verteilt	Einsatz nur bei akuter Entzündung zur Infektabwehr
Solunat Nr. 6	2-mal 10 Tr. morgens und abends	Ausleitung des interstitiellen Raumes über die Haut
Solunat Nr. 9	3-mal 15–20 Tr. über den Tag verteilt	Aktivierung des Lymphsystems, Ausleitung
Solunat Nr. 16	1-mal 10 Tr. morgens	Ausleitung über die Niere
Solunat Nr. 18	2-mal 10 Tr. morgens und abends	Einsatz nur bei chronischer Verlaufsform zum Lösen der verhärteten Knoten

▶ **Tab. 13.19** Medikation bei Lymphödem.

Solunat	Dosierung	Begründung
Solunat Nr. 9	3-mal 15–20 Tr. über den Tag verteilt	Aktivierung des Lymphsystems
Solunat Nr. 14	2-mal 5–10 Tr. morgens und abends	Regulation des Wasserhaushalts durch spagyrisch aufgeschlossene Kalzium- und Natrium-Salze
Solunat Nr. 16	1–2-mal 10 Tr. morgens und mittags	Ausleitung über das Nierensystem

13.5 Geschlechtsorgane – Erkrankungen der Frau

Im Gespräch mit meinen Patientinnen habe ich mir öfter die Frage gestellt, ob in unserem Kulturkreis die Tatsache, eine Frau zu sein, schon eine Krankheit ist. Von der Menarche bis ins hohe Alter benötigen Frauen häufig medizinische Unterstützung und viele empfinden ihr Frausein als Last. Hormongaben sind sehr willkommen, diese Bürde aus der persönlichen Wahrnehmung zu entfernen. Aber der Körper lässt sich auf Dauer nicht betrügen und fordert über kurz oder lang sein Recht ein. Erkrankungen der Haut, Schilddrüsenprobleme, Kopfschmerzen, Krampfadern und andere Leiden, die scheinbar nichts mit dem weiblichen Unterleib zu tun haben, können Ausdruck eines tief verletzten, weiblichen Rhythmus sein.

Ich sehe es als Aufgabe ganzheitlich arbeitender Heilkundler, diesen Frauen – vor jeder anderen therapeutischen Unterstützung – als Erstes wieder Stolz und Würde ihres Frauseins zu vermitteln.

Wissen

Analogien zu den Planetenprinzipien

Erkrankungen der weiblichen Geschlechtsorgane weisen in erster Linie auf eine Disharmonie des **Mond**prinzips (Fertilität) und des **Venus**prinzips (Frausein) hin.

Spezifizieren wir einzelne Erkrankungsformen der weiblichen Geschlechtsorgane, erkennen wir bei entzündlichen Erkrankungen zusätzlich das Marsprinzip, bei Erkrankungsformen mit Gewebewucherung ein überschießendes **Jupiter**prinzip und bei allen chronischen Verlaufsformen das **Saturn**prinzip

13.5.1 Mittel der Wahl bei Erkrankungen der weiblichen Geschlechtsorgane

- Solunat Nr. 1 (Alcangrol) wird zur Regulation des gestörten Zellstoffwechsels eingesetzt, wenn sich Proliferationen in Form von Zysten oder Myomen gebildet haben.
- Solunat Nr. 2 (Aquavit) dient dem Aufbau der Körperkräfte in der Rekonvaleszenz. Es ist besonders geeignet für werdende und stillende Mütter sowie im Wochenbett.
- Solunat Nr. 3 (Azinat) stärkt das Immunsystem und ist bei allen entzündlichen Erkrankungen der Geschlechtsorgane das Mittel der Wahl.
- Solunat Nr. 4 (Cerebretik) wird zur Stärkung des vegetativen Nervensystems eingesetzt. Durch das lunare Silber wird der intuitive aufnehmende, weibliche Pol gestärkt; es ist Teil einer Rhythmisierung.
- Solunat Nr. 9 (Lymphatik) ist ein Ergänzungsmittel zu Solunat Nr. 1. Es leitet über die Lymphorgane aus.
- Solunat Nr. 10 (Matrigen I) reguliert aktivierend den hormonellen Regelkreis der weiblichen Geschlechtsorgane. Es wirkt allgemein anregend auf den Gesamtstoffwechsel.
- Solunat Nr. 11 (Matrigen II) reguliert retardierend den hormonellen Regelkreis der weiblichen Geschlechtsorgane. Es wirkt allgemein retardierend auf den Gesamtstoffwechsel.
- Solunat Nr. 14 (Polypathik) wirkt auf der seelischen Ebene entspannend, auf körperlicher schmerz- und krampflösend.
- Solunat Nr. 16 (Renalin) stärkt das Urogenitalsystem und wirkt über den Kupferanteil entkrampfend.
- Solunat Nr. 17 (Sanguisol) stärkt die Psyche und gilt als das seelisch-geistige Lebenselixier.

- Solunat Nr. 21 (Styptik) wirkt stark adstringierend und ist daher das Mittel der Wahl bei starken Blutungen, gleich welcher Genese. Es stärkt zudem alle Prozesse, die mit dem Eisenstoffwechsel in Zusammenhang stehen.

Adnexitis

Adnexitis ist eine ein- oder beidseitige Entzündung von Eileiter und/oder Eierstock. Sie entsteht häufig nach einer Scheidenentzündung, deren Erreger durch Scheide und Gebärmutter in die Eileiter und Eierstöcke aufsteigen. Die akute Adnexitis beginnt mit starken Unterleibsschmerzen, Fieber und ausgeprägtem Krankheitsgefühl. Die chronische Adnexitis wird meist durch ein Druck- oder Schweregefühl im Unterleib wahrgenommen. Diese Symptome können sehr unterschiedlich in ihrer Intensität empfunden werden.

Die Behandlung mit Spagyrika stärkt das Immunsystem, wirkt entzündungshemmend, gewebereinigend und ausleitend. Bei akuter Adnexitis wird das fiebersenkende Mittel Solunat Nr. 7 (Epidemik) eingesetzt (▶ **Tab. 13.20**). Bei der chronischen Adnexitis ist insbesondere an das Solunat Nr. 18 (Splenetik) zur Lösung der Chronifizierung zu denken (▶ **Tab. 13.21**).

Zusatztherapie

Es empfiehlt sich, sowohl bei akuter wie auch chronischer Verlaufsform der Adnexitis, 1–2-mal täglich Umschläge auf den Unterleib zu machen.

Dazu nehmen Sie

- 100 Milliliter Kamillentee,
- 30 Tropfen Solunat Nr. 11 (Matrigen II) und
- 30 Tropfen Solunat Nr. 21 (Styptik).

Damit wird ein Baumwolltuch befeuchtet und auf den Unterleib gelegt. Die Patientin wickelt sich zusätzlich in ein großes Frottee- oder Wolltuch ein und ruht damit mindestens eine halbe bis ganze Stunde.

Amenorrhö

Das Ausbleiben der Regelblutung, das während Schwangerschaft und Stillzeit der natürliche Zustand ist, wird außerhalb dieser Zeit unterschieden in primäre Amenorrhö (keine Monatsblutung über das 16. Lebensjahr hinaus) und eine sekun-

▶ **Tab. 13.20** Medikation bei akuter Adnexitis.

Solunat	Dosierung	Begründung
Solunat Nr. 7	3–4-mal 10 Tr. über den Tag verteilt	Regulation der Körpertemperatur, fiebersenkende Wirkung, Ausleitung bakterieller und viraler Erreger
Solunat Nr. 11	2–3-mal 10 Tr. über den Tag verteilt	beruhigende und regulierende Wirkung auf das weibliche Genitalsystem
Solunat Nr. 16	2-mal 10 Tr. morgens und mittags	zur Stärkung des Urogenitalsystems, Ausleitung über die Niere
Solunat Nr. 21	2–3-mal 10 Tr. über den Tag verteilt	adstringierende Wirkung, entzündungshemmende Wirkung

▶ **Tab. 13.21** Medikation bei chronischer Adnexitis.

Solunat	Dosierung	Begründung
Solunat Nr. 3	2-mal 10 Tr. morgens und abends	Stärkung des Immunsystems, Ausleitung bakterieller und viraler Erreger
Solunat Nr. 11	2-mal 10 Tr. morgens und abends	beruhigende und regulierende Wirkung auf das weibliche Genitalsystem
Solunat Nr. 16	1-mal 10 Tr. morgens	zur Stärkung des Urogenitalsystems, Ausleitung über die Niere
Solunat Nr. 18	2–3-mal 10 Tr. über den Tag verteilt	Lösung von Chronifizierung auf körperlicher und seelisch-geistiger Ebene

däre Amenorrhö, bei der bereits ein normaler Zyklus bestand, bevor die Regelblutung ausblieb.

Die **primäre Amenorrhö** hat fast immer körperliche Ursachen, wie genitale Fehlbildungen, Funktionsstörung der Eierstöcke und hormonelle Störungen, meist ausgehend von der Hirnanhangdrüse.

Die **sekundäre Amenorrhö** wird häufig durch psychische und/oder körperliche Belastungen ausgelöst, wie Reisen über Zeitzonen, Leistungssport, Stress oder starke Gewichtsabnahme (z. B. bei Magersucht). Selten ist die Ursachen eine hormonelle Entgleisung, z. B. bei einem hormonproduzierenden Tumor der Eierstöcke. Die Ursache können Medikamente sein (z. B. therapeutische Hormonpräparate, Krebsmittel, Psychopharmaka und einige Blutdrucksenker). Außerdem kann es nach Absetzen der Pille oder der Dreimonatsspritze zu einer vorübergehenden Amenorrhö kommen, bis sich der normale Zyklus wieder eingependelt hat.

Die Spagyrik findet ihren Einsatz hauptsächlich bei der sekundären Amenorrhö (▸ **Tab. 13.23**). Bei der primären Amenorrhö (▸ **Tab. 13.22**) empfiehlt sich ein Versuch dennoch, es sei denn, es handelt sich um eine genitale Fehlbildung.

Zusatztherapie

- Phyto-L (Steierl) 2-mal 20–30 Tropfen zur Anregung der Hypophysenfunktion
- Reibesitzbad (Kap. 16.7): über mindestens 6 Monate (besser 12 Monate) zur Stabilisierung durchführen, auch wenn in der Zwischenzeit die Periode eingetreten ist

Dysmenorrhö

Die schmerzhafte Regelblutung kann schon bei jungen Mädchen ab der Menarche auftreten, ausgelöst durch hormonelle Fehlsteuerung. Sie wird als **primäre Dysmenorrhö** bezeichnet. Die **sekundäre Dysmenorrhö** ist oft organischer Natur und entwickelt sich im Laufe der Jahre. Die Ursache ist meist eine Endometriose, seltener Myome. Eine Spirale kann ebenfalls der Grund einer Dysmenorrhö sein.

Die Behandlung der primären Dysmenorrhö bei jungen Mädchen sollte über ½ Jahr zur Stabilisierung der hormonellen Steuerung durchgeführt werden (▸ **Tab. 13.24**).

Zusatztherapie

- Phyto-L (Steierl) 2-mal 20–30 Tropfen zur Anregung der Hypophysenfunktion
- Ceres Alchemilla Urtinktur 2-mal 3 Tropfen morgens und abends
  bewährtes Zusatzmittel bei Einsetzen der Blutung (5 Tropfen stündlich, maximal 6-mal) zur Schmerzreduktion
- Reibesitzbad über mindestens 6 Monate

▸ **Tab. 13.22** Medikation bei primärer Amenorrhö.

Solunat	Dosierung	Begründung
Solunat Nr. 2	2-mal 10 Tr. morgens und mittags	bei Mangel an vitaler Spannkraft
Solunat Nr. 10	2–3-mal 10 Tr. über den Tag verteilt	Aktivierung und Regulation des hormonellen Regelkreises
Solunat Nr. 16	1-mal 10 Tr. morgens	zur Stärkung des Urogenitalsystems, seelisch ausgleichende und entkrampfende Wirkung

▸ **Tab. 13.23** Medikation bei sekundärer Amenorrhö.

Solunat	Dosierung	Begründung
Solunat Nr. 2	2-mal 10 Tr. morgens und abends	bei Mangel an vitaler Spannkraft
Solunat Nr. 4	2-mal 3–5 Tr. mittags und abends, 1-mal 8–10 Tr. zur Nachtruhe	Ausgleich des vegetativen Nervensystems
Solunat Nr. 10	2–3-mal 10 Tr. über den Tag verteilt	Aktivierung und Regulation des hormonellen Regelkreises

▶ **Tab. 13.24** Medikation bei Dysmenorrhö.

Solunat	Dosierung	Begründung
Solunat Nr. 1	3-mal 10–15 Tr. über den Tag verteilt	zur Regulation des Zellstoffwechsels (bei Ursache Endometriose oder Myom)
Solunat Nr. 4	1-mal 5–8 Tr. zur Nachtruhe	Ausgleich des vegetativen Nervensystems
Solunat Nr. 9	3-mal 10 Tr. über den Tag verteilt	Einsatz nur in Verbindung mit Solunat Nr. 1, Ausleitung über die Lymphe
Solunat Nr. 10	2-mal 10 Tr. morgens und abends	Regulation des hormonellen Regelkreises bei schwacher oder normal starker Blutung
Solunat Nr. 11	2-mal 10 Tr. morgens und abends	Regulation des hormonellen Regelkreises bei starker und/oder langer Blutung
Solunat Nr. 14	3–4-mal 5–10 Tr. über den Tag verteilt	Einsatz nur an Tagen mit Periodenkrämpfen, krampflösende Wirkung über das ZNS
Solunat Nr. 16	1-mal 10 Tr. morgens	entkrampfende und harmonisierende Wirkung durch die Kupferkomponente
Solunat Nr. 21	3–4-mal 10 Tr. über den Tag verteilt	Einsatz nur bei sehr starker Regelblutung

▶ **Tab. 13.25** Grundtherapie.

Solunat	Dosierung	Begründung
Solunat Nr. 4	1–2-mal 5–8 Tr. zur Nachtruhe	zur Beruhigung des vegetativen Nervensystems
Solunat Nr. 10	2-mal 8–10 Tr. morgens und abends	stabilisiert den hormonellen Regelkreis
Solunat Nr. 14	2–4-mal 5 Tr. über den Tag verteilt	entspannt und entkrampft

▶ **Tab. 13.26** Zusätzliche Solunate, je nach Beschwerden.

Solunat	Dosierung	Begründung
Solunat Nr. 9	2–4-mal 10 Tr. über den Tag verteilt	bei Ödembildung
Solunat Nr. 16	2-mal 5–10 Tr. morgens und abends	zur Stärkung des Urogenitalsystems bei Reizblase
Solunat Nr. 17	1-mal 3–5 Tr. morgens	bei depressiver Stimmungslage

Prämenstruelles Syndrom (PMS)

Dieses vielfältige Beschwerdebild, unter dem Frauen zwischen 3 Tagen und 2 Wochen vor der Menstruation leiden, wird über mindestens 4–6 Monate mit folgender Umstimmungstherapie (▶ **Tab. 13.25**) behandelt.

Folgende Solunate (▶ **Tab. 13.26**) werden zusätzlich zu obenstehender Grundtherapie, je nach Beschwerdebild, verabreicht.

Zusatztherapie

- Reibesitzbad über mindestens 4 Monate
- „Heiße 7“ mit Schüssler-Salz Nr. 7 D 12 (10 Tbl. in heißem Wasser gelöst, schluckweise trinken)

Endometriose

Bei Endometriose bildet sich Gebärmutterschleimhaut entweder in der Muskulatur der Gebärmutter oder außerhalb der Gebärmutterhöhle, beispielsweise in Enddarm, Eileiter oder Eierstock. Das verlagerte Gewebe nimmt an den zyklischen Veränderungen der Gebärmutter teil und führt so zu einer sehr schmerzhaften Regelblutung, begleitet von Schmerzen im unteren Rücken. Es kann zu Blut in Stuhl und Urin kommen, abhängig davon, in welchem Organ sich das verlagerte Schleimhautgewebe befindet. Die Endometriose verschwindet natürlicherweise erst mit dem Erreichen der Menopause, da diese Erkrankung an den hormonellen Zyklus der Frau gebunden ist. Schulmedizinisch wird versucht, durch **operatives Entfernen** der Endometrioseherde das Leid der betroffenen Frauen zu beenden. Es muss aber damit gerechnet werden, dass bei der Operation nicht alle Zellen gefunden werden und nach einigen Monaten die Beschwerden erneut aufflammen. Die zweite schulmedizinische Option sind durch **Hormongaben** verfrüht herbeigeführte Wechseljahre.

Die spagyrische Behandlung zielt auf eine **Regulation des Zellstoffwechsels,** eine ausgeglichene Gesamtstoffwechsellage, eine Beruhigung des Vegetativums und eine Reduktion der Menstruationsblutung. Die empfohlenen Solunate werden über einen Zeitraum von 4–6 Monate eingenommen (▶ **Tab. 13.27**).

Fertilitätsstörungen

Frauen mit unerfülltem Kinderwunsch suchen meist dann naturheilkundliche Hilfe, wenn sie schon eine oder mehrere künstliche Befruchtungen erfolglos hinter sich haben. Es gibt aber auch die Patientin, die aufgrund von Vorerkrankungen auf natürlichem Weg keine Kinder mehr bekommen kann. Sie sucht die naturheilkundliche Begleitung, um einer künstlichen Befruchtung die größtmögliche Chance zu geben sowie die für sie sehr spannungsgeladene Zeit nervlich optimal durchzustehen. In beiden Fällen ist das **Patientengespräch** zum Aufbau einer vertrauensvollen Therapiebasis unabdingbare Voraussetzung.

Mit spagyrischen Heilmitteln (▶ **Tab. 13.28**) ist es erfahrungsgemäß möglich, die Fertilität zu steigern, das vegetative Nervensystem auszugleichen und das häufig reduzierte Selbstbewusstsein der Patientin zu stabilisieren. All dies sind Grundvoraussetzungen einer erfolgreichen Konzeption.

Die empfohlene Behandlungsdauer mit den Spagyrika sind 6 Monate. In dieser Zeit sollte es zu einer erfolgreichen Konzeption gekommen sein. Ist dies nicht der Fall, müssen andere Möglichkeiten ausgeschöpft werden.

Zusatztherapie

- Das Reibesitzbad (Kap. 16.7) beschleunigt die Konzeptionsbereitschaft.
- Bei schlanken, sehr angespannten Frauen mit vielen „männlichen“ Verhaltensweisen ist eine 1-malige Gabe Cuprum C30 5 Globuli angeraten.

▶ **Tab. 13.27** Medikation bei Endometriose.

Solunat	Dosierung	Begründung
Solunat Nr. 1	3-mal 10–15 Tr. morgens und abends	zur Regulation des Zellstoffwechsels
Solunat Nr. 4	4–5-mal 5 Tr. über den Tag verteilt	Einnahme nur während der schmerzhaften Menstruation, beruhigende und entkrampfende Wirkung
Solunat Nr. 6	2-mal 10 Tr. morgens und abends	Reinigung des interstitiellen Raumes und zugleich Drainagemittel für Solunat Nr. 1
Solunat Nr. 11	2-mal 10–15 Tr. morgens und abends	retardierende Wirkung auf den hormonellen Regelkreis
Solunat Nr. 21	2-mal 10 Tr. morgens und abends	adstringierende, blutstillende Wirkung

▶ **Tab. 13.28** Medikation zur Steigerung der weiblichen Fertilität.

Solunat	Dosierung	Begründung
Solunat Nr. 4	2-mal 5–10 Tr. abends und zur Nachtruhe	Ausgleich des vegetativen Nervensystems
Solunat Nr. 10	2-mal 10 Tr. morgens und abends	Aktivierung und Regulation des hormonellen Regelkreises
Solunat Nr. 16	1-mal 10 Tr. morgens	entkrampfende und harmonisierende Wirkung auf den weiblichen Unterleib durch die Kupferkomponente

▶ **Tab. 13.29** Medikation begleitend zur künstlichen Befruchtung.

Solunat	Dosierung	Begründung
Solunat Nr. 2	2-mal 10 Tr. morgens und mittags	Vitalisierung und Aktivierung der Körperfunktionen
Solunat Nr. 4	2-mal 5 Tr. abends und zur Nachtruhe	Beruhigung des Vegetativums, entkrampfende Wirkung
Solunat Nr. 10	2-mal 10 Tr. morgens und abends	Aktivierung des Regelkreises der weiblichen Geschlechtsorgane, Absetzen nach erfolgreicher Konzeption
Solunat Nr. 14	nur bei Bedarf bis zu 5 Tr. stündlich	beruhigende und entkrampfende Wirkung, ist nur am Tag der künstlichen Befruchtung angezeigt
Solunat Nr. 16	1-mal 10 Tr. morgens	entkrampfende und harmonisierende Wirkung auf den weiblichen Unterleib durch die Kupferkomponente

▶ **Tab. 13.30** Medikation bei Mamma cystica (Brustzysten).

Solunat	Dosierung	Begründung
Solunat Nr. 1	2-mal 15–20 Tr. morgens und abends	Regulation des Zellstoffwechsels, antiproliferative Wirkung
Solunat Nr. 9	2-mal 10–15 Tr. morgens und abends	wirkungsvolles Ausleitungsmittel im Brustbereich, Begleitmittel von Solunat Nr. 1
Solunat Nr. 16	1-mal 10 Tr. morgens	Unterstützung der Ausleitung über die Niere

- Stark übergewichtigen Frauen empfehlen Sie als ersten Schritt eine Ausleitungskur (Kap. 10) über 4–6 Wochen. Ernährungsempfehlungen sind der individuellen Situation der Patientin anzupassen.

Therapieempfehlungen begleitend zur künstlichen Befruchtung

Die empfohlenen Solunate werden während der gesamten Zeit der Vorbereitung auf die Befruchtung gegeben (▶ **Tab. 13.29**). Nach erfolgreicher Befruchtung empfiehlt es sich, zur Stabilisierung der Schwangerschaft die Solunate noch weitere 8–12 Wochen einzunehmen.

Zusatztherapie

Das Reibesitzbad aktiviert und stabilisiert die Funktionen des Unterleibs. Es wird nach erfolgter Befruchtung abgesetzt.

Mamma cystica

Zysten können überall im Körper vorkommen, auch in einer oder beiden Brüsten. Eine Zyste ist eine von einer Kapsel umgebene, sackartige Geschwulst mit einem dünn- oder dickflüssigen Inhalt. Meist handelt es sich bei Brustzysten um gutartige Gewebeveränderungen, dennoch muss die Möglichkeit der Malignität mit bedacht und vom Facharzt ausgeschlossen werden. Gutartige Zysten sprechen rasch und nachhaltig auf spagyrische Heilmittel an (▶ **Tab. 13.30**).

Metrorrhagie

Bei Metrorrhagie handelt es sich um Blutungen, die zusätzlich zur normalen Menstruationsblutung auftreten und mehrere Tage dauern. Als Ursache können eine Reihe organischer Erkrankungen infrage kommen, wie Gebärmutterentzündung, Myome, Polypen, Gebärmutter- oder Scheidenkrebs. Außerdem können hormonelle Störungen der Grund für Zusatzblutungen sein. In jedem Fall ist eine gynäkologische Abklärung erforderlich.

Ist ein Krebsgeschehen ausgeschlossen (Kap. 12.7), beinhaltet die spagyrische Therapie ein Ausbalancieren des hormonellen Regelkreises, eine Reinigung des interstitiellen Raumes, eine Reduktion der Blutung sowie eine antientzündliche Behandlung (▶ **Tab. 13.31**).

▶ **Tab. 13.31** Medikation bei Metrorrhagie (Zusatzblutungen).

Solunat	Dosierung	Begründung
Solunat Nr. 6	2-mal 10 Tr. morgens und abends	zur Reinigung des interstitiellen Raumes, Ausleitung über die Haut
Solunat Nr. 11	2–3-mal 10 Tr. über den Tag verteilt	Regulation des hormonellen Regelkreises, retardierende Wirkung auf Blutungen
Solunat Nr. 16	2-mal 10 Tr. morgens	Harmonisierung des Urogenitalsystems, Ausleitung über die Niere
Solunat Nr. 21	3-mal 10 Tr. über den Tag verteilt	blutstillende und gewebereinigende Wirkung

Die Dauer der Therapie beträgt 3–6 Monate. Nach 2 normalen Regelblutungen kann sie beendet werden.

Zusatztherapie

Das Reibesitzbad (Kap. 16.7) als Regulativ beschleunigt den Therapieerfolg.

Myom

Myome sind gutartige Wucherungen der glatten Muskulatur der Gebärmutter. Sie rufen über lange Zeit meist keine Beschwerden hervor, führen aber letztendlich zu verstärkter Menstruationsblutung und/oder Regelschmerzen. Myome, die in die Bauchhöhle hineinwachsen, können auf Nachbarorgane drücken und diese beengen. Ein Fünftel aller Frauen über 35 Jahre hat Myome. Diese können auch Ursache für Fehlgeburten und Kinderlosigkeit sein.

Eine Behandlung mit Spagyrika wird über einen Zeitraum von 6 Monaten durchgeführt (▶ **Tab. 13.32**). Danach ist eine Kontrolle mit Ultraschall zu empfehlen. Das Myom sollte sich in diesem Zeitraum signifikant verkleinert haben. Trifft dies zu, wird die Therapie bis zum völligen Verschwinden des Myoms fortgesetzt.

Ovarialzysten

Eierstockzysten sind gutartige Veränderungen am Eierstock mit zystischem Aussehen, und die sackartige Geschwulst ist mit einem dünn- oder dickflüssigen Inhalt gefüllt. Bei den symptomlosen, durch Ultraschall zufällig entdeckten Ovarialzysten handelt es sich meist um funktionelle Veränderungen, die nicht operiert werden müssen. Dennoch ist Frauen ab dem 40. Lebensjahr und in der Postmenopause mit Ovarialzysten anzuraten, diese regelmäßig vonseiten eines Gynäkologen beobachten zu lassen.

In der Naturheilkunde wird bei Ovarialzysten von einem „Weinen nach unten" gesprochen. Im Gespräch mit Patientinnen zeigt sich häufig, wie zutreffend dieses Bild ist. Darauf angesprochen, fließen bei vielen die Tränen und sie berichten über ungewollte Kinderlosigkeit, Missbrauchserlebnisse, Verkrampfung bei der Sexualität und viele schmerzhafte Erlebnisse mehr. So wird bei der spagyrischen Behandlung von Ovarialzysten (▶ **Tab. 13.33**) nicht nur einer möglichen bösartigen Veränderung vorgebeugt. Es wird, neben einer Gewebereinigung, auch die seelische Situation der Patientin stabilisiert.

▶ **Tab. 13.32** Medikation bei Myomen.

Solunat	Dosierung	Begründung
Solunat Nr. 1	2-mal 15–20 Tr. morgens und abends	Regulation des Zellstoffwechsels, antiproliferative Wirkung
Solunat Nr. 6	2-mal 10 Tr. morgens und abends	Ausleitung des interstitiellen Raumes, hier Begleitmittel von Solunat Nr. 1 statt Nr. 9
Solunat Nr. 11	2-mal 10–15 Tr. über den Tag verteilt	retardierende Wirkung auf den hormonellen Regelkreis der Frau
Solunat Nr. 21	3-mal 10–15 Tr. über den Tag verteilt	nur bei starker Menstruationsblutung zur Blutstillung

▶ **Tab. 13.33** Medikation bei Ovarialzysten.

Solunat	Dosierung	Begründung
Solunat Nr. 1	2-mal 10–15 Tr. morgens und abends	Regulation des Zellstoffwechsels, antiproliferative Wirkung
Solunat Nr. 4	2-mal 5 Tr. abends und zur Nachtruhe	zur Stabilisierung des vegetativen Nervensystems
Solunat Nr. 6	2-mal 10–15 Tr. morgens und abends	Ausleitung des interstitiellen Raumes, hier Begleitmittel von Solunat Nr. 1
Solunat Nr. 11	2-mal 10 Tr. morgens und abends	retardierende Wirkung auf den hormonellen Regelkreis der Frau
Solunat Nr. 16	2-mal 10 Tr. morgens und mittags	über die Niere, harmonisierende Wirkung auf seelischer Ebene

Die Behandlung wird über 2–3 Monate durchgeführt, danach ist eine nochmalige Ultraschallkontrolle empfehlenswert.

Zusatztherapie

Von Weleda Stannum met. praep. D 12 2-mal täglich 1 Msp. zusätzlich zu obigem Therapieplan.

Idealerweise wird Stannum bei Ovarialzysten nur während der abnehmenden Mondphase gegeben. Die strukturierende Wirkung von Stannum wirkt, insbesondere im weiblichen Unterleib, besonders intensiv, wenn die rhythmisierende Mondkraft zusätzlich genutzt wird. Dafür gibt es keine wissenschaftlichen Beweise, aber ausreichende Erfahrung bei der Anwendung.

Vaginale Pilzinfektionen

Pilze gehören als Teil der Scheiden- und Darmflora zu den ständigen Bewohnern dieser Bereiche und sind in der Regel für den Körper ungefährlich. Unter bestimmten Bedingungen kann sich jedoch, z. B. bei Neutralisation des vaginalen pH-Wertes, eine Art der Pilze, meist des Candida-Stammes, schnell vermehren und eine Infektion auslösen. Mögliche Ursachen für die pH-Wert-Änderung sind ein geschwächtes Immunsystem, Hormonschwankungen, enge oder luftundurchlässige Kleidung, falsche Intimhygiene, Zuckerkrankheit und Schwangerschaft. Auch nach Antibiotikabehandlungen kann sich das Scheidenmilieu so weit verändert haben, dass Candida albicans vermehrt auftritt. Bei manchen Frauen wird zudem durch das Tragen von Tampons die Scheidenschleimhaut so stark gereizt, dass dadurch eine Pilzinfektion begünstigt wird.

Die Behandlung mit spagyrischen Heilmitteln verläuft bei der vaginalen Pilzinfektion in 2 Abschnitten. Zunächst wird über 4 Wochen das Immunsystem gestärkt und der Körper durch eine begleitende Ausleitung gereinigt (▶ **Tab. 13.34**). Im Anschluss an diese Behandlung folgt über 3 Monate eine Aufbaukur zur Kräftigung des Genitaltrakts und zur Vorbeugung ein Rezidiv (▶ **Tab. 13.35**).

▶ **Tab. 13.34** Medikation bei vaginaler Pilzinfektion, Teil 1: Stärkung Immunsystem und Ausleitung.

Solunat	Dosierung	Begründung
Solunat Nr. 3	3-mal 10 Tr. über den Tag verteilt	Aufbau des Immunsystems, Ausleitung über die Schleimhaut
Solunat Nr. 6	2-mal 10 Tr. morgens und abends	Reinigung des interstitiellen Raumes, Ausleitung über die Haut
Solunat Nr. 9	2-mal 10 Tr. morgens und abends	Ausleitung über das Lymphsystem
Solunat Nr. 16	1-mal 10 Tr. morgens	Stärkung des Urogenitalsystems, Ausleitung über die Niere

▸ **Tab. 13.35** Medikation bei vaginaler Pilzinfektion, Teil 2: Aufbaukur zur Vorbeugung gegen ein Rezidiv.

Solunat	Dosierung	Begründung
Solunat Nr. 2	2-mal 10 Tr. morgens und abends	Vitalisierung
Solunat Nr. 4	2-mal 5 Tr. abends und zur Nachtruhe	Stabilisierung des vegetativen Nervensystems
Solunat Nr. 10	2-mal 10 Tr. morgens und abends	Aktivierung des hormonellen Regelkreises
Solunat Nr. 16	1-mal 10 Tr. morgens	Stärkung des Urogenitalsystems, Ausleitung über die Niere

Zusatztherapie

- Während beider Kurabschnitte empfiehlt es sich, weißen Industriezucker und Weißmehlprodukte zu meiden.
- Zusätzlich ist die Einnahme von Ceres Tropaeolum majus Urtinktur, 2–4-mal 5 Tropfen über den Tag verteilt, ratsam.

13.6 Geschlechtsorgane – Erkrankungen des Mannes

In den letzten Jahren fällt auf, dass immer mehr Patienten aufgrund spezifisch männlicher Krankheiten Hilfe in der Naturheilpraxis suchen. Gerade junge Männer wollen eine nebenwirkungsärmere Medikation, vor allem aber Zeit für ein therapeutisches Gespräch. Sind sich die allermeisten über den Ablauf ihrer männlichen Körperfunktionen im Klaren, zeigen sie auf der seelischen Ebene erstaunlich **große Unsicherheiten.** Geduldiges Zuhören, Einfühlungsvermögen und klares Ansprechen der Problematik lösen Scheu und Scham bei der Erstkonsultation. Auf dieser Grundlage entsteht eine erfolgreiche Zusammenarbeit zwischen Patient und Therapeut.

Wissen

Analogien zu den Planetenprinzipien

Erkrankungen der männlichen Geschlechtsorgane weisen in erster Linie auf eine Disharmonie des **Mond**prinzips (Fertilität) und des **Mars**prinzips (Mannsein) hin. Auf seelisch-geistiger Ebene bedarf es einer Stärkung des **Sonnen**prinzips.

Spezifizieren wir einzelne Erkrankungsformen der männlichen Geschlechtsorgane, erkennen wir bei entzündlichen Erkrankungen das **Mars**prinzip, bei allen Erkrankungsformen mit Gewebewucherungen ein überschießendes **Jupiter**prinzip und bei allen chronischen Verlaufsformen das **Saturn**prinzip.

13.6.1 Mittel der Wahl bei Erkrankungen der männlichen Geschlechtsorgane

- Solunat Nr. 1 (Alcangrol) wird zur Regulation des gestörten Zellstoffwechsels eingesetzt und bei Proliferationen, gleich welcher Art, die sich im Bereich der männlichen Geschlechtsorgane gebildet haben.
- Solunat Nr. 2 (Aquavit) wird bei körperlichen Schwächezuständen, gleich welchen Ursprungs, verwendet (z. B. auch bei Impotenz).
- Solunat Nr. 3 (Azinat) ist das Mittel der Wahl bei allen entzündlichen Prozessen im Bereich der männlichen Geschlechtsorgane.
- Solunat Nr. 4 (Cerebretik) dient der Stärkung des vegetativen Nervensystems. Durch das lunare Silber wird der intuitive weibliche Pol, auch im Mann, gestärkt.
- Solunat Nr. 5 (Cordiak): Ein Zusammenhang zwischen Herz-Kreislauf-Erkrankungen und Funktionsstörungen der männlichen Geschlechtsorgane ist bekannt. An eine Unterstützung des Herz-Kreislauf-Systems ist daher in solchen Fällen zu denken.
- Solunat Nr. 9 (Lymphatik) ist ein Ergänzungsmittel zu Solunat Nr. 1. Es leitet über die Lymphorgane aus.
- Solunat Nr. 16 (Renalin) stärkt das Urogenitalsystem und wirkt über den Kupferanteil entkrampfend.
- Solunat Nr. 17 (Sanguisol) stärkt die Psyche und gilt als das seelisch-geistige Lebenselixier. Bei Erkrankungen der männlichen Geschlechtsorgane, die mit einer Einschränkung des Selbstbewusstseins einhergehen, sollte dieses Solunat immer begleitend gegeben werden.

Fertilitätsstörungen

Zunächst ist von urologischer Seite her die Ursache einer männlichen Fertilitätsstörung abzuklären. In den meisten Fällen wird die Qualität des Spermas beanstandet. Ursache hierfür können Schadstoffbelastung, Alkohol und/oder Drogenmissbrauch sowie Leistungsstress sein. Aber auch vorausgegangene Erkrankungen, wie Mumps, Verlagerung des Hodens in die Bauchhöhle oder in den Leistenkanal, beeinflussen die Samenqualität.

Im Erstgespräch versuche ich, dem Patienten zunächst den Leistungsdruck zu nehmen. Meist wird der Satz *„Es genügt ein einziges, vitales Sperma zur Befruchtung der Eizelle – und das werden Sie bestimmt schaffen"* mit einem dankbaren Lächeln und einem tiefen Durchatmen quittiert.

Die Behandlung mit Spagyrika dient dem Aufbau der Vitalität und des Selbstbewusstseins sowie der Reinigung von belastenden Umweltnoxen oder Stoffwechselendprodukten (▶ **Tab. 13.36**). Die Ausleitungsmittel Solunat Nr. 6 (Dyskrasin), Solunat Nr. 8 (Hepatik) und Solunat Nr. 16 (Renalin) werden dabei, je nach individueller Belastung, über 2–4 Monate verabreicht, die Aufbaumittel Solunat Nr. 2 (Aquavit) und Solunat Nr. 17 (Sanguisol) über 6–8 Monate beziehungsweise bis zur erwünschten Konzeption.

Zusatztherapie

Auch für Männer ist es sinnvoll, das Reibesitzbad (Kap. 16.7) anzuwenden. Leider lassen sie sich zu dieser Anwendung kaum motivieren. Versuchen Sie es dennoch bei Ihrem Patienten, da diese Kaltwasseranwendung erfahrungsgemäß die Fertilität bei Frauen wie Männern aktiviert und einen Therapieerfolg beschleunigt.

Impotenz

Es gibt keine genauen Angaben darüber, wie viele Männer den Beischlaf nicht befriedigend ausführen können. Auch in der Naturheilpraxis ist dies ein meist verschämt angesprochenes Thema. Bei Männern über 40 Jahre kann die erektile Dysfunktion ein Hinweis auf eine beginnende Arteriosklerose sein und einem drohenden Herzinfarkt um Jahre vorausgehen. In der naturheilkundlichen Praxis werden daher, neben der Steigerung der allgemeinen Vitalität und der Beruhigung des Vegetativums, auch durchblutungsfördernde Maßnahmen für Herz und Kreislauf mit verordnet (▶ **Tab. 13.37**).

▶ **Tab. 13.36** Medikation zur Steigerung der Fertilität des Mannes.

Solunat	Dosierung	Begründung
Solunat Nr. 2	2-mal 10–15 Tr. morgens und mittags	Vitalisierung auf körperlicher Ebene
Solunat Nr. 6	2-mal 10 Tr. morgens und abends	Ausleitung des interstitiellen Raumes
Solunat Nr. 8	2-mal 5–10 Tr. abends und zur Nachtruhe	Aktivierung der Leber und Ausleitung
Solunat Nr. 16	1-mal 10 Tr. morgens	Aktivierung der Niere und Ausleitung
Solunat Nr. 17	2-mal 5–10 Tr. morgens und mittags	Stärkung der Psyche, unterstützender Aufbau des Selbstbewusstseins, antidepressive Wirkung

▶ **Tab. 13.37** Medikation bei Impotenz.

Solunat	Dosierung	Begründung
Solunat Nr. 2	2-mal 10–15 Tr. morgens und mittags	Steigerung der körperlichen Vitalität
Solunat Nr. 4	1-mal 5–10 Tr. zur Nachtruhe	Entspannung des vegetativen Nervensystems
Solunat Nr. 5	2-mal 5–10 Tr. morgens und mittags	präventiver Einsatz bei Verdacht auf beginnende Arteriosklerose
Solunat Nr. 17	2-mal 5 Tr. morgens und mittags	Steigerung des Selbstbewusstseins
Solunat Nr. 18	2-mal 10 Tr. morgens und abends	präventiver Einsatz bei Verdacht auf beginnende Arteriosklerose, Lösung von sklerotischen Ablagerungen

Prostatitis

Die **akute Verlaufsform** einer Prostatitis geht mit starken Schmerzen in der Unterleibsregion, Schmerzen beim Wasserlassen, Fieber und einem starken Krankheitsgefühl einher. Eine Krankenhauseinweisung muss in einem solchen Fall in Erwägung gezogen werden. Die Symptome der **chronischen Verlaufsform** sind dagegen unklarer. Der betroffene Patient leidet unter Schmerzen in der Dammregion sowie unterschiedlich starken Störungen bei der Blasenentleerung und der Sexualfunktion.

Eine chronische, nicht bakterielle Prostatitis, bei der ebenfalls Schmerzen im Dammbereich mit Ausstrahlen in die Hoden beziehungsweise in die Leistenregion bestehen, wird als Prostatopathie oder vegetatives Urogenitalsyndrom bezeichnet.

Mit Spagyrik kann eine Verbesserung der Abwehrlage erzielt werden. Eine Ausleitung des urogenitalen Bereichs aktiviert zudem dessen Stoffwechsel. Je nach Fall ist zusätzlich eine Stabilisierung des vegetativen Nervensystems angezeigt (▶ **Tab. 13.38**).

Zusatztherapie

Ihr Patient sollte die „Kupfer Salbe rot“ (Wala) mehrmals täglich im Kreuzbeinbereich auftragen.

 **Fallbeispiel**

Nicht bakterielle Prostatitis

Ein Patient, 38 Jahre, gibt an, seit etwa einem Jahr an einer nicht bakteriellen Prostatitis zu leiden.

Anamnese

Bei der urologischen Untersuchung stellte man im Prostatagewebe zudem 2 Zysten fest. Von schulmedizinischer Seite wurde ihm geraten, halbjährliche Kontrolluntersuchungen durchführen zu lassen und ansonsten abzuwarten. Der Patient nimmt von sich aus Antioxidantien.

▼

▼

Mein Therapieansatz

Der Patient bekommt gegen die Entzündung Solunat Nr. 3 (Azinat; 3-mal 10 Tropfen über den Tag verteilt) verordnet. Zur Ausleitung und Kräftigung im urogenitalen Bereich soll er darüber hinaus Solunat Nr. 16 (Renalin) 2-mal 10 Tropfen morgens und mittags einnehmen. Aufgrund der beiden Zysten (Zellneubildung) und zur Regulation des Zellstoffwechsels erhält er ferner Solunat Nr. 1 (Alcangrol). Ich verordne kein Solunat Nr. 9 (Lymphatik) als Begleitmittel von Solunat Nr. 1, da der Patient angibt, nicht gerne und regelmäßig mehrere Mittel einzunehmen, und vertraue darauf, dass Solunat Nr. 16 in diesem Fall ausreichend für Ausleitung sorgen wird. Als Zusatzmedikation erhält er Stannum C 6 2-mal 3 Globuli pro Tag sowie CIL-Öl (Kap. 16.1.2) zur äußeren Anwendung im Dammbereich 1-mal täglich vor der Nachtruhe.

Verlauf

Diese Medikation hielt der Patient zuverlässig über 3 Monate ein. Bei einer urologischen Kontrolluntersuchung nach 4 Monaten waren weder eine Entzündung noch die beiden Zysten im Prostatabereich nachweisbar.

Benigne Prostatahyperplasie

Die gutartige Vergrößerung der Prostata gilt als **Volkskrankheit.** Nach den Richtlinien der European Association of Urology (EAU) müssen sich ungefähr 30 Prozent aller 50–80-jährigen Deutschen aufgrund von Beschwerden einer medizinischen Behandlung unterziehen. Es wird davon ausgegangen, dass der prozentuale Anteil von Männern mit vergrößerter Prostata mit nur minimalen oder keinen Beschwerden weit höher liegt.

Ziel der spagyrischen Behandlung ist eine Regulation des Zellwachstums sowie eine Ausleitung des Urogenitalsystems (▶ **Tab. 13.39**).

▶ **Tab. 13.38** Medikation bei Prostatitis.

Solunat	Dosierung	Begründung
Solunat Nr. 3	3-mal 10–15 Tr. über den Tag verteilt	Ausleitung von Bakterien, Stabilisierung des Immunsystems
Solunat Nr. 4	2-mal 5–10 Tr. abends und zur Nachtruhe	Stabilisierung des vegetativen Nervensystems (falls erforderlich)
Solunat Nr. 9	3-mal 10–15 Tr. über den Tag verteilt	Ausleitung über das Lymphsystem
Solunat Nr. 16	2-mal 10 Tr. morgens und mittags	Ausleitung über die Niere, Stabilisierung des Urogenitalsystems

► **Tab. 13.39** Medikation bei benigner Prostatahyperplasie.

Solunat	Dosierung	Begründung
Solunat Nr. 1	3-mal 10–15 Tr. über den Tag verteilt	Regulation des Zellstoffwechsels, antiproliferative Wirkung
Solunat Nr. 9	2-mal 10 Tr. über den Tag verteilt	Ausleitung über das Lymphsystem, Begleitmittel von Solunat Nr. 1
Solunat Nr. 16	2-mal 10 Tr. morgens und mittags	Ausleitung des Urogenitalsystems über die Niere

13.7 Hals, Nase, Ohren

In der Praxis hat sich der **sofortige** Einsatz spagyrischer Heilmittel bei den **ersten Anzeichen** einer Erkrankung im HNO-Bereich sowohl bei Erwachsenen wie auch Kindern bewährt. Eine antibiotische Therapie kann dadurch meist vermieden werden. Kinder, die aufgrund ihrer Physis öfter mit HNO-Erkrankungen zu tun haben, profitieren von einer gezielten Behandlung mit Spagyrika besonders, da der Aufbau des noch unreifen Immunsystems durch diesen Behandlungsansatz nicht gestört wird.

Bei Patienten mit hohem Fieber, das auf Spagyrika innerhalb von 1–2 Tagen gar nicht anspricht, müssen Sie sorgfältig entscheiden, ob die naturheilkundliche Behandlung in diesen Fall ausreichend ist.

Kinder, die bei zuverlässiger Einnahme der spagyrischen Heilmittel nach 6 Wochen immer noch unter Schnupfensymptomen, nasaler Sprache und/ oder Schnarchatmung während des Schlafes leiden, sollten von einem Facharzt untersucht werden, um Polypenwachstum auszuschließen.

Wissen

Analogien zu den Planetenprinzipien

Die ausgewogen strukturierte Ausbildung zwischen weicher und harter Körpersubstanz im HNO-Bereich sowie die ungeheure Leistung unserer Sinne Hören, Geruch und Geschmack lassen auf das harmonische Zusammenspiel mehrerer Planetenprinzipien schließen.

Bei analoger Betrachtungsweise können wir zum Beispiel in den Schleimhäuten, die in Hals, Nase und Ohren überall präsent sind, die präzise Formgebung eines harmonischen **Saturn**prinzips erkennen, verbunden mit einem lebensbewahrenden, feuchtigkeitsspendenden **Mond**prinzip. Das **Merkur**prinzip transportiert die Sinnesreize und sorgt für stetigen Fluss der Lymphe. Das **Mars**prinzip bewacht mit seiner Abwehrfunktion die Eintrittspforten, an denen die Außenwelt unserer Innenwelt begegnet.

Ist eines dieser Prinzipien im Ungleichgewicht, kommt es zu überschießender Schleimproduktion (**Mond**), zum Ausbreiten in verschiedene Organe (**Merkur**), zu versackender, zäher Schleimbildung (**Venus**), zu entzündlichen Erkrankungen (**Mars**), zu Proliferationen (**Jupiter**) und im schlimmsten Falle zu Gewebszerfall, Verkalkungen oder verhärteten Gewebsveränderungen (**Saturn**).

13.7.1 Mittel der Wahl bei Erkrankungen im HNO-Bereich

- Solunat Nr. 1 (Alcangrol) dient der Regulation des Zellstoffwechsels bei allen proliferativen Wucherungen im HNO-Bereich, z. B. bei Polypenwachstum der Rachenmandeln.
- Solunat Nr. 2 (Aquavit) wird in der Rekonvaleszenz nach häufigen Infekten und zur Steigerung der Vitalität eingesetzt.
- Solunat Nr. 3 (Azinat) ist bei allen entzündlichen HNO-Erkrankungen ohne Fieber über 38,5 °C und zur Steigerung der Abwehrkräfte angezeigt.
- Solunat Nr. 4 (Cerebretik) wird zur Vorbeugung gegen Fieberkrämpfe immer zusammen mit Solunat Nr. 7 verwendet. Ein weiterer Einsatz bei HNO-Erkrankungen ist die Beruhigung des vegetativen Nervensystems, z. B. bei Tinnitus.
- Solunat Nr. 7 (Epidemik) gleicht bei allen fieberhaften Infekten die Körpertemperatur aus. Bei Kindern ist es in Verbindung mit Solunat Nr. 4 einzusetzen, um drohenden Fieberkrämpfen vorzubeugen.

- Solunat Nr. 9 (Lymphatik) dient der Ausleitung über die Lymphe und zur Reinigung des gesamten Lymphsystems.
- Solunat Nr. 14 (Polypathik) wirkt entspannend und entkrampfend und findet bei allen stark schmerzhaften Erkrankungen im HNO-Bereich Verwendung.
- Solunat Nr. 15 (Pulmonik) wird bei Erkrankungen im tieferen Halsbereich eingesetzt, wenn die Gefahr besteht, dass sich die Erkrankung weiter in den Bronchien- und Lungenbereich ausbreitet.
- Solunat Nr. 18 (Splenetik) löst degenerative und verhärtete Strukturen, und zwar auf körperlicher wie auch seelisch-geistiger Ebene.
- Solunat Nr. 21 (Styptik) wird bei allen Erkrankungen des HNO-Bereichs verwendet, bei denen eine stark adstringierende sowie wundheilende und entzündungshemmende Wirkung erforderlich ist.
- Solunat Nr. 28 (Ätherische Essenz Nr. I) wird äußerlich angewandt und wirkt schmerzstillend und nervenberuhigend.
- Solunat Nr. 29 (Ätherische Essenz Nr. II) wirkt lösend und durchwärmend und fördert zudem den Schleimfluss.

Angina tonsillaris

Die Entzündung der Gaumenmandeln, meist durch Streptokokken ausgelöst, ist eine häufige Erkrankung von **Kindern und Jugendlichen.** Heftige Halsschmerzen, meist verbunden mit Fieber und ausgeprägtem Krankheitsgefühl, klingen in der Regel komplikationslos nach einer Woche ab. Spätkomplikationen wie rheumatisches Fieber, Endokarditis, Glomerulonephritis oder ein Peritonsillarabszess sind seit dem Einsatz von Antibiotika selten geworden. Beobachtungen aus der Praxis zeigen aber, dass eine häufige Antibiotikagabe zu einer Schwächung des Abwehrsystems führen kann. Die Patienten erkranken dann mehrmals jährlich an einer Angina tonsillaris und fühlen sich in den Zeitabschnitten dazwischen weder gesund noch leistungsfähig. Hier ist der Einsatz von Ausleitungsmaßnahmen (Kap. 10) und der Aufbau des Immunsystems (Kap. 12.1.1) empfehlenswert.

Im akuten Krankheitsfall haben sich Spagyrika bewährt (▶ **Tab. 13.40**). Der Patient soll nach maximal 4 Tagen fieberfrei sein, sich deutlich besser fühlen und Entzündungszeichen im Hals nicht mehr nachweisbar sein. Ist dies nicht der Fall, muss eine antibiotische Behandlung in Erwägung gezogen werden.

Zusatztherapie

- 30 Tropfen Solunat Nr. 3 und 30 Tropfen Solunat Nr. 21 auf ½ Liter Salzwasser, damit mehrmals täglich gurgeln
- Quarkwickel (Kap. 16.10.6) auf vorderen Halsbereich

Laryngitis

Eine **akute Kehlkopfentzündung** tritt in Verbindung mit einer viralen Entzündung von Nasen- und Rachenschleimhaut auf. Die Symptome sind Heiserkeit, Husten und in manchen Fällen Fieber. Schwere Verlaufsformen können mit Atemnot einhergehen, die eine Einweisung ins Krankenhaus erfordert. Eine **chronische Kehlkopfentzündung,** bei der die Heiserkeit bis hin zu Stimmverlust geht, hat ihre Ursache meist in einer Überanstrengung der Stimme oder im Rauchen. Als Erstmaßnahmen sind Stimmschonung und Rauchverbot einzuhalten.

▶ **Tab. 13.40** Medikation bei Angina tonsillaris.

Solunat	Dosierung	Begründung
Solunat Nr. 2	2-mal 10 Tr. morgens und mittags	zur Steigerung der Vitalität
Solunat Nr. 3	3-mal 10–15 Tr. über den Tag verteilt	zur Ausleitung der Erreger über die Schleimhaut
Solunat Nr. 5	2-mal 5–10 Tr. morgens und mittags	Verstärkung der Durchblutung des Herzmuskels, Vorbeugung gegen eine Myokarditis
Solunat Nr. 7	3-mal 10–15 Tr. über den Tag verteilt	bei Fieber über 38,5 °C statt Solunat Nr. 3; fieberregulierende Wirkung, Ausleitung der Erreger über die Schleimhaut
Solunat Nr. 21	2-mal 10 Tr. morgens und abends	stark adstringierende, entzündungshemmende und wundheilende Wirkung

▶ **Tab. 13.41** Medikation bei Laryngitis.

Solunat	Dosierung	Begründung
Solunat Nr. 3	2–3-mal 10–15 Tr. über den Tag verteilt	zur Ausleitung der Erreger über die Schleimhaut
Solunat Nr. 7	3-mal 10–15 Tr über den Tag verteilt.	bei Fieber über 38,5 °C statt Solunat Nr. 3; fieberregulierende Wirkung, Ausleitung der Erreger über die Schleimhaut
Solunat Nr. 9	2–3-mal 10 Tr. über den Tag verteilt	Reinigung und Abschwellen geschwollener Lymphknoten
Solunat Nr. 21	2-mal 10 Tr. morgens und abends	stark adstringierende, entzündungshemmende und wundheilende Wirkung

Die Behandlung mit Spagyrika unterstützt das Abschwellen der Schleimhäute, reguliert die Körpertemperatur und stärkt das Immunsystem (▶ **Tab. 13.41**).

Zusatztherapie

30 Tropfen Solunat Nr. 3 und 30 Tropfen Solunat Nr. 21 auf ½ Liter Salzwasser, damit mehrmals täglich gurgeln

Otitis media

Eine akute Mittelohrentzündung, überwiegend eine Erkrankung der frühen Kindheit, zeigt sich meist mit unspezifischen Symptomen wie Bauchschmerzen, Übelkeit, Erbrechen, erhöhter Körpertemperatur, großer Unruhe und „Ohrzwang" (Kind greift sich immer an das schmerzende Ohr). Wird der Tragus leicht gegen den Gehörgang gedrückt, löst dies eine typische Abwehrreaktion mit Zurückweichen des Kopfes aus. Die Schmerzen der Mittelohrentzündung werden als stechend und pulsierend beschrieben.

Komplikationen wie Mastoiditis, Meningitis, Faszialislähmung oder Hydrozephalus sind selten, dennoch muss die Möglichkeit einer solchen Verlaufsform in Erwägung gezogen werden. Steigt das Fieber erneut nach fieberfreien Tagen mit einer deutlichen Verschlechterung des Allgemeinbefindens an, ist eine weitere Abklärung durch einen Facharzt vonnöten.

Die Behandlung mit Spagyrika zielt auf eine Ausleitung des Entzündungssekrets, Stabilisierung des Immunsystems, Ausgleich der Körpertemperatur, Reinigung des Lymphabflusses und schmerzstillende Maßnahmen (▶ **Tab. 13.42**).

Zusatztherapie

- Ohrkerzenbehandlung und Oliven-Lavendelöl-Mischung zum Eintröpfeln ins Ohr (Kap. 16.1.7): Diese sind aus schulmedizinischer Sicht umstritten. Die Praxis zeigt jedoch eine zuverlässige Schmerzlinderung.
- Schüßler-Salze: Nr. 3 Ferrum phosphoricum D 12, Nr. 7 Magnesium phosphoricum D 12 und Nr. 11 Silicea D 12 jeweils 6–8 Tabletten pro Tag

▶ **Tab. 13.42** Medikation bei Otitis media.

Solunat	Dosierung	Begründung
Solunat Nr. 3	3-mal 10–15 Tr. über den Tag verteilt	zur Ausleitung der Erreger über die Schleimhaut
Solunat Nr. 7	3-mal 10–15 Tr. über den Tag verteilt	bei Fieber über 38,5 °C statt Solunat Nr. 3; fieberregulierende Wirkung, Ausleitung der Erreger über die Schleimhaut
Solunat Nr. 9	3-mal 10 Tr. über den Tag verteilt	Reinigung über den Lymphkreislauf
Solunat Nr. 14	nach Bedarf bis zu 4-mal täglich 5–10 Tr.	schmerzstillende Wirkung
Solunat Nr. 28 und Nr. 29	1 : 1 gemischt, mehrmals täglich auf Mastoid auftragen	schmerzlindernde Wirkung (Solunat Nr. 28), durchwärmende und lösende Wirkung auf den Sekretfluss (Solunat Nr. 29)

Pharyngitis

Eine Entzündung im Rachenbereich gehört mit zu den **häufigsten Erkältungskrankheiten.** Rachenschmerzen, Trockenheitsgefühl, Kratzen und Brennen sind typische Symptome dieser meist viralen Infektion. Sie kann aber auch durch äußere Umstände wie zu trockene Raumluft, Tabakrauch, Alkoholabusus und ständige Mundatmung ausgelöst werden.

Bei der Behandlung mit spagyrischen Heilmitteln wird das Immunsystem gestärkt, eine Ausleitung über Lymphe und Niere angestrebt und einer in die Lunge absteigenden Entzündung vorgebeugt (▶ **Tab. 13.43**).

Anmerkung: Solunat Nr. 3 (Azinat) sollte als Stoßtherapie bei den ersten Anzeichen einer Pharyngitis genommen werden. Hierfür sind 30–50 Tropfen auf eine Tasse Wasser schluckweise zu trinken, was die Beschwerden innerhalb eines Tages beseitigen kann.

Zusatztherapie

- 30 Tropfen Solunat Nr. 3 und 30 Tropfen Solunat Nr. 21 auf ¼ Liter Salzwasser, damit mehrmals täglich gurgeln
- ausreichende Raumluftbefeuchtung (mindestens 50 Prozent)
- mehrmals täglich Lunasol-Raumspray verwenden

Polypenwachstum (vergrößerte Rachenmandeln)

Individuelle Konstitution, chronische Entzündung der Nasennebenhöhlen, häufige Bronchitis, nicht allergisches Asthma sowie Mukoviszidose können zu proliferativem Wachstum der Nasenschleimhaut führen.

Mit spagyrischen Heilmitteln (▶ **Tab. 13.44**) kann dieses Wachstum eingeschränkt werden, in manchen Fällen kommt es sogar zum völligen Verschwinden der Polypen. Die Spagyrika sollten kurmäßig über einen Zeitraum von 3 Monaten angewandt werden. Kommt es in dieser Zeit zu einer deutlichen Rückbildung der Proliferation, ist die Behandlung bis zum völligen Verschwinden der Polypen durchzuführen.

▶ **Tab. 13.43** Medikation bei Pharyngitis.

Solunat	Dosierung	Begründung
Solunat Nr. 3	3-mal 10–15 Tr. über den Tag verteilt oder als Stoßtherapie	zur Ausleitung der Erreger über die Schleimhaut
Solunat Nr. 9	2-mal 10 Tr. morgens und abends	Reinigung über den Lymphkreislauf
Solunat Nr. 15	2-mal 10 Tr. morgens und abends	Reinigung der oberen Atemwege, Schutz der Lunge
Solunat Nr. 16	1-mal 10 Tr. morgens	Stabilisierung des Respirationstrakts durch Ausleitung über die Niere
Solunat Nr. 29	mehrmals täglich auf Lungenpunkte (▶ **Abb. 13.1**) auftragen	Durchwärmung und Lösung des Sekretflusses

▶ **Tab. 13.44** Medikation bei Polypenwachstum (vergrößerte Rachenmandeln).

Solunat	Dosierung	Begründung
Solunat Nr. 1	2–3-mal 10–15 Tr. über den Tag verteilt	Regulation des Zellstoffwechsels
Solunat Nr. 9	2–3-mal 10–15 Tr. über den Tag verteilt	Begleitmittel von Solunat Nr. 1, Ausleitung über das Lymphsystem
Solunat Nr. 21	2-mal 10 Tr. morgens und abends	stark adstringierende und gewebereinigende Wirkung

Rhinitis

Der gewöhnliche Schnupfen, ausgelöst durch eine Vielzahl möglicher Rhinoviren, wird von den meisten Menschen nicht ernst genommen. Geht die Rhinitis aber in eine chronische Verlaufsform mit ständig verstopfter Nase, latentem Krankheitsgefühl und deutlich reduziertem Allgemeinempfinden über, wird therapeutische Hilfe gesucht.

Auch bei einer Rhinitis ist, wie bei vielen Erkrankungen, **Vorbeugen besser als Heilen.** Es bedarf jedoch einiger Überzeugungskraft, dies dem heute ständig unter Zeitdruck stehenden Patienten zu vermitteln. Die ersten Anzeichen, wie Jucken der Nasenschleimhaut, mehrmaliges Niesen und verstärkte Bildung von Nasenschleim, werden nicht beachtet. Wird aber bereits zu diesem Zeitpunkt eine Stoßtherapie mit spagyrischen Heilmitteln durchgeführt, zeigt die Erfahrung, dass es zu einem ausgeprägten Krankheitsgefühl mit allen Schnupfensymptomen gar nicht erst kommen muss.

Die Grundlage der naturheilkundlichen Behandlung bei Rhinitis ist eine Stärkung des Immunsystems und Entlastung des Körpers durch Ausleitungsmaßnahmen (▸ **Tab. 13.45**).

Anmerkung: Solunat Nr. 3 (Azinat) sollte als Stoßtherapie bei ersten Anzeichen einer Rhinitis genommen werden. Hierfür sind 30–50 Tropfen auf eine Tasse Wasser schluckweise zu trinken, was die Beschwerden innerhalb eines Tages beseitigen kann.

Zusatztherapie

Tägliche Salzwasserspülung (Kap. 16.8) mit anschließender Anwendung von CIL-Öl (Kap. 16.1.2)

Sinusitis

Eine Entzündung der Nasennebenhöhlen kann durch Bakterien, Viren oder Allergien hervorgerufen werden. Die verschiedenen Hohlräume sind wie die Nase mit Schleimhaut ausgekleidet. In aller Regel ist die Nasenschleimhaut bei einer Sinusitis mit betroffen. Bei der **akuten** Verlaufsform leidet der Patient meist an Fieber, starken Kopfschmerzen und allgemeiner Abgeschlagenheit. Bei **chronischer** Verlaufsform kann es zu Polypenwachstum kommen.

Die spagyrische Behandlung umfasst eine Stabilisierung des Immunsystems, Ausleitung der Erreger, Abschwellen der Schleimhaut und Schmerzstillung (▸ **Tab. 13.46**) – je nach individuellen Beschwerden des Patienten.

Zusatztherapie

- Ceres Sambucus nigra Urtinktur 3-mal 3–5 Tropfen pro Tag
- CIL-Öl (Kap. 16.1.2) 2-mal täglich anwenden

Tinnitus

Unter Tinnitus versteht man jede Form der Wahrnehmung von Geräuschen, die in der Außenwelt nicht existieren, d. h., sie werden von anderen Personen nicht wahrgenommen. Ohrgeräusche können in jedem Lebensalter auftreten, dennoch gelten sie als **typische Alterserscheinung** und gehen von Durchblutungsstörungen aus. In den letzten Jahren tritt Tinnitus immer **häufiger bei Jugendlichen** auf, was wohl durch hohe Lärmpegel in den Diskotheken oder durch stundenlanges Tragen von Kopfhörern mit relativ laut eingestellter Musik bedingt ist.

▸ **Tab. 13.45** Medikation bei Rhinitis.

Solunat	Dosierung	Begründung
Solunat Nr. 3	3-mal 10–15 Tr. über den Tag verteilt oder als Stoßtherapie	zur Ausleitung der Erreger über die Schleimhaut
Solunat Nr. 9	3-mal 10 Tr. über den Tag verteilt	Reinigung über den Lymphkreislauf
Solunat Nr. 16	2-mal 10 Tr. morgens und abends	Ausleitung unerwünschter Flüssigkeitsansammlungen über die Niere

▶ **Tab. 13.46** Medikation bei Sinusitis.

Solunat	Dosierung	Begründung
Solunat Nr. 3	3-mal 10–15 Tr. über den Tag verteilt	zur Ausleitung der Erreger über die Schleimhaut
Solunat Nr. 7	3-mal 10–15 Tr. über den Tag verteilt	bei Fieber über 38,5 °C statt Solunat Nr. 3; fieberregulierende Wirkung, Ausleitung der Erreger über die Schleimhaut
Solunat Nr. 9	3-mal 10 Tr. über den Tag verteilt	Reinigung über den Lymphkreislauf
Solunat Nr. 16	1-mal 10 Tr. morgens	Ausleitung von Flüssigkeitsansammlungen über die Niere
Solunat Nr. 21	1-mal 10 Tr. abends	stark adstringierende und gewebereinigende Wirkung
Solunat Nr. 28 und 29	1 : 1 gemischt, mehrmals täglich auf Stirn- und Nebenhöhlen auftragen	schmerzlindernde Wirkung (Solunat Nr. 28), durchwärmende und lösende Wirkung auf den Sekretfluss (Solunat Nr. 29)

▶ **Tab. 13.47** Medikation bei Tinnitus.

Solunat	Dosierung	Begründung
Solunat Nr. 4	2-mal 5–10 Tr. abends und zur Nachtruhe	Beruhigung des vegetativen Nervensystems
Solunat Nr. 14	2-mal 5–10 Tr. morgens und mittags	entkrampfende Wirkung über das ZNS
Solunat Nr. 18	2-mal 5–10 Tr. morgens und abends	Einsatz bei arteriosklerotischen Durchblutungsstörungen, Lösung von Ablagerungen in den Blutgefäßen

Ist Tinnitus auf arteriosklerotische Durchblutungsstörungen zurückzuführen oder wurde er durch hohe Stressbelastung ausgelöst, ist eine Behandlung mit Spagyrika angezeigt (▶ **Tab. 13.47**).

Zusatztherapie

- Ceres Ginkgo-Dryopteris 2–3-mal 5 Tropfen pro Tag
- osteopathische Behandlung
- tägliche Entspannungsübungen über mindestens 20 Minuten, bestehend aus Yoga, Feldenkrais, Qi-Gong oder Tai-Chi

13.8 Haut

Die Haut ist flächenmäßig das größte Entgiftungsorgan unseres Körpers für Stoffwechselendprodukte – und so sieht sie leider auch bei vielen Menschen aus. Die **Ausleitungstherapie** (Kap. 10) ist daher ein Grundpfeiler bei allen Hautbehandlungen. Auch der Darm spielt bei uns Menschen als Ausscheidungsorgan eine wichtige Rolle. Eine schöne Haut ist also nur mit einem **gesunden Darm** möglich. Der Einsatz entsprechender Solunate und eine naturbelassene, der Konstitution des Patienten angepasste Ernährung sind deswegen ein weiterer Bestandteil der Therapie. Aber nicht nur der Körper muss in Balance sein, damit sich ein vitales, strahlendes Hautbild zeigen kann, auch die **Seele** spiegelt sich hier wider. Um Hauterkrankungen erfolgreich zu behandeln, muss der Therapeut den Patienten mit all seinen Bedürfnissen wahrnehmen und verstehen.

Wissen

Analogien zu den Planetenprinzipien

Die Haut ist die Grenze unseres Körpers zur Außenwelt. Als Grenzorgan bedarf sie einer ausgewogenen **Saturn**kraft. Eine weitere Besonderheit der Haut ist ihre schnelle Regenerationsfähigkeit und ihr rhythmischer Auf- und Abbau im Zyklus von etwa 28 Tagen. Dies weist auf einen engen Bezug zur **Mond**kraft hin. Beide Planetenprinzipien lehren uns buchstäblich hautnah, dass Gegensätze zusammenarbeiten können.

▼

Ist der harmonische Wechsel von Abgrenzung und Durchlässigkeit, von Struktur und Weichheit, von Auf- und Abbau gestört, treten auch andere Planetenprinzipien – je nach Art der Hauterkrankung – in den Vordergrund.
Entzündungen weisen auf ein überschießendes **Mars**prinzip hin, Proliferationen auf ein Zuviel an **Jupiter**prinzip. Ein stumpfes, graues Hautbild lässt auf eine Ansammlung von Stoffwechselendprodukten im Zwischenzellraum schließen. Die Ausleitung erfolgt hier über das Lymphsystem (**Merkur**prinzip) und/oder durch Anregung der Nierenfunktion (**Venus**prinzip).
Spiegelt sich ein geschwächtes Ich-Bewusstsein in einem teigig glanzlosen Hautbild wider, wird das **Sonnen**prinzip gestärkt.

13.8.1 Mittel der Wahl bei Erkrankungen der Haut

- Solunat Nr. 3 (Azinat) wird bei allen entzündlichen Erkrankungen eingesetzt. Laut Alexander von Bernus stehen das Atmungs-, Drüsen- und Hautsystem ganz besonders unter seiner Heilgewalt [2].
- Solunat Nr. 4 (Cerebretik) beschleunigt erfahrungsgemäß den Heilprozess der Haut insbesondere dann, wenn eine Übersteuerung des vegetativen Nervensystems in Form von Schlafstörungen zu beobachten ist.
- Solunat Nr. 6 (Dyskrasin) fördert die Ausscheidung über die Haut und wirkt entzündungshemmend. Bei stark gereizter Haut hat sich eine niedrige Dosierung zu Beginn der Therapie bewährt, um starke Ausleitungsreaktionen auf der Haut zu vermeiden. Die Dosierung wird nach einer Woche Einnahme schrittweise bis zur erwünschten Tropfenzahl gesteigert.
- Solunat Nr. 8 (Hepatik) dient der Aktivierung eines belasteten Leberstoffwechsels und einer daraus resultierenden Ausleitung über den Darm. Damit wird der Heilprozess einer unreinen Haut beschleunigt.
- Solunat Nr. 9 (Lymphatik) wirkt durch Aktivierung des Lymphstoffwechsels ausleitend und regulierend auf den Hautstoffwechsel.
- Solunat Nr. 14 (Polypathik) hat eine entspannende und krampflösende Wirkung, hier vor allem auf der psychischen Ebene. Es forciert demnach den Heilprozess bei allen Hauterkrankungen, die mit erhöhter Anspannung zu tun haben. Polypathik kann mit Cerebretik kombiniert werden.
- Solunat Nr. 16 (Renalin) leitet über die Niere aus. Eine intensivierte Ausscheidung von Stoffwechselendprodukten über die Niere beschleunigt den Heilprozess bei Hauterkrankungen.
- Solunat Nr. 19 (Stomachik I) hat einen verdauungsanregenden Effekt im Magen-Darm-Bereich. Dies wirkt sich klärend auf das Hautbild aus, insbesondere bei Patienten mit zusätzlicher Nahrungsmittelunverträglichkeit.
- Solunat Nr. 21 (Styptik) wird bei Hautbehandlungen äußerlich angewandt. Dabei wird die stark adstringierende und entzündungshemmende Wirkung vor allem bei Eiterherden genutzt, die in tiefere Gewebeschichten reichen.
- Solunat Nr. 25 (Azinat-Salbe) kann bei allen entzündlichen Hauterkrankungen zur äußerlichen Behandlung eingesetzt werden.
- Solunat Nr. 26 (Alcangrol-Salbe) reguliert den gestörten Zellstoffwechsel der Haut und kann bei allen proliferativen Hauterkrankungen zur äußerlichen Behandlung hinzu verordnet werden. Sein Einsatz ist, im Wechsel mit Solunat Nr. 25, bei Hautulzerationen sehr empfehlenswert.
- Solunat Nr. 28 (Ätherische Essenz Nr. I) dient der äußerlichen Anwendung bei allen Hauterkrankungen, die einer nervenberuhigenden und schmerzstillenden Behandlung bedürfen, z. B. bei Herpes simplex oder Herpes zoster.
- Lunasol-Kinderbalsam beruhigt und reguliert die empfindliche Haut. Es spendet viel Feuchtigkeit.
- Lunasol-Kindercreme beruhigt und reguliert die trockene Problemhaut.
- Lunasol-Rosenblütenwasser kühlt bei entzündeter Haut. Es ist besonders geeignet für die Haut um die Augen.

▸ **Tab. 13.48** Medikation bei Abszess (innerlich).

Solunat	Dosierung	Begründung
Solunat Nr. 3	3-mal 15 Tr. über den Tag verteilt	Ausleitung der Erreger über die Schleimhäute, Kräftigung und Stabilisierung des Immunsystems
Solunat Nr. 6	3-mal 10 Tr. über den Tag verteilt	Ausleitung des interstitiellen Raumes über die Haut
Solunat Nr. 9	3-mal 20 Tr. über den Tag verteilt	Ausleitung über das Lymphsystem

▸ **Tab. 13.49** Medikation bei Abszess (äußerlich).

Solunat	Dosierung	Begründung
Solunat Nr. 25	mehrmals täglich auftragen	antibakterielle und antivirale Wirkung direkt über die Haut
Solunat Nr. 21	30 Tr. auf 100 ml Wasser mehrmals täglich als Umschlag	stark adstringierende und gewebereinigende Wirkung

Abszess

Die schmerzhafte Ansammlung von Eiter in einer nicht vorgebildeten Körperhöhle, entstanden durch Gewebeeinschmelzung (Nekrose), wird häufig durch Mischinfektionen von Staphylokokken und Streptokokken sowie Escherichia coli hervorgerufen. Häufige Bildung von Abszessen weisen auf eine Schwäche des Immunsystems hin, deren Ursache versteckte Entzündungsherde sein können. Untersuchungen durch den Zahnarzt, Gynäkologen oder Proktologen können hier den entscheidenden Hinweis für eine erfolgreiche Therapie geben.

Die spagyrische Behandlung eines Abszesses setzt bei der **Stärkung des Immunsystems** an, kombiniert mit einer tief greifenden **Gewebereinigung** (▸ Tab. 13.48). Die Praxis zeigt, dass eine Kombination mit homöopathischen Heilmitteln hier besonders erfolgreich ist.

Zusätzlich hat sich die äußerliche Behandlung des Abszesses und des umgebenden Gewebes bewährt (▸ Tab. 13.49).

Zusatztherapie

Folgende Homöopathika werden auch als „Homöopathisches Messer" bezeichnet:

- Myristica sebifera D 12 2-mal 5 Globuli pro Tag
  Die Einnahme erfolgt so lange, bis sich der Abszess zusammenzieht und/oder nach außen entleert.
- Hepar sulfuris D 12 2-mal 5 Globuli über 3 Tage
  Nach Myristica sebifera geben Sie Hepar sulfuris. Hier entleert sich der Abszess entweder nach außen oder zieht sich völlig zurück.
- Silicea D 30 2-mal pro Woche 5 Globuli über weitere 3 Wochen
  Im Anschluss an Hepar sulfuris verwenden Sie Silicea zur Festigung des Gewebes.

Fallbeispiel

Abszess

Ein 10-jähriges Mädchen wird wegen häufiger Bildung von Abszessen zur Behandlung gebracht.

Anamnese

Innerhalb eines Jahres hatte das Mädchen insgesamt 15 Abszesse, hauptsächlich im Bauch- und Genitalbereich sowie an den Beinen. Dem ersten Abszessgeschehen ging ein Flohstich voraus. Insgesamt wurde die Patientin 3-mal mit Antibiotika behandelt und 1-mal im Genitalbereich punktiert. Die Mutter beobachtet zudem eine vermehrte Infektanfälligkeit.

Untersuchung

Bei der Erstuntersuchung in meiner Praxis lag kein akutes Abszessgeschehen vor. Vom äußeren Erscheinungsbild befindet sich die junge Dame am Beginn der Pubertät und wirkt sportlich kräftig. Sie leidet sehr unter der schmerzhaften Eiterbildung, insbesondere da sie dann keinen Sport ausüben soll.

▾

▼

Mein Therapieansatz und Verlauf

Ich verordne eine Ausleitungskur der Haut und des Zwischenzellraums über 6 Wochen mit Solunat Nr. 6 (Dyscrasin) 2-mal 7 Tropfen und Solunat Nr. 9 (Lymphatik) 2-mal 7 Tropfen (jeweils morgens und abends). Nach 2-wöchiger Einnahme bildet sich wieder ein Abszess, dieses Mal handtellergroß am Oberarm.

Die oben genannte Medikation wird jetzt auf jeweils 2-mal 10 Tropfen erhöht. Zusätzlich verordne ich das sogenannte „Homöopathische Messer" mit

- Myristica sebifera D 12 2-mal 3 Globuli/Tag, und zwar so lange, bis sich der Abszess zusammenzieht
- danach Hepar sulfuris C 30 1-mal 3 Globuli über 2–3 Tage
- danach Silicea C 30 2-mal pro Woche 3 Globuli über 4 Wochen

Nach 2 Wochen ist der Abszess vollkommen und ohne Komplikation abgeheilt.

Die Patientin bekommt die Anweisung, über weitere 4 Wochen die Solunate Nr. 6 und 9 sowie Silicea C 30 2-mal wöchentlich einzunehmen.

Weitere 2 Wochen später kommt die Patientin in die Praxis mit einem Abszess am Gesäß und einem an der Rückseite des rechten Oberschenkels. Die oben genannte Medikation wird wieder angesetzt, zusätzlich erhält sie jetzt täglich Quarkwickelauflagen (Kap. 16.10.6). Da sie eine tragende Rolle bei einer Kinderzirkusvorstellung innehat, ist es ihr ungeheuer wichtig, möglichst schnell die Abszesse loszuwerden, sie ist daher auch eine sehr kooperative Patientin.

Innerhalb von 3 Tagen öffnet sich der Abszess am Gesäß und heilt schnell ab. Die Abszessbildung am Oberschenkel bleibt hartnäckig großflächig mit starker Rötung und Überwerfung. Sie nimmt täglich durchgehend Myristica sebifera D 12 3-mal 3 Globuli zu den schon genannten Solunaten in der Dosierung 2-mal 10 Tropfen ein. Zusätzlich erhält sie Solunat Nr. 3 (Azinat) zur Unterstützung des Immunsystems und zur Ausleitung der Erreger.

Nach 2 Tagen berichtet die Mutter per Telefon, dass der Oberschenkelabszess jetzt auch deutlich zurückgegangen sei, sich aber nicht öffne. Nach weiteren 4 Tagen ist nur noch ein etwa 2 Zentimeter großer harter Hautbereich, ohne Rötung, festzustellen

▼

▼

Die Patientin erhält nun 1-mal die Woche Pyrogenium C 200 3 Globuli für weitere 3 Wochen. Darüber hinaus wird mit Solunaten (Solunat Nr. 6, Nr. 9 und Nr. 16, je 2-mal 8 Tropfen pro Tag, morgens und abends) eine „Drainage" gelegt. Danach ist der Oberschenkelabszess vollkommen abgeheilt.

Die Mutter berichtet nach 5 Monaten, dass keine weiteren Abszesse mehr aufgetreten seien und ihre Tochter unbeschwert und regelmäßig ihren sportlichen Aktivitäten nachgehen könne.

Akne

Akne wird nach Ursache und Lebensalter systematisiert. Prinzipiell kann in jedem Lebensalter Akne auftreten. Bei Ausbruch im Kindesalter oder späten Erwachsenenalter muss eine Stoffwechselerkrankung ausgeschlossen werden.

Die häufigste Form der Akne, Acne vulgaris, tritt während der Pubertät auf und ist bis zum dritten Lebensjahrzehnt abgeklungen. Ihre Ursache liegt in der hormonellen Veränderung des Körperstoffwechsels. Akne vulgaris ist eine Hauterkrankung, die durch innere Stoffwechselvorgänge (endogen) bedingt ist.

Akne kann auch durch äußere Reize verursacht werden (exogene Form).

- „Mallorca-Akne": vermutlich ausgelöst durch eine Kombination von starker UV-Einwirkung, Sonnenschutzmitteln, Kosmetika und körpereigener Talgproduktion
- Akne: ausgelöst durch kosmetische Produkte
- Akne: ausgelöst durch Einnahme von Schlafmitteln und/oder kortisonhaltigen Medikamenten über einen längeren Zeitraum, Anabolikamissbrauch sowie Überdosierung von Vitamin B_6 und B_{12}
- Acne venenata (auch „Kontaktakne" genannt): ausgelöst durch Chlor, Öle oder Teer

Bei der naturheilkundlichen Behandlung einer Akne mit Spagyrika werden endogene und exogene Form nach dem gleichen Prinzip behandelt.

Die Ausleitungsorgane Haut, Niere, Leber und Lymphe werden aktiviert. Es empfiehlt sich, die Ausleitung über die Haut und Lymphe (Solunat

Nr. 6 und Nr. 9) mit kleiner Tropfenzahl zu beginnen. Wenn sich keine oder nur geringe Ausleitungsreaktionen (verstärkte Pustelbildung und/oder entzündliche Hautreaktionen) zeigen, kann die Dosis dieser beiden Mittel wöchentlich um je 1–2 Tropfen gesteigert werden, bis die Maximaldosierung erreicht ist (▶ **Tab. 13.50**). Reagiert der Aknepatient mit starken Ausleitungsreaktionen, wird die Tropfengabe dieser Mittel wieder zurückgenommen, bis die optimal verträgliche Dosis gefunden ist. Diese wird dann über die gesamte Therapiedauer beibehalten.

Die äußerliche Behandlung erfolgt je nach Fall mit spagyrischen Heilsalben (Solunat Nr. 25 und Solunat Nr. 26) und/oder spagyrischer Kosmetik aus der Lunasolserie, die auf die spezifischen Bedürfnisse des Patienten abgestimmt werden.

Zusätzlich ist auf eine ausgewogene Lebensführung und Ernährung zu achten. Selbstverständlich werden bei der exogenen Form der Akne die auslösenden Noxen, soweit dies möglich ist, beseitigt.

Herpes simplex

Herpes-simplex-Viren sind weltweit verbreitet. Der Mensch ist für sie der einzige natürliche Wirt. Die Virusinfektion tritt meist als Herpes labialis (HSV-1) oder Herpes genitalis (HSV-2) auf.

- HSV-1 wird bereits durch Speichel- oder Schmierinfektion ab dem Säuglingsalter übertragen. In Deutschland haben etwa 80–90 Prozent der Bevölkerung Antikörper gegen HSV-1.
- HSV-2 wird durch engen Schleimhautkontakt übertragen. Antikörper gegen den Erreger von Herpes genitalis sind in der Bevölkerung sehr unterschiedlich verbreitet, abhängig von Alter und sexueller Aktivität.

Das Virus wird durch **psychische** und/oder **starke körperliche Belastungen** aktiviert. Ein geschwächtes Immunsystem kann das aktivierte Virus nicht mehr in Schach halten.

Die naturheilkundliche Behandlung mit Spagyrika (▶ **Tab. 13.51**) stärkt das Immunsystem sowie das vegetative Nervensystem und leitet über Haut, Lymphe und Niere Stoffwechselendprodukte aus.

▶ **Tab. 13.50** Medikation bei Akne.

Solunat	Dosierung	Begründung
Solunat Nr. 6	2–3-mal 5–10 Tr. über den Tag verteilt	Ausleitung des interstitiellen Raumes über die Haut
Solunat Nr. 8	1-mal 5–10 Tr. abends	Ausleitung über die Leber
Solunat Nr. 9	2–3-mal 5–10 Tr. über den Tag verteilt	Ausleitung des Lymphsystems
Solunat Nr. 16	1-mal 10 Tr. morgens	Ausleitung über die Niere
Solunat Nr. 25	1–2-mal täglich auftragen	bei jeder Art entzündlicher Hautleiden, kann bei Bedarf im täglichen Wechsel mit Solunat Nr. 26 verabreicht werden
Solunat Nr. 26	1–2-mal täglich dünn auftragen	bei Geschwür- und Pustelbildung, kann im täglichen Wechsel mit Solunat Nr. 25 verabreicht werden

▶ **Tab. 13.51** Medikation bei Herpes simplex.

Solunat	Dosierung	Begründung
Solunat Nr. 3	3-mal 10–15 Tr. über den Tag verteilt	Steigerung der Abwehrkräfte
Solunat Nr. 6	2-mal 10 Tr. morgens und abends	Ausleitung des interstitiellen Raumes über die Haut
Solunat Nr. 9	2-mal 10 Tr. morgens und abends	Ausleitung über die Lymphe
Solunat Nr. 28	mehrmals täglich die Bläschen betupfen	nervenberuhigende und schmerzstillende Wirkung

Zur Juckreizlinderung kann zusätzlich Lunasol-Kinderbalsam auf die Herpesbläschen aufgetragen werden.

Herpes zoster

Die Gürtelrose (Herpes zoster) zeigt sich durch Schmerzen, Empfindungsstörungen und Blasenbildung im Versorgungsgebiet eines bestimmten Nervs. Ursache ist die Reaktivierung des im Körper vorhandenen Windpocken-Erregers – Herpes zoster tritt daher nur bei Menschen auf, die bereits an Windpocken erkrankt waren. Ein geschwächtes Immunsystem, Stress oder vorausgegangene schwere Erkrankungen begünstigen den Ausbruch von Herpes zoster.

Die spagyrische Behandlung (▶ **Tab. 13.52**) dient einer Stärkung des Immunsystems und der Schmerzlinderung.

Zusatztherapie

Aus der Aromatherapie hat sich, neben Lunasol-Kinderbalsam, folgende Mischung zur Abheilung der Bläschen bewährt: Auf 10 Milliliter Mandelöl geben Sie 3 Tropfen Rosenöl und 6 Tropfen 30 %iges Melissenöl (100 %iges ist nicht mehr verfügbar) und lassen damit mehrmals täglich den betroffenen Bereich betupfen.

Neurodermitis (atopisches Ekzem)

Neurodermitis gilt als nicht heilbar, aber behandelbar. Die Praxiserfahrung zeigt, dass bei einer sorgfältigen **Sanierung der Ausgangslage** und einer dauerhaft **heilsamen Lebensführung** die typischen Hautsymptome, wie rote, schuppende oder nässende Ekzeme, sowie der starke Juckreiz nicht mehr auftreten. Die Neigung zu trockener, rauer Haut bleibt allerdings meist bestehen.

Die Ursachen der Neurodermitis sind bis heute noch nicht vollständig geklärt. Das komplexe Krankheitsgeschehen mit seinem sehr individuellen Verlauf weist auf ein Zusammenspiel genetischer Faktoren, immunologischer Dysbalance, belastender Umwelteinflüsse und vegetativer Dysregulation hin.

Bei der Behandlung mit Spagyrika ergeben sich verschiedene Therapiekonzepte, je nach Beschwerdebild des Patienten. Neben der Grundtherapie (▶ **Tab. 13.53**), die für alle Formen der Neurodermitis gilt und über mindestens 3 Monate durchgeführt werden sollte, setzen Sie die passenden ergänzenden Mittel ein. Es empfiehlt sich, die Ausleitung über die Haut und Lymphe mit Solunat Nr. 6 (Dyskrasin) und Solunat Nr. 9 (Lymphatik) in kleiner Tropfenzahl zu beginnen. Wenn sich keine oder nur geringe Ausleitungsreaktionen zeigen, wie gerötete und/oder leicht entzündlich veränderte Haut, kann die Dosis dieser beiden Mittel wöchentlich um je 1–2 Tropfen gesteigert werden, bis die Maximaldosierung erreicht ist.

Neigt Ihr Patient zu Nahrungsmittelunverträglichkeiten, geben Sie zusätzlich die in ▶ **Tab. 13.54** genannten Solunate.

Ist Ihr Patient nervlich stark belastet und treten die Neurodermitis-Symptome vor allem nach Stress und Ärger auf, behandeln Sie ihn zusätzlich mit weiteren Solunaten (▶ **Tab. 13.55**).

Zusatztherapie

Patienten aller Altersgruppen sollten – auch ohne Beschwerden – 1-mal jährlich eine Ausleitungskur über 4–6 Wochen durchführen.

▶ **Tab. 13.52** Medikation bei Herpes zoster.

Solunat	Dosierung	Begründung
Solunat Nr. 3	3-mal 10–15 Tr. über den Tag verteilt	Steigerung der Abwehrkräfte
Solunat Nr. 4	2-mal 5–10 Tr. abends und zur Nachtruhe	Beruhigung des vegetativen Nervensystems, zur Schmerzreduktion
Solunat Nr. 14	2-mal 5–10 Tr. morgens und mittags	entspannende und entkrampfende Wirkung, zur Schmerzreduktion
Solunat Nr. 28	2–3-mal täglich äußerlich auftupfen	nervenberuhigende und schmerzstillende Wirkung

▶ **Tab. 13.53** Medikation bei Neurodermitis.

Solunat	Dosierung	Begründung
Solunat Nr. 6	2-mal 5–10 Tr. morgens und abends	Ausleitung des interstitiellen Raumes über die Haut
Solunat Nr. 9	2-mal 5–10 Tr. morgens und abends	Ausleitung der Lymphe
Solunat Nr. 16	2-mal 5–10 Tr. morgens und mittags	Ausleitung über die Niere
Solunat Nr. 25	2-mal täglich dünn auftragen	Einsatz nur bei bakterieller Sekundärinfektion
Lunasol-Kinderbalsam	2–3-mal täglich dünn auf die juckenden Hautstellen auftragen	Linderung des Juckreizes, harmonisierende Wirkung auf den Hautstoffwechsel
Lunasol-Kindercreme	2-mal 3 täglich dünn auf betroffene Hautareale auftragen	Ausgleich von Hauttrockenheiten, harmonisierende Wirkung auf den Hautstoffwechsel Anmerkung: über den Lunasol-Kinderbalsam auftragen
Lunasol-Rosenwasser	2-mal täglich morgens und abends nach der Hautreinigung	Kühlung und Beruhigung der Haut Anmerkung: bei akuten Entzündungsschüben zusätzlich zu Lunasol-Kinderbalsam und -creme als Erstes auftragen

▶ **Tab. 13.54** Medikation bei Neurodermitis und Nahrungsmittelunverträglichkeiten.

Solunat	Dosierung	Begründung
Solunat Nr. 3	2-mal 10 Tr. morgens und abends	Stabilisierung des Immunsystems
Solunat Nr. 19	2-mal 10 Tr. mittags und abends vor dem Essen	Anregung der Darmfunktion, unterstützt den Aufbau einer gesunden Darmschleimhaut

▶ **Tab. 13.55** Medikation bei Neurodermitis und starker nervlicher Belastung.

Solunat	Dosierung	Begründung
Solunat Nr. 4	2-mal 5–10 Tr. abends und zur Nachtruhe	schenkt erholsamen Schlaf und stabilisiert das vegetative Nervensystem
Solunat Nr. 14	2-mal 5–10 Tr. morgens und mittags	entspannende und entkrampfende Wirkung, ohne müde zu machen

Ernährungsempfehlung: Das Meiden von weißem Industriezucker und Schweinefleisch in jeder Form sowie der geringe Verzehr von Weißmehlprodukten und Fertignahrung (Fast Food) verringern entzündliche Schübe der Haut signifikant.

Psoriasis

Die Schuppenflechte ist eine nicht ansteckende Autoimmunkrankheit. Die typischen Merkmale sind rote, juckende, scharf begrenzte Herde mit silbrig weißen Schuppen. Hebt man eine Hautschuppe ab, bildet sich darunter ein winzig kleiner Bluttropfen. Dies stellt ein wichtiges Diagnostikum auf der Kopfhaut dar. Neben der Haut können auch Finger- und Zehennägel, Gelenke und Schleimhäute, z. B. die Darmschleimhaut, betroffen sein.

Die naturheilkundliche Behandlung der Psoriasis schließt neben der **Hautbehandlung** eine **Sanierung des Immunsystems** und der **Darmschleimhaut** mit ein (▶ Tab. 13.56). Es empfiehlt sich, die Ausleitung über die Haut und Lymphe (Solunat Nr. 6 und Nr. 9) mit kleiner Tropfenzahl zu beginnen. Wenn sich keine oder nur geringe Ausleitungsreaktionen zeigen, wie gerötete und/oder leicht entzündliche Hautreaktionen, kann die Dosis dieser beiden Mittel wöchentlich um je 1–2 Tropfen gesteigert werden, bis die Maximaldosierung erreicht ist.

▶ **Tab. 13.56** Medikation bei Psoriasis.

Solunat	Dosierung	Begründung
Solunat Nr. 3	2-mal 10 Tr. morgens und abends	Stabilisierung des Immunsystems
Solunat Nr. 6	2-mal 5–10 Tr. morgens und abends	Ausleitung des interstitiellen Raumes über die Haut
Solunat Nr. 9	2-mal 5–10 Tr. morgens und abends	Ausleitung der Lymphe
Solunat Nr. 16	1-mal 10 Tr. morgens	Ausleitung über die Niere
Solunat Nr. 19	2-mal 10 Tr. mittags und abends vor dem Essen	Anregung der Darmfunktion
Lunasol-Kindercreme	mehrmals täglich dünn auftragen	Ausgleich von Hauttrockenheiten, harmonisierende Wirkung auf den Hautstoffwechsel
Lunasol-Rosenwasser	2-mal täglich morgens und abends	zusätzlich zu Lunasol-Kindercreme bei akuten Schüben auftragen

▶ **Tab. 13.57** Medikation bei Warzen.

Solunat	Dosierung	Begründung
Solunat Nr. 6	2–3-mal 5–10 Tr. über den Tag verteilt	Ausleitung des interstitiellen Raumes über die Haut
Solunat Nr. 16	1–2-mal 10 Tr. morgens und mittags	Ausleitung über die Niere

Zudem sollte 2-mal jährlich, im Frühling und im Herbst, eine Ausleitungstherapie durchgeführt werden.

Zusatztherapie

- Bei akuten Entzündungsschüben der Haut ist eine zusätzliche Darmsanierung mit Probiotika zu empfehlen.
- Ein Vollbad mit Salz aus dem Toten Meer (1–2-mal wöchentlich) ist ebenfalls ratsam.
- Zink und Vitamin E dient der Nahrungsergänzung.
- Die Praxis zeigt, dass das Meiden von Schweinefleisch zudem den Hautstoffwechsel entlastet.

Warzen

Warzen sind kleine, scharf begrenzte und in der Regel gutartige Epithelgeschwülste der Haut, die ansteckend sind. Die Infektion mit den Papillomaviren erfolgt durch Kontakt- oder Schmierinfektion über kleine Haut- oder Schleimhautverletzungen. Vom Zeitpunkt der Ansteckung bis zur Bildung der Warzen können Wochen bis Monate vergehen.

Aus der Homöopathie ist bekannt, dass bestimmte Menschentypen gehäuft zur Bildung von Warzen neigen, in der Sprache der Wissenschaft könnte man von einer genetischen Disposition sprechen. In der Praxis haben sich jedenfalls die Reinigung der Haut mit Spagyrika (▶ **Tab. 13.57**) und die zusätzliche Gabe passender Homöopathika in Kombination mit einer „Warzensalbe" bewährt.

Zusatztherapie

- Homöopathie: Die Behandlung erfolgt, entsprechend dem Konstitutionsbild, beispielsweise mit Antimonium crudum, Medorrhinum, Silicea, Staphisagria (▶ **Abb. 13.5**), Thuja oder anderen Einzelmitteln.

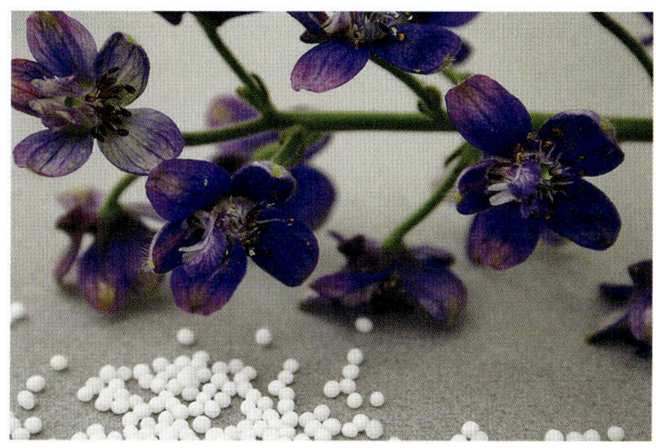

▶ **Abb. 13.5** Staphisagria (Rittersporn). (Thieme Gruppe)

► **Tab. 13.58** Medikation bei Cellulite.

Solunat	Dosierung	Begründung
Solunat Nr. 6	2-mal 5–10 Tr. morgens und abends	Reinigung des interstitiellen Raumes über die Haut
Solunat Nr. 16	2-mal 5–10 Tr. morgens und mittags	Ausleitung über die Niere, wirkt harmonisierend auf den weiblichen Hormonhaushalt

- Warzensalbe: 25 Tropfen Thuja D6, 10 Tropfen Crab Apple (Bachblüte) und 10 Tropfen Tea Tree (Aromaöl) werden mit 30 Gramm APM-Salbe gemischt. Die Salbe wird 2-mal täglich dünn auf die Warzen aufgetragen. Die Behandlungsdauer kann je nach Reaktionsfreudigkeit des Patienten zwischen 2 Wochen und 6 Monate dauern.

Cellulite

Bei Cellulite, auch Orangenhaut genannt, handelt es sich um eine Dellenbildung der Haut, die hauptsächlich im Bereich der Oberschenkel, des Gesäßes, der Hüften und Oberarme auftritt. Sie kommt, hormonell bedingt, fast ausschließlich bei Frauen vor. Männer haben eine andere Bindegewebsstruktur. Im Fall von Übergewicht kann Cellulite schon vor dem 25. Lebensjahr auftreten, im fortgeschrittenen Alter haben sie etwa 80–90 % aller Frauen in unterschiedlichem Ausmaß.

Cellulite ist keine Krankheit an sich, stört aber das körperliche Wohlempfinden vieler Frauen empfindlich. Die Neigung zu Cellulite kann zwar nicht aufgehoben, die Bindegewebsstruktur aber mit Spagyrika sehr wohl verbessert werden (► **Tab. 13.58**).

Empfehlen Sie des Weiteren Frauen mit starker Neigung zu Cellulite, 2-mal jährlich eine Kur zur Bindegewebsreinigung und -stärkung über 8 Wochen durchzuführen. Außerdem ist tägliches Bewegungstraining Voraussetzung für eine erfolgreiche Therapie.

Zusatztherapie

- Quarz D12 (Wala) 2-mal täglich 5 Globuli zur Bindegewebsfestigung
- auf frische vollwertige Kost achten
- tägliche Bürstenmassagen
- Schachtelhalmtee (½ Liter) über den Tag verteilt trinken

13.9 Herz-Kreislauf

Das Herz ist das zentrale Organ unseres Seins. Sowohl auf der körperlichen wie auch seelisch-geistigen Ebene ist es Lebensquell und Hort unserer Gefühle.

Herzerkrankungen werden meist rein mechanistisch erklärt. Das Herz wird als ein Motor beschrieben, ein Perpetuum mobile für eine Lebensspanne. Die Zusammenarbeit mit herzkranken Menschen zeigt, dass Heilung nur möglich ist, wenn der Mensch mit all seinen Ängsten, Nöten und unerfüllten Wünschen vom Therapeuten wahrgenommen wird. Ein **Patientengespräch** ohne Zeitdruck ist bei Herzpatienten die Basis aller Therapieansätze. Der Erfolg der Therapie hängt davon ab, ob Sie das Herz Ihres Patienten erreichen [21].

Wissen

Analogien zu den Planetenprinzipien

Das Herz steht unter der Kraft des **Sonnen**prinzips. Kein Organ unseres Körpers zeigt die Zuordnung zu einem der Planetenprinzipien so deutlich wie das Herz. Wie die Sonne als Zentrum unseres Planetensystems Leben auf der Erde erst möglich macht, so ist das Herz das zentrale Organ unseres Körpers, unser Lebensquell. Herzerkrankungen werden daher in der Spagyrik mit Goldmitteln behandelt, die zudem Heilpflanzen enthalten, die das Sonnenprinzip repräsentieren.

Behandlungsergänzungen werden von folgenden 3 Planetenprinzipien bestimmt: **Mars** (alle entzündlichen Erkrankungen des Herzens), **Jupiter** (Größenzunahme des Herzens), **Saturn** (Ablagerungen und Blutgerinnsel im Herzmuskel)

Das Kreislaufsystem untersteht in seiner Transport- und Austauschfunktion vor allem dem **Merkur**prinzip. Jede Kreislauferkrankung beinhaltet somit ein verletztes Merkurprinzip – Handel und Wandel, sprich

▼

der Informationsaustausch, finden nicht mehr harmonisch statt.

Weitere Planetenprinzipien sind im dynamisch-arteriellen Anteil des Kreislaufsystems das **Mars**prinzip, im passiv-venösen das **Venus**prinzip. Bei Hypertonie zeigt sich ein überschießendes Marsprinzip, bei Hypotonie ein Zuviel an Venusprinzip.

Die destruktive Seite der **Jupiter**kraft stellt sich in Form von Cholesterinablagerungen an den Gefäßwänden oder auch in einem gestörten Pfortaderkreislauf durch Belastung der Leberfunktionen dar. Bei Varizen und Ulcus cruris hat sich das Anregen der Leberfunktion als Teil des Behandlungskonzepts bestens bewährt.

Die zerstörerische Dynamik eines überschießenden **Saturn**prinzips zeigt sich in verhärteten Ablagerungen in und an den Gefäßwänden, durch irreparablen Zellzerfall bei Ulcus cruris oder im Absterben einzelner Gliedmaßen bei unbehandelten arteriellen Durchblutungsstörungen.

Mittel der Wahl bei Herz- und Kreislauferkrankungen

- Solunat Nr. 1 wird zur Regulation des Zellstoffwechsels bei Ulcus cruris mit verordnet.
- Solunat Nr. 3 (Azinat) stärkt und reguliert das Immunsystem.
- Solunat Nr. 4 (Cerebretik) beruhigt und stabilisiert das vegetative Nervensystem, was insbesondere bei Herzerkrankungen ein wichtiger zusätzlicher Therapieschritt ist.
- Solunat Nr. 5 (Cordiak) verbessert die Durchblutung des Herzmuskels und stärkt die Funktion des Herz-Kreislauf-Systems. Darüber hinaus wirkt es bei allen psychosomatischen Herzaffektionen stabilisierend.
- Solunat Nr. 8 (Hepatik) regt den Leber-Galle-Stoffwechsel an, was sich rückkoppelnd günstig auf Erkrankungen des rechten Herzens auswirkt. Bei allen venösen Erkrankungen unterstützt eine Ausleitung über die Leber den Heilungsprozess.
- Solunat Nr. 9 (Lymphatik) leitet über das Lymphsystem aus. Das unterstützt den Heilungsprozess bei Erkrankungen des venösen Systems der unteren Extremitäten.
- Solunat Nr. 14 (Polypathik) kann über seine entspannende und entkrampfende Wirkung erhöhte RR-Werte senken.
- Solunat Nr. 16 (Renalin) ist ein wichtiges Begleitmittel bei erhöhtem Blutdruck, insbesondere bei Widerstandshochdruck.
- Solunat Nr. 17 (Sanguisol) wird als Begleitmittel bei Herz-Kreislauf-Schwäche neben Solunat Nr. 5 eingesetzt. Es wirkt auf die Gemütslage insgesamt aufhellend und stabilisierend.
- Solunat Nr. 18 (Splenetik) ist das Mittel der Wahl bei chronischen Durchblutungsstörungen, sei es am Herzmuskel oder im Kreislaufsystem. Es löst Verhärtungen sowohl auf körperlicher wie auch seelisch-geistiger Ebene.
- Solunat Nr. 25 (Azinat-Salbe) wird bei entzündlichen Hauterkrankungen wie Ulcus cruris eingesetzt.
- Solunat Nr. 26 (Alcangrol-Salbe) dient der Regulation bei degenerativen Hauterkrankungen (z. B. Ulcus cruris).

13.9.1 Angina pectoris

Eine Angina pectoris tritt anfallartig auf und ist verbunden mit starkem Angstgefühl („Vernichtungsschmerz"), plötzlicher Atemnot, Schweißausbrüchen und Übelkeit. Der Patient leidet in den meisten Fällen an einer Koronarsklerose (Ausnahme: Sonderform Prinzmetal-Angina). Hier wird die Durchblutungsstörung des Herzmuskels durch einen vorübergehenden Krampf der Koronararterien und eine damit verbundene Durchblutungsstörung verursacht. Körperliche oder seelische Belastungen sind meist Auslöser eines Angina-pectoris-Anfalls. Tritt dieser jedoch ohne vorausgegangene Belastung auf, besteht die unmittelbare Gefahr eines Herzinfarkts.

Mit spagyrischen Heilmitteln kann einem Angina-pectoris-Anfall vorgebeugt werden (▶ **Tab. 13.59**). Während eines Anfalls sind Glycerintrinitrat-Präparate angezeigt. Helfen diese nicht, muss der Notarzt gerufen werden.

▶ **Tab. 13.59** Medikation bei Angina pectoris.

Solunat	Dosierung	Begründung
Solunat Nr. 4	3-mal 5–10 Tr. über den Tag verteilt	Beruhigung des vegetativen Nervensystems, Vermittlung von Entspannung und Entkrampfung
Solunat Nr. 5	2-mal 5–10 Tr. morgens und mittags	Verbesserung der Durchblutung des Herzmuskels
Solunat Nr. 17	2-mal 5 Tr. morgens und mittags	geistig-seelisches Lebenselixier, Unterstützung des Aufbaus einer positiveren Einstellung zum Leben

▶ **Tab. 13.60** Medikation bei Apoplexie.

Solunat	Dosierung	Begründung
Solunat Nr. 4	2-mal 5–10 Tr. abends und zur Nachtruhe	Stabilisierung des vegetativen Nervensystems, Vermittlung eines erholsamen Schlafs, entkrampfende Wirkung
Solunat Nr. 14	2-mal 5–10 Tr. morgens und mittags	entkrampfende Wirkung über das ZNS, Unterstützung der psychischen Stabilisierung
Solunat Nr. 17	2-mal 5 Tr. morgens und mittags	antidepressive Wirkung, Unterstützung des Durchhaltevermögens bei Körperübungen
Solunat Nr. 18	2-mal 10 Tr. morgens und abends	Lösung von Ablagerungen in und an Gefäßwänden

13.9.2 Apoplexie

Ein Schlaganfall wird durch plötzlich auftretende Durchblutungsstörung eines Hirnareals verursacht. Die Gründe hierfür sind in den meisten Fällen ein Gefäßverschluss durch Atherome (Cholesterinkristall-Ablagerungen) oder die Verschleppung eines Blutgerinnsels in die Hirngefäße. Seltener kann eine Apoplexie auch durch Hirnblutung ausgelöst werden.

Die Behandlung mit Spagyrika beschleunigt die Rückbildung der Lähmungserscheinungen und beugt weiteren Schlaganfällen vor (▶ **Tab. 13.60**). Die Behandlungsdauer richtet sich individuell nach dem körperlichen und seelischen Zustand des Patienten und kann über viele Monate, sogar Jahre beibehalten werden.

Bei allen Schlaganfallpatienten ist eine regelmäßige Ausleitungstherapie (Kap. 10) 1–2-mal jährlich anzuraten.

Zusatztherapie

Arnica D6 2-mal 5 Globuli über 1–2 Wochen: Unmittelbar nach dem Anfall geben erfahrene Homöopathen Arnica in Hochpotenz. Bitte nur bei Erfahrung und nach Abschätzung des augenblicklichen Zustandes anwenden.

13.9.3 Durchblutungsstörungen

Zerebrale Durchblutungsstörungen, TIA (transitorische ischämische Attacke) genannt, gehen oft einem Schlaganfall voraus. Die Symptome können einzeln oder gemeinsam über einen Zeitraum von wenigen Minuten bis zu 24 Stunden auftreten, und zwar in Form von

- Seh- und Sensibilitätsstörungen,
- kurzzeitigen Lähmungserscheinungen,
- Gleichgewichts- und Sprachstörungen.

Unter **peripherer arterieller Durchblutungsstörung** (meist im Bereich der Beine) leiden überwiegend Raucher und Diabetiker. Die starken Schmerzen beim Gehen (Claudicatio intermittens, auch umgangssprachlich Schaufensterkrankheit genannt) zwingen den betroffenen Patienten, immer wieder nach kurzen Gehstrecken stehen zu bleiben, bis die schlecht durchbluteten Muskeln wieder entkrampfen. Unbehandelt kann es zum Absterben der betroffenen Gliedmaßen kommen.

Venöse Durchblutungsstörungen sind nicht nur ein kosmetisches Problem. Sie können zu Venenentzündungen und Thrombosen führen. Frauen leiden darunter fast 3-mal so häufig wie Männer. Oft treten während einer Schwangerschaft, bedingt durch veränderte Hormonlage und Gewichtszunahme, die ersten Krampfadern auf.

▶ **Tab. 13.61** Medikation bei zerebralen und arteriellen Durchblutungsstörungen.

Solunat	Dosierung	Begründung
Solunat Nr. 14	2-mal 5–10 Tr. morgens und mittags	Lösung von Stauungen, spannungs- und krampflösende Wirkung
Solunat Nr. 18	2-mal 10 Tr. morgens und abends	Lösung von Gefäßverschlüssen und Ablagerungen in und an Gefäßwänden

▶ **Tab. 13.62** Medikation bei venösen Durchblutungsstörungen.

Solunat	Dosierung	Begründung
Solunat Nr. 3	3-mal 10 Tr. über den Tag verteilt	bei Venenentzündung, umfassend entzündungshemmende Wirkung
Solunat Nr. 8	2-mal 5–10 Tr. abends und zur Nachtruhe	Ausleitung über die Leber und damit Unterstützung des Heilprozesses aller venösen Erkrankungen
Solunat Nr. 9	3-mal 10–15 Tr. über den Tag verteilt	Entstauung des Gewebes über die Lymphe
Solunat Nr. 25	morgens (äußerlich)	entzündungshemmende und entschlackende Wirkung über die Haut des betroffenen Areals
Lunasol-Johanniskrautöl	zur Nachtruhe (äußerlich)	entstauende Wirkung auf das gesamte Gewebe Anmerkung: Die Empfehlung Alexander von Bernus', Venenentzündungen zur Nachtruhe mit Johanniskrautöl zu behandeln, hat sich in der Praxis bewährt.

Die Behandlung mit spagyrischen Heilmitteln zielt in allen Fällen auf eine verbesserte Durchblutung durch das Lösen von Ablagerungen und Entlasten des betroffenen Gewebes (▶ **Tab. 13.61** und ▶ **Tab. 13.62**). Die Therapie wird über einen Zeitraum von 4–6 Monaten durchgeführt. Danach empfiehlt es sich, die Spagyrika in Einnahmeblöcken von 6–8 Wochen 2-mal jährlich präventiv einzunehmen.

Zerebrale und arterielle Durchblutungsstörungen

Zusatztherapie

Eine **heilsamere Lebensführung,** wie Beendigung des Rauchens, eine gesunde Ernährung, ausreichend Bewegung, ein rhythmischer Tagesablauf, und die Motivation dafür bilden die Grundlage aller anderen Behandlungsmöglichkeiten. Hier ist es die Aufgabe des Therapeuten, den Patienten nicht durch zu viele Hinweise zu entmutigen, sondern in ihm den Wunsch zu wecken, freundlicher mit sich selbst umzugehen [9].

Venöse Durchblutungsstörungen

Zusatztherapie

- Ceres Aesculus Urtinktur und Ceres Melilotus Urtinktur
  Die beiden Urtinkturen zu gleichen Teilen mischen lassen. Diese Mischung wird dann 2-mal täglich (morgens und abends, je 3 Tropfen) in etwas Wasser nach dem Essen eingenommen, und zwar zusätzlich zur Medikation in ▶ **Tab. 13.62.**
- kühle Unterschenkelgüsse täglich nach dem Duschen (Kap. 16.10.7)
- Aromatherapie „Wadl-Öl“ (Kap. 16.1.3)

13.9.4 Ulcus cruris

Das „offene Bein“, wie das Unterschenkelgeschwür häufig genannt wird, betrifft meist ältere Menschen, bei denen andere Grunderkrankungen vorliegen, wie das postthrombotische Syndrom, Varikose, Diabetes mellitus und/oder Übergewicht. Heilt das Ulcus cruris innerhalb von 12 Monaten nicht ab, gilt es als therapieresistent, also nicht heilbar.

▶ **Tab. 13.63** Medikation bei Ulcus cruris.

Solunat	Dosierung	Begründung
Solunat Nr. 1	3-mal 10–15 Tr. über den Tag verteilt	Regulation des Zellstoffwechsels
Solunat Nr. 8	2-mal 5–10 Tr. mittags und abends	Entlastung der Leber und damit positive Unterstützung der venösen Durchblutung in den Beinen
Solunat Nr. 9	3-mal 10–15 Tr. über den Tag verteilt	Begleitmittel von Solunat Nr. 1 zur Gewebeausleitung über die Lymphe
Solunat Nr. 25 und Solunat Nr. 26	beide Salben im Wechsel je 2-mal täglich auftragen	zur Regulation des degenerativ veränderten Zellgewebes

In jedem Fall ist ein Versuch mit spagyrischen Heilmitteln über mindestens 6 Monate angezeigt (▶ **Tab. 13.63**). Meist hat sich eine deutliche Besserung der Ausgangslage erzielen lassen.

13.9.5 Herzinsuffizienz

Bei Herzmuskelschwäche, die meist unbemerkt beginnt, ist das Herz nicht mehr in der Lage, den Körper ausreichend mit Blut und Sauerstoff zu versorgen. Bei fortgeschrittener Herzinsuffizienz leidet der Patient an Atemnot, auch in Ruhe, sowie einem Nachlassen der körperlichen und geistigen Leistungsfähigkeit. Weitere typische Beschwerden sind Herzrhythmusstörungen und abendliche Ödeme im Bereich der Fußknöchel mit einem verstärkten nächtlichen Wasserlassen.

Es gibt verschiedene Formen von Herzinsuffizienz.

- Bei **Linksherzinsuffizienz** staut sich Blut in der Lunge und es kommt dort zu Wasseransammlungen; Ödembildung in den Beinen ist ebenfalls möglich. Ursachen für eine Linksherzinsuffizienz können erhöhter Blutdruck oder eine koronare Herzerkrankung sein, bei der die Muskulatur der linken Herzkammer geschwächt wird.
- Der **Rechtsherzinsuffizienz** liegt ein Druckanstieg im Lungenkreislauf zugrunde. Die rechte Herzkammer muss gegen diesen Druck arbeiten und die Muskulatur der Kammerwand verdickt sich. Wird die Herzleistung damit nicht mehr kompensiert, staut sich das Blut zunächst in die Herzkammer zurück, im weiteren Verlauf in den vorgeschalteten Körperkreislauf. Es kommt zu Ödembildung in den Beinen, der Bauchhöhle und der Leber.
- Bei der **globalen Herzinsuffizienz** ist die Leistungsfähigkeit beider Herzkammern eingeschränkt.

Eine Behandlung mit spagyrischen Heilmitteln ist bei einer beginnenden oder latenten Herzinsuffizienz meist ausreichend. Im fortgeschrittenen Stadium ist sie Begleittherapie zur schulmedizinischen Verordnung. Dadurch können Betablocker und ACE-Hemmer niedriger dosiert werden, wie die Praxis zeigt. Die Behandlung mit den Solunaten zielt auf eine verbesserte Durchblutung der Herzmuskulatur und eine Ausleitung der Ödeme. Zugleich wird über die rhythmisierende Therapie der natürliche Rhythmus des Herzens gestärkt und die seelisch, meist labile Situation des Patienten verbessert (▶ **Tab. 13.64**).

▶ **Tab. 13.64** Medikation bei Herzinsuffizienz.

Solunat	Dosierung	Begründung
Solunat Nr. 4	2-mal 5–10 Tr. abends und zur Nachtruhe	Stabilisierung des zur Nervosität neigenden Herzpatienten, schnelleres Einschlafen nach nächtlichen Toilettengängen
Solunat Nr. 5	2–3-mal 5–10 Tr. über den Tag verteilen	Verbesserung der Durchblutung des Herzmuskels, anregende und angstlösende Wirkung
Solunat Nr. 16	2-mal 5–10 Tr. morgens und mittags	verstärkte Ausleitung von Wasser über die Niere, allgemein entkrampfende Wirkung durch das spagyrisch aufbereitete Kupfer
Solunat Nr. 17	2-mal 5–10 Tr. morgens und mittags	Stärkung der Psyche, antidepressive Wirkung

13.9.6 Herzrhythmusstörungen

Unter Herzrhythmusstörungen wird ein zu schneller, zu langsamer oder unregelmäßiger Herzschlag verstanden. Körperliche Anstrengung, aber auch freudige wie ärgerliche Aufregung können das Herz aus seinem Takt kommen lassen, ohne dass dies als krankhaft einzustufen ist. Erst bei Rhythmusstörungen über einen längeren Zeitraum oder nach einer vorausgegangenen Krankheit, verbunden mit dem Nachlassen körperlicher Leistungsfähigkeit und Angstgefühlen, muss an eine behandlungsbedürftige Herzerkrankung gedacht werden.

Zur Stabilisierung der Herzfrequenz können Sie die rhythmisierende Therapie (Kap. 11) individuell den Bedürfnissen Ihres Patienten wie folgt anpassen:

- **Tachykardie** wird über die Silberkomponente von Solunat Nr. 4 (Cerebretik) in hoher Dosierung (2-mal 8–15 Tropfen abends und zur Nachtruhe) therapiert.
- **Bradykardie** wird über den Goldanteil durch Solunat Nr. 2 (Aquavit) und/oder Solunat Nr. 17 (Sanguisol) 2-mal 5–15 Tropfen morgens und mittags behandelt.
- Bei **Extrasystolie** wird mit ausgewogener Gold- und Silbergabe durch Solunat Nr. 17 (Sanguisol; 2-mal 5–10 Tropfen morgens und mittags) und Solunat Nr. 4 (Cerebretik; 2-mal 5–10 Tropfen abends und zur Nachtruhe) therapiert.

Solunat Nr. 5 (Cordiak) wird bei allen 3 Formen der Rhythmusstörung 2-mal täglich in einer Dosierung von 5–10 Tropfen morgens und mittags zur Stabilisierung und besseren Durchblutung des Herzmuskels gegeben.

13.9.7 Hypertonie

Hypertonie gilt heute als **Volkskrankheit** und ist ein Risikofaktor für Herz-, Nieren- und Gefäßerkrankungen sowie für Schlaganfall. Liegt der Blutdruck bei wiederholten Messungen höher als 140/90 mmHg, gilt er als behandlungsbedürftig.

Die Behandlung mit spagyrischen Heilmitteln bietet neben der Beruhigung des vegetativen Nervensystems eine Entstauung des gesamten Kreislaufs, eine Stabilisierung des Herzmuskels, eine Stärkung der Nierenfunktion und eine Lösung möglicher Plaques an den Gefäßwänden (▸ **Tab. 13.65**).

Stellen Sie aus den verschiedenen Solunaten die für Ihren Patienten optimal passende Medikation zusammen.

13.9.8 Hypotonie

Der niedere Blutdruck (systolischer Wert bei Männern unter 115 mmHg, bei Frauen unter 105 mmHg) wird medizinisch in eine essenzielle und eine orthostatische Hypotonie unterteilt. Bei der **essenziellen Hypotonie** handelt es sich um einen Flüssigkeitsmangel, der insbesondere bei älteren Menschen auftreten kann. Die **orthostatische Hypotonie** ist dagegen ein lagebedingter Blutdruckabfall, der bei zu schnellem Aufrichten Symptome wie Schwarzwerden vor den Augen, Leeregefühl im Kopf, Zittern und Schwächegefühl, hohe Pulsfrequenz und Herzklopfen sowie Müdigkeit und Antriebsarmut zeigen kann.

▸ **Tab. 13.65** Medikation bei Hypertonie.

Solunat	Dosierung	Begründung
Solunat Nr. 4	2-mal 5–10 Tr. abends und zur Nachtruhe	Beruhigung des vegetativen Nervensystems
Solunat Nr. 5	2-mal 5–10 Tr. morgens und mittags	Stabilisierung und verbesserte Durchblutung des Herzmuskels
Solunat Nr. 8	2-mal 5–10 Tr. mittags und abends	Anregung des Leber- und Gallestoffwechsels
Solunat Nr. 14	2–4-mal 5–10 Tr. über den Tag verteilt	Entspannung und Entkrampfung
Solunat Nr. 16	2-mal 5–10 Tr. morgens und mittags	Stärkung der Nierenfunktion, Begleitmittel bei erhöhtem RR-Wert
Solunat Nr. 18	2-mal 10 Tr. morgens und abends	bei gleichzeitig bestehender Arteriosklerose

▶ **Tab. 13.66** Medikation bei Hypotonie.

Solunat	Dosierung	Begründung
Solunat Nr. 2	2-mal 10–15 Tr. morgens und mittags	Aktivierung der körperlichen Kraft, belebende Wirkung
Solunat Nr. 17	2-mal 5–10 Tr. morgens und mittags	Aktivierung der geistigen Kraft, leicht blutdruckhebende Wirkung über die Psyche

▶ **Tab. 13.67** Medikation bei Myokarditis.

Solunat	Dosierung	Begründung
Solunat Nr. 2	2-mal 10 Tr. morgens und mittags	Tonikum bei allen körperlichen Schwächezuständen, Rekonvaleszenzmittel nach schweren Erkrankungen
Solunat Nr. 3	3-mal 10–15 Tr. über den Tag verteilt	entzündungshemmende Wirkung, Stärkung des Immunsystems
Solunat Nr. 5	2–3-mal 5–10 Tr. über den Tag verteilt	Unterstützung der Durchblutung des Herzmuskels

Durch Hypotonie kann es zu Ohnmachtsanfällen mit Sturz und Folgeverletzungen kommen. Ausgeprägte Hypotonie (systolische Werte unter 90 mmHg) führen zu einer Mangeldurchblutung des Gehirns mit Konzentrationsstörung. Daher muss eine länger bestehende Hypotonie immer behandelt werden. Erkrankungen, bei denen ein zu niedriger Blutdruck Teil des Krankheitsbilds ist, z. B. Hypothyreose und Nebennierenrindeninsuffizienz (Morbus Addison), sind auszuschließen und gesondert zu behandeln. Die spagyrische Behandlung hypotoner Kreislaufregulationsstörungen zielt auf Aufbau und Stabilisierung des Energiehaushalts (▶ **Tab. 13.66**). Siehe auch Kap. 14.1 Lebensabschnitte/ Pubertät.

Zusatztherapie

- Lebenselixier, insbesondere bei Ohnmachtsneigung, bei Bedarf bis zu 4-mal täglich je 5 Tropfen auf die Zunge geben.
- Regelmäßiges, tägliches Bewegungstraining (Laufen, Schwimmen, Radfahren, Treppensteigen, alles, was Ihr Patient bereit ist, zu tun) über eine ½ Stunde unterstützt die Behandlung orthostatischer Kreislaufbeschwerden signifikant.

13.9.9 Myokarditis

Die Entzündung des Herzmuskels ist meist das Ergebnis einer Virusinfektion, seltener ist sie durch Bakterien oder Parasiten bedingt. Bei rheumatischen Erkrankungen kann Myokarditis als Folge dieser Erkrankung, unabhängig von Krankheitserregern, auftreten.

Typische Symptome einer Myokarditis sind Herzstolpern, Herzrasen und Herzschmerzen, die häufig in Verbindung mit den allgemeinen Symptomen einer Infektion wie Gliederschmerzen, Halsschmerzen oder Husten vorkommen. Die meisten Betroffenen bemerken jedoch nur geringe oder keine Symptome, und es kommt zu einer Ausheilung ohne Folgen.

Bei schweren Erkrankungsformen bietet die Spagyrik, neben der schulmedizinischen Behandlung, die Möglichkeit einer schnelleren Rekonvaleszenz und Stabilisierung der Herzleistung (▶ **Tab. 13.67**).

13.10 Niere und Blase

Bei Erkrankungen von Niere und Blase ist es von großer Bedeutung – neben den üblichen Diagnosestellungen –, die **seelischen Ursachen** des Ungleichgewichts in diesem Organsystem benennen zu können. Angst und eine unharmonische Partnerschaft „gehen an die Niere", wie sich in vielen meiner Patientengespräche oftmals zeigt.

Die Blase, Auffangbecken für wasserlösliche Stoffwechselendprodukte, reagiert mit Entzündungen, wenn sich der Patient zum Auffangbecken emotionaler Uneinigkeiten macht und diese aus Scham, Groll oder Selbstunsicherheit nicht mehr loswerden kann. Ein **ganzheitlicher Therapieansatz** berücksichtigt diese Beobachtungen beim Erstellen des Behandlungsplans. Neben der medikamentösen Verordnung muss ein Weg zum Lösen seelischer Verletzungen und Blockaden gefunden werden.

Wissen

Analogien zu den Planetenprinzipien

Mond- und **Venus**prinzip sind die Kräfte, die dieses Organsystem hauptsächlich formen. Der wässrige Anteil wird über die Mondkraft repräsentiert. Die Filtrationsfähigkeit der Niere, das feine Austarieren des Mineralhaushalts, schenkt unserem Gesamtorganismus die Harmonie der Venuskraft.

Wasser hat eine analoge Verbindung zu Gefühlen. Dies erklärt bei der Behandlung von Nieren- und Blasenerkrankungen das besondere Berücksichtigen seelischer Verletzungen und Blockaden. Verletzte Gefühle bringen uns aus dem Gleichgewicht, lassen uns aus der harmonischen Ordnung fallen – die Niere leidet. Ein weiterer Grund für Nierenerkrankungen ist das Überstrapazieren der persönlichen Leistungskraft. Das Venusprinzip will ausruhen dürfen und verwöhnt werden. Gönnen wir uns dies über einen längeren Zeitraum nicht, erschöpfen wir unsere Nierenkraft und ihre reinigende Funktion verläuft nicht mehr in der harmonischen Ordnung. Im schlimmsten Falle kann dies zu einem **saturn**ischen Steinleiden oder zu einer **mars**betonten Glomerulonephritis führen.

13.10.1 Mittel der Wahl bei Nieren- und Blasenerkrankungen

- Solunat Nr. 3 (Azinat) ist ein Entzündungsmittel bei allen Nieren- und Blasenerkrankungen und dient zudem der Stärkung des Immunsystems.
- Solunat Nr. 4 (Cerebretik) stärkt das vegetative Nervensystem mit lunarem Silber, sodass bei Erkrankungen dieses Organsystems der Heilverlauf beschleunigt wird.
- Solunat Nr. 16 (Renalin) stärkt und harmonisiert den Nierenstoffwechsel. Es wirkt außerdem ausgleichend und entkrampfend im Blasenbereich.
- Solunat Nr. 18 (Splenetik) wird bei allen chronischen Formen von Nieren-Blasen-Erkrankungen eingesetzt. Bei Steinleiden im Bereich dieses Organsystems wirkt es auf diese lösend und entzündungshemmend.

Zystitis

Eine Blasenentzündung ist eine häufige Erkrankung **junger Frauen.** Nicht immer sind der kurze Rock oder die nackten Beine im kühlen Herbst die Ursache für diese meist sehr schmerzhafte Infektion. Falsches Hygieneverhalten beim Toilettengang, seelische Anspannung im Bereich der Sexualität, ein geschwächtes Abwehrsystem – die auslösende Ursache ist selten eindeutig. Umso klarer sind die Symptome: Stechende Schmerzen beim häufigen Wasserlassen, Brennen in der Blase, ziehende Schmerzen im gesamten Unterleib, die manchmal bis in die Oberschenkel ausstrahlen, und ein unangenehmer Uringeruch weisen deutlich auf eine **akute** Verlaufsform der Zystitis hin.

Schwieriger ist eine **chronische** Zystitis zu diagnostizieren. Meist fällt sie nur durch eine routinemäßige Urinkontrolle auf, da Blasenentzündungen über einen langen Zeitraum kaum Schmerzen im Bereich der Blase bereiten. In diesem Fall werden häufiger Rückenschmerzen angegeben, die auf eine gleichzeitige Nierenbeckenentzündung hinweisen können.

Der **naturheilkundliche Therapieansatz** (▶ **Tab. 13.68**) umfasst, neben dem üblichen Hinweis, viel zu trinken, wärmende Salbenauflagen im Nieren- und Blasenbereich, basische Ernährung, Ausleitung des Urogenitalbereichs, Stärkung des Abwehrsystems und bei akuter Zystitis für 2–3 Tage Bettruhe.

▶ **Tab. 13.68** Medikation bei Zystitis.

Solunat	Dosierung	Begründung
Solunat Nr. 3	3-mal 10 Tr. über den Tag verteilt	erregerausleitende und entzündungshemmende Wirkung
Solunat Nr. 4	1-mal 5–10 Tr. zur Nachtruhe	zur Beruhigung und Regeneration des vegetativen Nervensystems
Solunat Nr. 16	2-mal 5–10 Tr. morgens und mittags	entzündungshemmende und harntreibende Wirkung
Solunat Nr. 18	2-mal 5–10 Tr. morgens und abends	bei chronischer Entzündung, lösende Wirkung auf körperlicher und seelischer Ebene

▶ **Tab. 13.69** Medikation bei Nephrolithiasis.

Solunat	Dosierung	Begründung
Solunat Nr. 16	2-mal 5–10 Tr. morgens und mittags	entzündungshemmende und harntreibende Wirkung auf Niere und Blase
Solunat Nr. 18	2-mal 10 Tr. morgens und abends	Einsatz als lösendes Heilmittel bei allen Steinleiden

Zusatztherapie

- „Kupfer Salbe rot“ (Wala) im Bereich der Blase und der Nierenpole 2–3-mal täglich dünn auftragen.
- Teemischung: zu gleichen Teilen Bärentraubenblätter, Hirtentäschel und Zinnkraut mischen, auf ¼ Liter kochendes Wasser einen gehäuften Teelöffel Kräutermischung geben, alles 10 Minuten ziehen lassen und davon 3–4 Tassen täglich trinken (▶ **Abb. 13.6**)
- Kaffee, Alkohol und Süßigkeiten sind während der akuten Entzündungsphase unbedingt zu meiden.

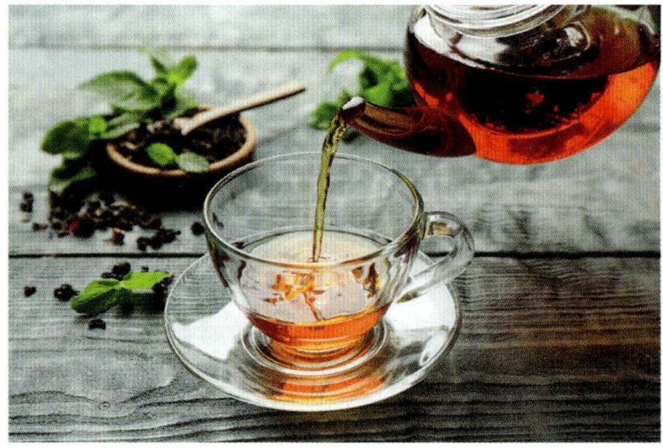

▶ **Abb. 13.6** Tee als Zusatztherapie bei Zystitis. (© New Africa – stock.adobe.com)

Nephrolithiasis

Nierensteine sind Konkremente, die sich aus den Salzen des Harns sowohl in den Nierentubuli wie auch im Nierenbecken und in den ableitenden Harnwegen bilden. Große Nierensteine machen sich durch dumpfen Schmerz im Nierenlager bemerkbar. Kleine Steine, die beim Wasserlassen im Harnleiter hängen bleiben, lösen die gefürchteten, sehr schmerzhaften Nierenkoliken aus. Patienten mit starken Kolikschmerzen benötigen schnellstmöglich schmerzunterbrechende Maßnahmen, die die Spagyrik im erforderlichen Umfang nicht bieten kann. Der sinnvolle Einsatz spagyrischer Heilmittel ist in diesem Falle die **präventive Behandlung** bei bekannter Anlage zur Steinbildung (▶ **Tab. 13.69**).

Pyelonephritis

Eine akute Nierenbeckenentzündung entwickelt sich meist aus einer aufsteigenden Blasenentzündung. Fieber, ausgeprägtes Krankheitsgefühl und Schmerzen in der Lendengegend weisen auf eine akute Infektion hin. Diese wird dann bei der Urinuntersuchung durch Nachweis von Bakterien, Leukozyten, Erythrozyten und meist auch vermehrter Eiweißausscheidung bestätigt.

▶ **Tab. 13.70** Medikation bei Pyelonephritis.

Solunat	Dosierung	Begründung
Solunat Nr. 3	3-mal 10–15 Tr. über den Tag verteilt	erregerausleitende und entzündungshemmende Wirkung
Solunat Nr. 4	1-mal 8–10 Tr. zur Nachtruhe	zur Beruhigung des vegetativen Nervensystems
Solunat Nr. 16	3-mal 5–10 Tr. über den Tag verteilt	entzündungshemmende und harntreibende Wirkung auf Niere und Blase

▶ **Tab. 13.71** Medikation bei Reizblase.

Solunat	Dosierung	Begründung
Solunat Nr. 4	3-mal 5 Tr. über den Tag verteilt, 1-mal 8 Tr. zur Nachtruhe	Beruhigung des vegetativen Nervensystems
Solunat Nr. 16	2-mal 5 Tr. morgens und mittags	ausleitende Wirkung auf Niere und Blase, entkrampfende Wirkung des Kupfers

Bettruhe über eine Woche ist eine bewährte Therapiegrundlage. Empfehlenswert sind, neben einer erhöhten Flüssigkeitszufuhr, die spagyrischen Heilmittel wie bei der Zystitis, jedoch in höherer Dosierung (▶ **Tab. 13.70**).

Zusatztherapie

- „Kupfer Salbe rot“ (Wala) im Bereich der Blase und der Nierenpole 2–3-mal täglich dünn auftragen.
- Teemischung: Zu gleichen Teilen Bärentraubenblätter, Hirtentäschel und Zinnkraut mischen, auf ¼ Liter kochendes Wasser einen gehäuften Teelöffel Kräutermischung geben, alles 10 Minuten ziehen lassen und davon 3–4 Tassen täglich trinken.
- Kaffee, Alkohol und Süßigkeiten sind während der akuten Entzündungsphase unbedingt zu meiden.

Reizblase

Die Reizblase ist eine Form der Harninkontinenz, die nicht ausschließlich mit Alter oder Geburtsfolgen zu tun hat. Sehr häufiges Wasserlassen in kleinen Mengen und unbeabsichtigter Harnabgang sind, wenn keine Entzündung oder Organfehlbildung nachweisbar ist, die Symptome einer Reizblase. Alle Altersgruppen können davon betroffen sein. Die genaue Ursache gilt als unbekannt, dennoch ist eine erhöhte nervliche Belastung bei den meisten Betroffenen festzustellen.

Die Behandlung mit spagyrischen Heilmitteln zielt auf eine Stabilisierung des Vegetativums und eine sanfte Ausleitung des Urogenitalsystems (▶ **Tab. 13.71**).

13.11 Schilddrüse

Eine Schilddrüsenerkrankung ist selten der Grund, aus dem ein Patient in die naturheilkundlich orientierte Praxis kommt. Da die Schilddrüse an vielen Funktionsabläufen unseres Organismus beteiligt ist, wird eine Fehlfunktion, zumindest in der Anfangsphase, häufig übersehen oder als psychosomatische Beschwerde betrachtet.

Die Schilddrüse versucht, ihre Funktion sowohl an den Organismus des Patienten als auch an dessen äußere Lebensbedingungen anzupassen. Dies geschieht über die individuelle Aufnahme des essenziellen Jods ebenso wie über differenzierte hormonelle Abläufe bei Stresssituationen im Alltag. Einmalig erhobene Schilddrüsenwerte können keine endgültige Aussage über den organischen Zustand der Schilddrüse und deren Funktionsfähigkeit geben. In den meisten Fällen bedarf es daher der genauen Beobachtung des Patienten sowie mehrerer Untersuchungsparameter in Abständen von einen halben Jahr, bis eine endgültige Diagnose gestellt werden kann. Ausgenommen davon sind selbstverständlich akute Erkrankungen der Schilddrüse, die mit eindeutigen Laborparametern einhergehen.

Ganzheitliche Beobachtungen zeigen, dass das Schilddrüsengewebe genauso wie die Hautfunktion und der weibliche Zyklus dem Mondrhythmus folgt. So ist zu verstehen, dass eine Schilddrüsenbehandlung mit spagyrischen Heilmitteln in den meisten Fällen zum abnehmenden Mondzyklus empfohlen wird.

Wissen

Analogien zu den Planetenprinzipien

Die Schilddrüse untersteht in Auf- und Abbau der zyklischen Kraft des **Mond**prinzips. Zudem ist das lunare Prinzip in der weichen Struktur des drüsigen Gewebes erkennbar. Der Schilddrüsenstoffwechsel ist energetisch vom **Mars**prinzip, seine weit gefächerte Auswirkung auf den ganzen Körper vom **Merkur**prinzip geprägt.

Bei Erkrankungen der Schilddrüse können wir sowohl ein überschießendes Marsprinzip (z. B. bei Morbus Basedow, heißen Knoten und Hyperthyreose) wie auch einen zu schwachen Mars (Hashimoto-Thyreoiditis im fortgeschrittenen Stadium oder Hypothyreose) beobachten. Ausgleichend auf das Schilddrüsengewebe wirkt das harmonisierende **Venus**prinzip. Gewebewucherungen, gut- wie bösartiger Natur, sind von einem überschießenden **Jupiter**prinzip geprägt. Bildung kalter Knoten und Zellzerstörung werden dem **Saturn**prinzip zugeordnet.

13.11.1 Mittel der Wahl bei Erkrankungen der Schilddrüse

- Solunat Nr. 1 (Alcangrol) wird bei Struma diffusa und Struma nodosa zur Regulation des Zellstoffwechsels eingesetzt.
- Solunat Nr. 3 (Azinat) ist bei allen entzündlichen Erkrankungen der Schilddrüse und zur Regulation des Abwehrsystems, auch bei Autoimmunerkrankungen der Schilddrüse, das Mittel der Wahl.
- Solunat Nr. 4 (Cerebretik) hat eine beruhigende und entkrampfende Wirkung, was bei Hyperthyreose besonders zu empfehlen ist. Der Bezug der Schilddrüse zur lebensbewahrenden Silberkraft des Mondes zeigt sich deutlich im rhythmischen Auf- und Abbau des Schilddrüsengewebes im lunaren 28-Tage-Rhythmus.
- Solunat Nr. 9 (Lymphatik) ist Begleitmittel von Solunat Nr. 1 und leitet über das Lymphsystem aus.
- Solunat Nr. 10 (Matrigen I) wirkt allgemein anfachend auf den gesamten Stoffwechsel und ergänzt damit bei hypothyreoten Erkrankungen der Schilddrüse den Behandlungsplan.
- Solunat Nr. 11 (Matrigen II) wirkt allgemein retardierend auf den gesamten Stoffwechsel und ergänzt damit bei hyperthyreoten Erkrankungen der Schilddrüse den Behandlungsplan.
- Solunat Nr. 14 (Polypathik) löst körperliche wie auch seelische Unruhezustände bei hyperthyreoten Erkrankungen.
- Solunat Nr. 17 (Sanguisol) wird bei hypothyreoter Stoffwechsellage und zur Aufhellung depressiver Verstimmungszustände eingesetzt.
- Solunat Nr. 22 (Strumatik I) aktiviert und reguliert die Schilddrüse und hat darüber hinaus eine vitalisierende Wirkung auf den gesamten Organismus.
- Solunat Nr. 23 (Strumatik II) ist das Hauptmittel bei Struma-Bildung. Es wird bei Struma nodosa zusammen mit Solunat Nr. 2 verwendet.
- Solunat Nr. 27 (Struma-Salbe) ist das Ergänzungsmittel zu Solunat Nr. 22 und Nr. 23 und wird bei Kropfbildung äußerlich aufgetragen.

13.11.2 Autoimmunerkrankungen der Schilddrüse

An dieser Stelle werden die beiden häufigsten Autoimmunerkrankungen der Schilddrüse, die in der naturheilkundlichen Praxis vorkommen, besprochen.

Morbus Basedow

Morbus Basedow ist eine durch TSH-Rezeptor-Autoantikörper (TRAK) ausgelöste Hyperthyreose. Neben den typischen Symptomen der Hyperthyreose können **zusätzliche Beschwerden** auftreten wie:

- diffuse Struma
- Exophthalmus
- derbe Weichteilschwellung an den Fingern oder Zehen
- Ödeme an den Beinen

▶ **Tab. 13.72** Medikation bei Morbus Basedow.

Solunat	Dosierung	Begründung
Solunat Nr. 1	2-mal 10–15 Tr. morgens und abends	bei Struma zur Regulation des Zellstoffwechsels
Solunat Nr. 4	2-mal 5–10 Tr. abends und zur Nachtruhe	zur Beruhigung des vegetativen Nervensystems
Solunat Nr. 9	2-mal 10 Tr. morgens und abends	Ergänzungsmittel von Solunat Nr. 1, Ausleitung über das Lymphsystem
Solunat Nr. 14	2-mal 5–10 Tr. morgens und mittags	entspannende und entkrampfende Wirkung ohne Ermüdungserscheinungen
Solunat Nr. 23	2-mal 10 Tr. morgens und abends	regenerierende und abschwellende Wirkung bei Struma (Kropfbildung)
Solunat Nr. 27	1-mal zur Nachtruhe äußerlich dünn auftragen	Ergänzungsmittel zu Solunat Nr. 23

Die Ursache der Erkrankung ist unbekannt. Es wird davon ausgegangen, dass – neben einer genetischen Veranlagung – weitere Faktoren zum Ausbruch der Erkrankung beitragen, z. B.:

- psychische Belastung
- bakterielle oder virale Infektion
- zu hohe Jodaufnahme durch Jodmangelprophylaxe
- Kontrastmittelinjektionen beim Röntgen
- exzessive Einnahme von Meeresalgen

Bei der Behandlung der Erkrankung werden die spagyrischen Heilmittel kombiniert eingesetzt, und zwar solche aus dem Ansatz zur Behandlung der Struma und solche aus dem zur Behandlung der Hyperthyreose (▶ **Tab. 13.72**).

Die Verabreichung der Struma-Mittel Solunat Nr. 23 (Strumatik II) und Solunat Nr. 27 (Struma-Salbe) erfolgt nur bei bestehender Struma und nur bei abnehmendem Mond. Diese Kur ist mit dem Ziel einer euthyreoten Stoffwechsellage über mindestens 4–6 Monate durchzuführen. Nach dieser Zeit sollten sowohl die TRAK-Werte als auch die Struma zurückgegangen sein. Zur Sicherheit ist es ratsam, die Schilddrüsenwerte zu überprüfen. Spricht Ihr Patient gut auf die Spagyrika an, sollten Sie die Mittel wenigstens über 1 Jahr verabreichen. In dieser Zeit ist zusätzlich eine 6–8-wöchige Ausleitungskur (Kap. 10) zur Entlastung des Immunsystems durchzuführen. Hat Ihr Patient dann normale Schilddrüsenwerte und keine Basedow-Symptome mehr, können Sie die Solunate langsam reduzieren und letztlich ganz absetzen.

Machen Sie Ihren Patienten darauf aufmerksam, die Schilddrüsenwerte auch zukünftig, wenigstens 1-mal jährlich, kontrollieren zu lassen. Zudem soll er, wie bei allen Autoimmunerkrankungen, 2-mal jährlich eine Ausleitungskur über 4–6 Wochen durchführen.

Zusatztherapie

- Ceres Lycopus europaeus Urtinktur 2–3-mal 3–5 Tropfen (nur bei Hyperthyreose)
- Yoga-Übungen (zum Ausgleich der Schilddrüse und zur Entspannung), vermittelt von einem qualifizierten Yoga-Lehrer

Hashimoto-Thyreoiditis

Bei der chronisch-autoaggressiven Schilddrüsenentzündung kommt es zur Zerstörung des Schilddrüsengewebes durch körpereigene T-Lymphozyten. Außerdem bilden sich Antikörper gegen schilddrüsenspezifische Antigene.

Am Beginn der Erkrankung sind häufig die Symptome einer Überfunktion zu beobachten, die dann in die Symptomatik der Unterfunktion übergehen. Verläufe mit schwankenden Hormonwerten, bei denen der Erkrankte zwischen einer Über- und Unterfunktion der Schilddrüse hin- und herschwankt, werden ebenso beobachtet. Weitere **Symptome** sind:

- Struma
- Schrumpfen der Schilddrüse (wird dann als Ord-Thyreoiditis bezeichnet)
- Gelenk- und Muskelschmerzen
- Hautveränderungen wie Urtikaria oder Rosazea

Die Hashimoto-Thyreoiditis ist **eine der häufigsten Autoimmunerkrankungen** des Menschen. Frauen erkranken deutlich öfters als Männer. Die Erkrankung gilt bis heute als **nicht heilbar.** Es werden folgende **Ursachen** diskutiert:

- hormonelle Umstellungsphasen, wie Pubertät, Schwangerschaft oder Wechseljahre
- seelische Belastungssituationen
- zu hohe Jodaufnahme durch Jodmangelprophylaxe

Die Behandlung mit spagyrischen Heilmitteln zielt auf eine Stabilisierung des Immunsystems mit Rückgang der Antikörper und das Erreichen einer euthyreoten Stoffwechsellage.

Bei eindeutiger Funktionslage der Schilddrüse wird das Behandlungsschema entweder wie bei Hypo- oder wie bei Hyperthyreose verordnet. Bei Bedarf erfolgt eine Kombination mit dem Behandlungsschema der Struma nodosa. Zusätzlich ist, wie bei allen Autoimmunerkrankungen, 2-mal jährlich eine Ausleitungskur durchzuführen.

Zeigen sich bei der Blutkontrolle Werte, die zwischen hypothyreod und hyperthyreod schwanken, empfiehlt sich das in ▸ **Tab. 13.73** gezeigte Medikationsschema.

Die Solunate Nr. 22 und Nr. 23 werden im monatlichen Wechsel und nur in der abnehmenden Mondphase verabreicht. Verordnen Sie im ersten Monat Solunat Nr. 22 über 2 Wochen von Vollmond zu Neumond. Im Folgemonat ist dann Solunat Nr. 23 über weitere 2 Wochen von Vollmond zu Neumond einzunehmen. Daraufhin, in der abnehmenden Mondphase, wird wieder Solunat Nr. 22 genommen etc. Dieses Behandlungsschema ist insgesamt 6 Monate durchzuführen. Danach ist eine Überprüfung der Schilddrüsenwerte angezeigt. Spricht Ihr Patient gut auf die Behandlung an, kann ein nochmaliger Einnahmezyklus (wie oben beschrieben) über weitere 6 Monate folgen. Während des gesamten Einnahmezyklus werden die Solunate Nr. 4 und Nr. 9 durchgehend weiter verordnet.

Zusatztherapie

Wala Thyreoidea-Ferrum comp 2-mal 5 Globuli morgens und abends

Hyperthyreose

Leidet Ihr Patient an mehreren der unten aufgeführten Symptome, ist an eine hyperthyreote Stoffwechsellage zu denken.

- Herzklopfen/Herzjagen
- hoher Blutdruck und/oder hoher Puls
- Nervosität, Reizbarkeit, Rastlosigkeit
- Muskelschwäche, Muskelschmerzen
- Zittern der Hände, feucht-warme Hände
- starkes Schwitzen, vor allem unter der Achsel
- abnorm glänzende Augen
- Schlafstörungen
- Heißhunger und viel Durst, dabei eher Gewichtsabnahme
- ungewohnt weicher Stuhlgang
- Störung des Menstruationszyklus (zu häufige, verstärkte, aber auch ganz ausbleibende Regelblutung)
- TSH (Thyroidea stimulierendes Hormon) erniedrigt bis nicht messbar
- fT 3 (freies Trijodthyronin) grenzwertig bis deutlich erhöht
- fT 4 (freies Tetrajodthyronin) grenzwertig bis deutlich erhöht

▸ **Tab. 13.73** Medikation bei zwischen Hypo- und Hyperthyreose schwankenden Werten.

Solunat	Dosierung	Begründung
Solunat Nr. 4	2-mal 5–10 Tr. abends und zur Nachtruhe	Beruhigung des Vegetativums, bei Schilddrüsenfehlfunktion immer angezeigt
Solunat Nr. 9	2-mal 10 Tr. morgens und abends	Ausleitung über die Lymphe
Solunat Nr. 17	1–2-mal 3–5 Tr. morgens und mittags	nur bei hypothyreoter Stoffwechsellage mit depressiver Verstimmung
Solunat Nr. 22	2-mal 5 Tr. morgens und abends	zur Aktivierung gesunden Zellgewebes durch Anregung des Gesamtstoffwechsels
Solunat Nr. 23	2-mal 1 Messerspitze morgens und abends	zur Aktivierung gesunden Zellgewebes bei strumigen Veränderungen

▶ **Tab. 13.74** Medikation bei Hyperthyreose.

Solunat	Dosierung	Begründung
Solunat Nr. 4	2-mal 5–10 Tr. abends und zur Nachtruhe	zur Beruhigung des vegetativen Nervensystems
Solunat Nr. 11	2-mal 10 Tr. morgens und abends	beruhigende Wirkung auf den Gesamtstoffwechsel
Solunat Nr. 14	2-mal 5–10 Tr. morgens und mittags	als „Tagessedativum", entspannende und entkrampfende Wirkung ohne Ermüdungserscheinungen

Eine Behandlung mit spagyrischen Heilmitteln ist über einen Zeitraum von mindestens 4 Monaten angezeigt (▶ **Tab. 13.74**). Sie empfiehlt sich auch dann, wenn keine hyperthyreote Stoffwechsellage im Blut nachgewiesen werden kann.

Zusatztherapie

Ceres Lycopus europaeus Urtinktur 2–3-mal 3–5 Tropfen

Hypothyreose

Leidet Ihr Patient an mehreren der unten aufgeführten Symptome, ist an eine hypothyreote Stoffwechsellage zu denken.

- starke Müdigkeit ohne äußeren Grund, apathischer Gesichtsausdruck
- Konzentrationsstörungen
- niedere Pulswerte bei normalem oder erhöhtem Blutdruck
- Herzrhythmusstörungen
- depressive Verstimmung, Angst- und/oder Panikattacken
- trockene, struppige und stumpfe Haare, Haarausfall
- teigige und/oder trockene Haut
- Obstipation
- Gewichtszunahme
- leichtes Frieren
- unerfüllter Kinderwunsch, plötzliche Abnahme des sexuellen Verlangens
- TSH (Thyroidea stimulierendes Hormon) erhöht
- fT 3 (freies Trijodthyronin) grenzwertig bis deutlich erniedrigt
- fT 4 (freies Tetrajodthyronin) grenzwertig bis deutlich erniedrigt

Eine Behandlung mit spagyrischen Heilmitteln ist über einen Zeitraum von mindestens 4 Monaten angezeigt (▶ **Tab. 13.75**). Sie empfiehlt sich auch dann, wenn keine hypothyreote Stoffwechsellage im Blut nachgewiesen werden kann.

Die durchgehende Einnahme von Solunat Nr. 22 (Strumatik I), ohne Berücksichtigung des Mondzyklus, ist hier durch die anregende Wirkung des Mittels auf den Gesamtorganismus zu verstehen.

Struma und Struma nodosa

Die sicht- und tastbare Vergrößerung der Schilddrüse wird als Struma, umgangssprachlich auch als Kropf bezeichnet. Sie ist überwiegend in Jodmangelgebieten zu beobachten, tritt aber auch in Zeiten einer hormonellen Umstellung auf, insbesondere in der Pubertät. In letzterem Fall bildet sich die Zunahme des Halsumfangs nach Abschluss der Entwicklungsphase meist wieder spontan zurück.

▶ **Tab. 13.75** Medikation bei Hypothyreose.

Solunate	Dosierung	Begründung
Solunat Nr. 10	2-mal 10 Tr. morgens und abends	anregende Wirkung auf den gesamten „Säftefluss", d. h. auf den Gesamtstoffwechsel
Solunat Nr. 17	1–2-mal 5–10 Tr. morgens und bei Bedarf auch mittags	Aktivierung der Psyche, bei depressiver Gemütslage
Solunat Nr. 22	2-mal 5–10 Tr. morgens und abends	allgemein anregende Wirkung auf den Gesamtorganismus

▶ **Tab. 13.76** Medikation bei Struma.

Solunat	Dosierung	Begründung
Solunat Nr. 1	2-mal 10–20 Tr. morgens und abends	Regulation des Zellwachstums, antiproliferative Wirkung
Solunat Nr. 9	2-mal 10 Tr. morgens und abends	Begleitmittel von Solunat Nr. 1; Ausleitung über die Lymphe
Solunat Nr. 22	2-mal 5–10 Tr. morgens und abends	zur Aktivierung gesunden Zellgewebes durch Anregung des Gesamtstoffwechsels
Solunat Nr. 23	2-mal 1 Messerspitze morgens und abends	zur Aktivierung gesunden Zellgewebes durch Anregung des Gesamtstoffwechsels
Solunat Nr. 27	1-mal zur Nachtruhe	Ergänzungsmittel zu Solunat Nr. 23 bei Struma (Kropfbildung)

Bilden sich in der vergrößerten Schilddrüse zudem knotige Veränderungen, spricht man von einer Struma nodosa. Es wird hierbei der heiße Knoten, der vermehrt Schilddrüsenhormone bildet, vom kalten Knoten unterschieden, der nur wenig bis keine Hormone bildet und hinter dem sich die Bildung eines Schilddrüsenkarzinoms verbergen kann.

Ziel einer spagyrischen Behandlung ist sowohl die **Rückbildung** des strumigen Gewebes wie auch die der Knoten (▶ **Tab. 13.76**). Bei zuverlässiger Einnahme der Mittel und Anwendung der Salbe soll eine signifikante Verbesserung innerhalb eines halben Jahres zu beobachten sein. Ist dies nicht der Fall, ist die operative Entfernung des Kropfes angezeigt.

Die Solunate Nr. 22 und Nr. 23 werden im monatlichen Wechsel und nur in der abnehmenden Mondphase verabreicht. Verordnen Sie im ersten Monat Solunat Nr. 22 über 2 Wochen von Vollmond zu Neumond. Im Folgemonat ist dann Solunat Nr. 23 über weitere 2 Wochen von Vollmond zu Neumond einzunehmen. Daraufhin, in der abnehmenden Mondphase, wird wieder Solunat Nr. 22 eingenommen etc. Während dieser Zeit wird auch Solunat Nr. 27, die Struma-Salbe, verabreicht. Nach einem halben Jahr ist eine Überprüfung der Schilddrüsenwerte angezeigt. Spricht Ihr Patient gut auf die Behandlung an, kann ein nochmaliger Einnahmezyklus (wie oben beschrieben) über weitere 6 Monate erfolgen. Über die gesamte Dauer der Behandlung werden die Solunate Nr. 1, Nr. 9 und Nr. 16 durchgehend verordnet.

13.12 Verdauungstrakt

„Der Mensch ist, was er verdaut" – so lautet die Sicht ayurvedischer Heilkundiger. Was können wir daraus ableiten? Sie zeigt zum einen den hohen Stellenwert gesunder Verdauungskraft und sagt zum anderen, dass es nicht eine einzig wahre Ernährungsweise geben kann.

Wissen

Analogien zu den Planetenprinzipien

Auf dem langen Weg zwischen Mund und Enddarm begegnen wir allen planetaren Wirkkräften.

Das **Mond**prinzip bewirkt die Verflüssigung der Nahrung zum Speisebrei. Außerdem ist die lunare Kraft deutlich zu erkennen, wenn starke Emotionalität Verdauungsbeschwerden hervorruft.

Das **Merkur**prinzip regiert den Austausch der Nahrungsmoleküle zwischen Darm und Blut.

Das **Venus**prinzip reinigt die rückresorbierte Flüssigkeit aus dem Dickdarm im Nierenfunktionskreislauf und sorgt durch ein gesundes Ruhebedürfnis für den harmonischen Ablauf der Verdauungsfunktionen.

Das **Sonnen**prinzip als Vermittler des Ich-Bewusstseins ermöglicht, dass fremde Moleküle, z. B. aus der Nahrung, in unsere Körperzellen integriert und letztendlich zu unserem Körper werden.

Das **Mars**prinzip gibt unserer Verdauungskraft die nötige Hitze, sorgt für genügend Abwehrkraft bei der Auseinandersetzung mit der von Bakterien und Viren bewohnten Außenwelt und zersetzt durch die Schärfe der Verdauungssäfte von Magen, Galle und exkretorischem Pankreas den Nahrungsbrei.

▼

▼

Die Leber, unser größtes und gutmütigstes Organsystem, zeigt eindrucksvoll in der Vielfältigkeit ihrer Funktionsabläufe die joviale Stärke des **Jupiter**prinzips.

Der Beitrag des **Saturn**prinzips im ganzen Verdauungsgeschehen ist der Kauvorgang. Gesunde, kräftige Zähne, sich Zeit lassen bei der Nahrungsaufnahme, und das in saturnischer Stille, sind Voraussetzung für einen ungestörten Verdauungsablauf. Das scheinbar lebensfeindlichste Prinzip am Ende der Planetenreihe (Kap. 6.3), das analog auch für Degeneration, Zerfall und Tod steht, prägt hier den Beginn der Nahrungsaufnahme und erleichtert damit allen folgenden Prinzipien ihre Aufgabe. So schließt sich der Kreis der planetaren Kräfte.

13.12.1 Mittel der Wahl bei Erkrankungen des Verdauungstrakts

- Solunat Nr. 1 (Alcangrol) wird bei allen proliferativen Veränderungen im Bereich des Verdauungstrakts eingesetzt. Es wirkt reinigend und regulierend auf den gesamten Zellstoffwechsel.
- Solunat Nr. 2 (Aquavit) ist ein Aufbau- und Stärkungsmittel in der Rekonvaleszenz. Es wirkt durch die vielen karminativen Kräuter anfachend auf die Verdauungskraft.
- Solunat Nr. 3 (Azinat) wird bei allen entzündlichen Erkrankungen des Verdauungstrakts und zur Ausleitung von bakteriellen wie auch viralen Erregern verwendet.
- Solunat Nr. 4 (Cerebretik) entspannt und beruhigt das vegetative Nervensystem. Es ist eines der Basismittel bei Erkrankungen des Verdauungstrakts. Da es eine deutlich ausgleichende Wirkung auf den Nervus vagus hat, ist sein Einsatz im Wirkbereich dieses Hirnnervs sehr zu empfehlen.
- Solunat Nr. 5 (Cordiak) ist ein Begleitmittel, wenn eine Fehlfunktion der Verdauung Herz- und Kreislaufbeschwerden hervorruft, z. B. beim Roemheld-Syndrom.
- Solunat Nr. 8 (Hepatik) leitet aus über Leber und Galle; es wirkt blutzuckersenkend und regt den Fettstoffwechsel an.
- Solunat Nr. 9 (Lymphatik) dient der Ausleitung über das Lymphsystem. Große Teile des Verdauungssystems sind von Lymphknoten und Lymphbahnen umgeben. Bei Erkrankungen in diesem Organsystem ist daher meist eine Ausleitung über die Lymphe angezeigt.
- Solunat Nr. 11 (Matrigen II) hat eine stark adstringierende und retardierende Wirkung und ist vor allem bei Diarrhö und Blutungen im Darmbereich ein wichtiger Teil des Behandlungskonzepts.
- Solunat Nr. 14 (Polypathik) wird bei Bedarf eingesetzt, wenn eine entspannende Wirkung auf Psyche und Körper erzielt werden soll. Darüber wird auch die Reduktion von Schmerzen bewirkt.
- Solunat Nr. 17 (Sanguisol) ist ein häufiges Begleitmittel bei Erkrankungen der Leber, da diese meist mit depressiver Verstimmung einhergehen. Es kann bei allen Erkrankungen des Verdauungstrakts dazugegeben werden, wenn sich die innere Sonne aufgrund chronischer Verdauungsbeschwerden verdunkelt hat.
- Solunat Nr. 18 (Splenetik) ist bei allen chronischen Verdauungsbeschwerden und bei Steinleiden im Bereich der Galle mit zu verordnen.
- Solunat Nr. 19 (Stomachik I) wirkt anregend auf die Funktionen des Magen-Darm-Trakts und ist dadurch auch leicht abführend. Es wird bei allen nicht entzündlichen Magen-Darm-Erkrankungen eingesetzt.
- Solunat Nr. 20 (Stomachik II) ist das spezifische Heilmittel bei allen entzündlichen Magen-Darm-Erkrankungen sowie bei Übererregung in diesem Bereich, z. B. bei Morbus Crohn.
- Solunat Nr. 24 (Ulcussan A) ist bei jeder Form der Übersäuerung im Bereich der Speiseröhre, des Magens und des Zwölffingerdarms zu verordnen.

Ösophagitis

Die bei Weitem häufigste Form einer Speiseröhrenentzündung ist die Refluxösophagitis. Sie kann verschiedene Ursachen haben.

- Der Ausstoß von Magensäure ist so groß, dass die Peristaltik der Speiseröhre diese nicht mehr ausreichend bewältigen kann.
- Die Peristaltik der Speiseröhre ist beeinträchtigt und kann auch eine normal gebildete Menge an Magensäure nicht mehr richtig in den Magen zurückführen.

▶ **Tab. 13.77** Medikation bei Ösophagitis.

Solunat	Dosierung	Begründung
Solunat Nr. 4	2-mal 5–10 Tr. morgens und abends	Beruhigung des vegetativen Nervensystems und des Nervus vagus
Solunat Nr. 24	3-mal 1 Teelöffel nach den Mahlzeiten	Regulation und Regeneration des gestörten Zellstoffwechsels des Magen-Darm-Trakts

- Der innere Schließmuskel, der die Speiseröhre vom Magen trennt, funktioniert nicht mehr ausreichend.

Meist spielen Schadstoffe zusätzlich eine Rolle, wie Kaffee, Tabak, Alkohol oder scharfe Gewürze. Aber auch bestimmte Medikamente (z. B. NSAR) können eine Refluxösophagitis begünstigen.

Zwischen Refluxösophagitis und Asthma bronchiale scheint, wie die Praxis zeigt, ein Zusammenhang zu bestehen, da etwa 30 Prozent aller Asthmatiker über Refluxösophagitis klagen. Die Ursache hierfür ist noch nicht geklärt. Als möglicher Auslöser wird eine Reizung des Nervus vagus durch die Magensäure angesehen. Wird dieser gereizt, stellen sich die Bronchien reflektorisch eng. Daher umfasst eine Behandlung der Ösophagitis, neben der Behebung auslösender Faktoren und der Reduktion der Magensäurebildung, zusätzlich die Beruhigung des Nervus vagus (▶ **Tab. 13.77**).

Magen- und Zwölffingerdarmerkrankungen

In der heutigen Zeit – mit all ihren Herausforderungen – leiden immer mehr Menschen an Magen-Darm-Erkrankungen. Sie finden hier die häufigsten Störungen und können aus der Vielzahl der unterschiedlichen Dosierungshinweise der Solunate und ihrer Begründung lernen, auch bei seltenen Erkrankungsformen eine individuelle, patientengerechte Verordnung zusammenzustellen.

Gastritis

Alle Formen einer akuten Gastritis können in subakute Stadien übergehen und gegebenenfalls chronisch verlaufen. Welches Stadium der Gastritis vorliegt, wird durch eine **histologische Untersuchung** der Magenschleimhaut diagnostiziert.

Je nach Ursache der Gastritis werden verschiedene Subtypen unterschieden:

- Die **Typ-A-Gastritis** ist eine Autoimmunerkrankung, deren Ursache noch nicht vollständig geklärt ist. Sie betrifft etwa 5 Prozent aller Gastritiden. Bei diesem Typ finden sich Antikörper gegen die Belegzellen des Magens und/oder gegen den sogenannten Intrinsic-Faktor. Dieser ist für die Aufnahme von Vitamin B_{12} notwendig. Durch Schwund der Belegzellen produzieren die Patienten nur unzureichend Magensäure. Fehlt der Intrinsic-Faktor, kann sich eine Vitamin-B_{12}-Mangelanämie entwickeln.
- Die **Typ-B-Gastritis** geht mit einer bakteriellen Infektion einher, meist Helicobacter pylori. Dieser Typ ist mit einem Anteil von 85 Prozent die häufigste Gastritisform. Unklar ist bislang noch, wie es zu der Infektion mit dem Erreger kommt. Gesichert ist, dass die Übertragung – meistens im Kindesalter – von Person zu Person erfolgt, möglicherweise aber auch durch Trinkwasser stattfindet. Untersuchungen zeigen, dass mit steigendem Lebensalter eine Besiedelung des Magens durch Helicobacter pylori zunimmt und er sich bei fast 60 Prozent der über 60-jährigen Menschen in den westlichen Ländern nachweisen lässt. Allerdings leiden nicht alle Menschen, bei denen dieser Keim im Magen gefunden wird, unter Beschwerden.
- Die **Typ-C-Gastritis** ist eine chemisch induzierte Gastritis. Sie macht etwa 10 Prozent aller Gastritiden aus. Neben einer Hiatushernie sind vorwiegend äußere chemische Einwirkungen Ursache für eine Entzündung. Dies sind z. B. magenreizende Medikamente wie nicht steroidale Antirheumatika (NSAR). Ein weiterer häufiger Grund ist der Rückfluss von Gallenflüssigkeit aus dem Zwölffingerdarm in den Magen. Diese Form der Gastritis heilt sehr schnell ab, wenn auslösende Arzneimittel nicht mehr eingenommen werden oder ein verursachender Gallenrückfluss unterbunden wird.

▶ **Tab. 13.78** Medikation bei akuter Gastritis.

Solunat	Dosierung	Begründung
Solunat Nr. 4	3-mal 5 Tr. untertags, 1-mal 8 Tr. zu Nachtruhe	Beruhigung und Entkrampfung eines nervösen Magens
Solunat Nr. 20	3-mal 10 Tr. vor jeder Mahlzeit	wundheilende und schmerzstillende Wirkung im gesamten Magen-Darm-Bereich
Solunat Nr. 21	2–3-mal 10 Tr. über den Tag verteilt	stark adstringierende Wirkung bei Schleimhautblutungen, entzündungshemmende Wirkung im Magen-Darm-Bereich
Solunat Nr. 24	2-mal 1 Teelöffel mittags und abends	bei Sodbrennen und zur Regeneration des Magen-Darm-Trakts

▶ **Tab. 13.79** Medikation bei chronischer Gastritis.

Solunat	Dosierung	Begründung
Solunat Nr. 2	2-mal 10 Tr. morgens und mittags	Einsatz bei Appetitlosigkeit und Schwäche
Solunat Nr. 4	2-mal 5–10 Tr. abends und zur Nachtruhe	Beruhigung und Entspannung des Vegetativums
Solunat Nr. 14	2-mal 5 Tr. morgens und mittags	Einsatz bei starker Anspannung untertags
Solunat Nr. 18	2-mal 10 Tr. morgens und abends	antientzündliche und schleimlösende Wirkung, insbesondere bei chronischen Verlaufsformen
Solunat Nr. 19	2–3-mal 10 Tr. vor den Mahlzeiten	Anregung der Bildung der Verdauungssäfte, bei chronisch-anazider Gastritis das Mittel der Wahl
Solunat Nr. 20	2–3-mal 10 Tr. vor den Mahlzeiten	hilfreich durch schmerzstillende Wirkung, kann im Wechsel mit Solunat Nr. 19 gegeben werden
Solunat Nr. 24	2–3-mal 1 Teelöffel nach den Mahlzeiten	zur Regeneration des Magen-Darm-Trakts, zur Vorbeugung gegen Geschwüre

Bei der Behandlung der Gastritis mit Solunaten empfiehlt es sich, bei der Zusammenstellung der Medikation die verschiedenen Subtypen zu berücksichtigen sowie zu unterscheiden, ob es sich um eine akute oder chronische Verlaufsform handelt (▶ **Tab. 13.78** und ▶ **Tab. 13.79**).

Die in ▶ **Tab. 13.79** angegebenen Mittel sind nicht alle gleichzeitig erforderlich. Passen Sie die Zusammenstellung der Medikation den Bedürfnissen Ihres chronisch kranken Magenpatienten an.

Zusatzempfehlungen zur Behandlung der einzelnen Subtypen

- **Typ-A-Gastritis**: Solunat Nr. 3 (Azinat) 2-mal 10 Tropfen morgens und abends zur Stabilisierung des Immunsystems einsetzen.
- **Typ-B-Gastritis**: Bei Vorliegen einer Helicobacter-Infektion hat sich die Behandlung mit Solunat Nr. 24 (Ulcussan A) 3-mal 1 Teelöffel des Pulvers in Wasser nach dem Essen bewährt. Zusätzlich geben Sie 3-mal 10 Tropfen Solunat Nr. 3 (Azinat) über den Tag verteilt.
- **Typ-C-Gastritis**: Bei Gallenrückfluss in den Magen geben Sie 3-mal 5 Tropfen Solunat Nr. 8 (Hepatik) vor jeder Mahlzeit. Liegt die Ursache in einer Reizung durch Medikamente, werden diese, wenn irgend möglich, abgesetzt.

Zusatztherapie

- Johanniskrautöl von Lunasol: Vor jeder Mahlzeit wird ½–1 Teelöffel Johanniskrautöl eingenommen. Patienten, die Olivenöl, in dem die Johanniskrautblüten und -blättchen traditionell ausgezogen werden, pur nicht einnehmen mögen, empfehlen Sie, das Öl auf ein kleines Stück Brot zu träufeln und mit einer Prise Steinsalz zu würzen.
- Ernährungsempfehlung: Reizstoffe wie Kaffee, Alkohol, Tabak und Süßigkeiten sowie alle übersäuernden Lebensmittel sollte Ihr Patient mei-

den. Neben einer den Vorlieben Ihres Patienten angepassten Schonkost ist die regelmäßige Essensaufnahme in ruhiger Atmosphäre Grundvoraussetzung jeder Therapie.

- Entspannungsübungen: Yoga-Atemübungen (z. B. Nadi Shodana Pranayama; mindestens 20 Minuten täglich) sowie leichte Körperübungen aus Yoga, Qi-Gong, Tai-Chi und/oder Feldenkrais unterstützen den Heilerfolg signifikant.

Magen- und Zwölffingerdarmgeschwür

Ein Geschwür (Ulkus) ist eine Wunde in der Wand des Magens oder Zwölffingerdarms, die über die Schleimhaut hinausgeht und bis in die tiefsten Muskelschichten reichen kann.

Männer sind davon öfters betroffen als Frauen. Geschwüre des Zwölffingerdarms sind dabei 3-mal häufiger als Magengeschwüre. Die Geschwürbildung kann aber auch mehrfach auftreten und außerdem den Magen und den Zwölffingerdarm gleichzeitig betreffen. Reicht das Geschwür tief in die Schleimhaut, werden bisweilen größere Blutgefäße beschädigt und es kommt zu einer im schlimmsten Fall lebensbedrohlichen Blutung. Lange bestehende Geschwüre können zu einer Verengung des Magenausgangs führen (Pylorusstenose) oder Magen- beziehungsweise Zwölffingerdarmkrebs begünstigen.

Hauptursache für das Magen- beziehungsweise Zwölffingerdarmgeschwür ist eine Infektion mit Helicobacter pylori (circa 75 %). Außerdem werden Nikotingenuss, Alkohol, Medikamente und Stress als Ursachen für ein Geschwür in diesen Bereichen diskutiert.

Symptome wie Schmerzen in der Mitte des Oberbauchs, Unverträglichkeit gegen bestimmte Nahrungsmittel, Übelkeit, Erbrechen und Gewichtsverlust können auf ein Magen- oder Zwölffingerdarmgeschwür hinweisen. Diese können sich jedoch auch durch untypische Beschwerden äußern. Bei länger andauernden, heftigen Rückenverspannungen, die mit den herkömmlichen Methoden nicht therapierbar sind, ist an ein Magenbeziehungsweise Zwölffingerdarmgeschwür zu denken. Die Diagnose erfolgt in erster Linie durch eine Spiegelung (Gastroskopie).

Bei einem blutenden Magengeschwür empfehle ich, die Dosierung von Solunat Nr. 21 (Styptik) auf 3-mal 10–15 Tropfen über den Tag verteilt zu erhöhen (▶ **Tab. 13.80**). Geben Sie zusätzlich Solunat Nr. 11 (Matrigen II) 2-mal 10 Tropfen morgens und abends. Die stark blutstillende Wirkung von Solunat Nr. 21 ergänzt sich in diesem Fall gut mit der stoffwechselberuhigenden Wirkung von Solunat Nr. 11.

Roemheld-Syndrom

Als Roemheld-Syndrom bezeichnet man ein Beschwerdebild, das durch Gasansammlungen im Magen-Darm-Bereich ausgelöst wird. Nach üppigen und blähenden Speisen wird das Zwerchfell durch Gase nach oben gedrückt und die Lunge übt indirekt Druck auf das Herz aus. Auf diese Beengung reagiert das Herz mit Beschwerden, die dem Bild einer Angina pectoris sehr ähnlich sind. In schweren Fällen kann es kurzzeitig zu einer Ohnmacht kommen. Der typische **Symptomenkomplex** setzt sich zusammen aus

- Herzklopfen,
- Kurzatmigkeit und Atemnot,
- Angstzuständen,
- Hitzewallungen,
- Pulsbeschleunigung und/oder Extrasystolen sowie
- Schwindel und Schlafstörungen.

▶ **Tab. 13.80** Medikation bei Magen- und Zwölffingerdarmgeschwür.

Solunat	Dosierung	Begründung
Solunat Nr. 4	3-mal 5–10 Tr. über den Tag verteilt	Beruhigung und Entkrampfung des Vegetativums
Solunat Nr. 14	3-mal 5–10 Tr. über den Tag verteilt	zusätzlich zu Solunat Nr. 4 bei hohem Stresspegel
Solunat Nr. 20	2–3-mal 10 Tr. vor dem Essen	zusätzlich zu Solunat Nr. 24 bei krampfartigen Schmerzen im Oberbauchbereich
Solunat Nr. 21	2-mal 10 Tr. morgens und abends	adstringierende Wirkung bei Schleimhautblutungen, entzündungshemmende Wirkung im Magen-Darm-Bereich
Solunat Nr. 24	3-mal 1 Teelöffel nach den Mahlzeiten	ist das Spezifikum bei Magen- und Darmgeschwüren

▶ **Tab. 13.81** Medikation beim Roemheld-Syndrom.

Solunat	Dosierung	Begründung
Solunat Nr. 4	2-mal 5–10 Tr. abends und zur Nachtruhe	Stärkung des vegetativen Nervensystems, Entkrampfung, Teil der Rhythmisierung
Solunat Nr. 5	2-mal 5–10 Tr. morgens und mittags	Auch wenn diagnostisch keine Herzerkrankung festzustellen ist, wird eine Rhythmisierung mit Solunat Nr. 5 empfohlen.
Solunat Nr. 19	2–3-mal 10 Tr. vor den Mahlzeiten	Anregung der Bildung der Verdauungssäfte, entblähende Wirkung

Empfehlen Sie Ihrem Patienten, keine üppigen Mahlzeiten einzunehmen und blähende Speisen ganz wegzulassen. Bei Übergewicht ist eine Gewichtsreduktion angezeigt. Animieren Sie Ihren Patienten, Entspannungs- und Atemübungen täglich über wenigstens 20 Minuten durchzuführen, um das vegetative Nervensystem nachhaltig zu stabilisieren. Die in ▶ **Tab. 13.81** aufgezeigte Kur mit Spagyrika wird über einen Zeitraum von 6 Wochen empfohlen.

Leber- und Galleerkrankungen

Die Leber ist das zentrale Organ des gesamten Stoffwechsels und die größte Drüse des Körpers. Sie ist eng in die Steuerung des Glukose-, Fett- und Eiweißstoffwechsels eingebunden. Nährstoffe, die aus dem Darm ins Blut aufgenommen werden, gelangen über die Pfortader zur Leber und werden von dieser gespeichert und nach Bedarf ans Blut abgegeben. Auch die Gallensaftproduktion findet in der Leber statt. Damit gehen Abbau und Ausscheidung von Stoffwechselendprodukten, Medikamenten und Giftstoffen einher.

Stirbt ein Teil der Leber ab, wird verletzt oder sonst wie beschädigt, kann dieses Gewebe bis zu einem gewissen Umfang wieder neu gebildet werden und sich regenerieren. Diese Eigenschaft wird bei Lebertransplantationen genutzt. Vernarbungen, wie beispielsweise bei Hautverletzungen, treten hierbei nicht auf. Erwähnenswert ist, dass die Regenerationsfähigkeit der Leber bereits in der griechischen Mythologie beschrieben ist. In der Sage von Prometheus wird dieser zur Strafe für die Übergabe des Feuers an den Menschen an einen Felsen geschlagen. Ein Adler hackt täglich einen Teil seiner Leber heraus, der bis zum nächsten Tag nachwächst.

Leberintoxikation

Bei allen Intoxikationen der Leber, ob durch Alkohol, Lebensmittel, Umweltnoxen oder Schwermetalle bedingt, ist eine kurmäßige Anwendung der Solunate über 6–8 Wochen angezeigt (▶ **Tab. 13.82**).

▶ **Tab. 13.82** Medikation bei Leberintoxikation.

Solunat	Dosierung	Begründung
Solunat Nr. 2	2-mal 10 Tr. morgens und mittags	bei körperlichen Schwächezuständen, Unterstützung des Verdauungsstoffwechsels
Solunat Nr. 4	2-mal 5–10 Tr. abends und zur Nachtruhe	für Patienten, die durch die Leberbelastung schlecht durchschlafen
Solunat Nr. 8	2-mal 5–10 Tr. mittags und abends	Reinigung des Leberstoffwechsels durch Anregung des Gallestoffwechsels
Solunat Nr. 16	2-mal 5–10 Tr. morgens und mittags	Anregung der Ausleitungsfunktion der Niere, Entlastung des Leberstoffwechsels
Solunat Nr. 17	2-mal 5–10 Tr. morgens und mittags	eventuell zusätzliche Gabe zu Solunat Nr. 2, wenn Neigung des Patient zu depressiver Verstimmung

Zusatztherapie

- Ceres Imperatoria Urtinktur 2-mal 3 Tropfen morgens und abends beschleunigt die Entgiftung bei Belastung der Leber durch verdorbene Lebensmittel oder Intoxikation durch Pestizide.
- Ceres Coriandrum Urtinktur 2-mal 3 Tropfen morgens und abends leitet Schwermetalle aus. Diese Behandlung wird mit Süßwasseralgen (z. B. Beta-Reurella-Algen) 2–3-mal 2 Tabletten/Tag kombiniert.
- Ein Leberwickel mit Melissenöl regt die Leber- und Gallenfunktion an (Kap. 16.10.5).

Chronische Hepatitis

Eine chronische Leberentzündung, die nicht ausheilt, gilt als Vorstadium der Leberzirrhose. Die Behandlung mit spagyrischen Heilmitteln sollte mindestens über ein halbes Jahr und danach 2-mal jährlich über 4–6 Wochen erfolgen (▶ **Tab. 13.83**).

Zusatztherapie

- Hepatitispatienten müssen bei ihrer Ernährung vor allem auf Fettreduktion und leicht verdauliche Fette achten. In der Praxis hat sich der Einsatz von Ghee (Kap. 16.4.2) bewährt. Zusätzlich empfiehlt sich eine erhöhte Zufuhr von leicht verdaulichem Eiweiß, da der Leberstoffwechsel im entzündlichen Stadium einen erhöhten Eiweißbedarf hat.
- Legen Sie Ihrem Patienten feuchtheiße Wickel 1–2-mal täglich für mindestens eine halbe, besser eine ganze Stunde nach den Hauptmahlzeiten auf. Tauchen Sie dazu ein Gästehandtuch in gut warmes Wasser, wringen Sie es aus und legen Sie es, doppelt gefaltet, auf den unteren rechten Rippenbogen. Darauf wird eine schwach gefüllte Wärmflasche gelegt und mit einem trockenen Frotteehandtuch abgedeckt. Sie erhöhen die Wirkung dieser Anwendung deutlich, wenn Sie dem warmen Wasser ätherische Öle (Melisse, Kamille und/oder Schafgarbe), je 3 Tropfen gelöst in ½ Tasse Milch, zufügen (Kap. 16.10.4 und Kap. 16.10.5).

Leberzirrhose

„*Wenn auch die Aussicht auf einen dauerhaften Erfolg bei bereits fortgeschrittener Leberzirrhose selbstverständlich nur gering erscheint, ist selbst hier zumindest ein Versuch mit Hepatik einem therapeutischen Nihilismus vorzuziehen. Einzelne beobachtete Erfolge beim Einsatz dieses unschädlichen Heilmittels berechtigen zu diesem Versuch. Es zeigt sich, dass die Regenerationsfähigkeit der Leber, die ähnlich groß ist wie die Regenerationsfähigkeit der Milz, von Hepatik erstaunlich stark unterstützt wird.*“ ([18], S. 31)

Eine Leberzirrhose bedarf einer lang andauernden Begleitung mit Spagyrika. Ein Behandlungszeitraum von mindestens einem halben Jahr ist erforderlich, um beurteilen zu können, ob der Körper auf die Mittel reagiert. Bei Leberzirrhose ohne Aszites verwenden Sie die gleiche Medikation wie bei chronischer Hepatitis (▶ **Tab. 13.83**). Bei Leberzirrhose mit Aszites setzen Sie **zusätzlich** zu dieser Medikation die in ▶ **Tab. 13.84** aufgeführten Mittel ein.

Galledyskinesien

Unter Galledyskinesien (▶ **Tab. 13.85**) sind funktionelle Störungen des Gallensystems ohne organische Ursachen zu verstehen. Die Beschwerden äußern sich in kolikartigen Oberbauchschmerzen, Fettunverträglichkeit, Übelkeit, Durchfällen und Flatulenz und werden in der Regel als Begleitsymptome einer vegetativen Dystonie betrachtet.

▶ **Tab. 13.83** Medikation bei chronischer Hepatitis.

Solunat	Dosierung	Begründung
Solunat Nr. 1	2-mal 10–20 Tr. morgens und abends	zur Regulation des gestörten Zellstoffwechsels
Solunat Nr. 8	2-mal 5–10 Tr. mittags und zur Nachtruhe	Aktivierung des Leberstoffwechsels, entzündungshemmende Wirkung
Solunat Nr. 18	2-mal 5–10 Tr. morgens und abends	Aktivierung der in einer Chronizität erstarrten Stoffwechselprozesse
Solunat Nr. 21	2-mal 5–10 Tr. morgens und abends	entzündungshemmende Wirkung, wirkt durch seine adstringierende Wirkung einem Leberstau entgegen

► **Tab. 13.84** Medikation bei Leberzirrhose mit Aszites.

Solunat	Dosierung	Begründung
Solunat Nr. 9	2-mal 10–15 Tr. morgens und mittags	Ausleitung von Flüssigkeitsansammlungen über das Lymphsystem
Solunat Nr. 14	3-mal 5–10 Tr. über den Tag verteilt	Lösungen von Stauungen und Ödemen

► **Tab. 13.85** Medikation bei Galledyskinesien.

Solunat	Dosierung	Begründung
Solunat Nr. 4	3-mal 5 Tr. über den Tag verteilt, 1-mal 8 Tr. zur Nachtruhe	Entkrampfung des vegetativen Nervensystems
Solunat Nr. 8	2-mal 5–10 Tr. mittags und zur Nachtruhe	Aktivierung des Gallestoffwechsels, Verbesserung der Eiweiß-, Fett- und Kohlenhydratverdauung
Solunat Nr. 20	2-mal 10 Tr. mittags und abends vor dem Essen	entkrampfende Wirkung im gesamten Magen-Darm-Trakt

► **Tab. 13.86** Medikation bei Gallenblasenentzündung.

Solunat	Dosierung	Begründung
Solunat Nr. 3	3-mal 10 Tr. über den Tag verteilt	Einsatz nur bei bakterieller Entzündung
Solunat Nr. 8	2-mal 5–10 Tr. mittags und zur Nachtruhe	Einsatz nur, wenn kein Gallengangverschluss vorliegt
Solunat Nr. 20	3-mal 10 Tr. vor den Mahlzeiten	entkrampfende Wirkung, empfohlen bei allen entzündlichen Erkrankungen des Verdauungstraktes

► **Tab. 13.87** Medikation bei Gallensteinen/Gallenkolik.

Solunat	Dosierung	Begründung
Solunat Nr. 8	2-mal 5–10 Tr. mittags und zur Nachtruhe	Regulation des Galle- und Leberstoffwechsels, nicht bei Verschlussikterus!
Solunat Nr. 18	2–3-mal 10 Tr. über den Tag verteilt	Lösung von Gallensteinen und Gallengrieß

Gallenblasenentzündung

Eine Gallenblasenentzündung (► **Tab. 13.86**) tritt meist in Verbindung mit Gallensteinen auf, selten wird sie durch infektiöse oder chemisch-toxische Ursachen ausgelöst. Die akute Gallenblasenentzündung kommt nach dem Entklemmen eines Gallensteines im Gallengang vor und ist zunächst abakteriell. Später kann sie durch Keimbesiedlung aus dem Duodenum in eine bakterielle Entzündung übergehen. Denken Sie auf jeden Fall an eine mögliche Ruptur der Gallenblase oder des Gallengangs!

Gallensteine /Gallenkolik

Wenn Sie Gallensteine behandeln, sollten Sie zuvor die Größe und Lage der Steine abklären. Es ist möglich, diese mit Solunat Nr. 8 und Solunat Nr. 18 langsam aufzulösen (► **Tab. 13.87**). Die Einnahmedauer erstreckt sich erfahrungsgemäß über einen Zeitraum von 1–3 Jahren, je nach Größe des Steines. Leider akzeptieren die meisten Patienten diese lange Behandlungszeit nicht und ziehen einen invasiven Eingriff vor.

Bei Gallenkoliken soll der Schmerz innerhalb von 3–4 Stunden mit den in ► **Tab. 13.88** aufgeführten Solunaten deutlich nachgelassen haben. Ist dies nicht der Fall, muss mit anderen Methoden (Spasmolytika u. Ä.) weiterbehandelt werden.

▸ **Tab. 13.88** Medikation zusätzlich bei Gallenkolik.

Solunat	Dosierung	Begründung
Solunat Nr. 14	stündlich 10 Tr., maximal 4-mal täglich	entspannende und entkrampfende Wirkung
Solunat Nr. 20	stündlich 10 Tr., maximal 4-mal täglich	entkrampfende und schmerzlindernde Wirkung, brechreizstillend

Bauchspeicheldrüsenerkrankungen

Die Verdauungsenzyme der Bauchspeicheldrüse spalten Eiweiße, Kohlenhydrate und Fette der Nahrung in ihre Grundbestandteile und zerkleinern sie in eine für die Darmschleimhaut aufnehmbaren Größe. Darüber hinaus werden in der Bauchspeicheldrüse Hormone für den Regelkreis des Zuckerstoffwechsels gebildet, die direkt an das Blut überführt werden.

Bauchspeicheldrüsenentzündung

Eine Entzündung der Bauchspeicheldrüse (▸ **Tab. 13.89**) führt durch das Freiwerden der Verdauungsenzyme zu einer Selbstverdauung des Drüsenorgans. Im fortgeschrittenen Stadium kann die Nahrung vom Darm nicht mehr aufgenommen werden. Vorsicht ist geboten – es kann zu einem lebensbedrohlichen Zustand kommen!

Diabetes mellitus Typ I

Beim insulinabhängigen Diabetes empfiehlt sich eine begleitende Behandlung mit Solunat Nr. 8 (Hepatik). Eine blutzuckersenkende Wirkung dieses Mittels wird in der Praxis beobachtet. Durch kleine, regelmäßige Gaben dieses Mittels konnte in einigen Fällen die Menge von Insulin reduziert werden. Der Blutzuckerspiegel sollte selbstverständlich regelmäßig kontrolliert werden.

Empfohlene Dosierung

Solunat Nr. 8 (Hepatik) 2–3-mal 5–10 Tropfen über den Tag verteilt einnehmen.

Diabetes mellitus Typ II

Beim insulinunabhängigen Diabetes wird die in ▸ **Tab. 13.90** empfohlene Therapie über 3–6 Monate durchgeführt. Damit kann eine deutliche Verbesserung der Stoffwechsellage erzielt werden. Zusätzlich ist eine gesunde Lebensführung mit viel körperlicher Bewegung angezeigt, die auf die Stoffwechsellage des einzelnen Patienten abgestimmt sein muss.

▸ **Tab. 13.89** Medikation bei Bauchspeicheldrüsenentzündung.

Solunat	Dosierung	Begründung
Solunat Nr. 1	2-mal 10–20 Tr. morgens und abends	Regulation des Zellstoffwechsels
Solunat Nr. 3	3-mal 10 Tr. über den Tag verteilt	entzündungshemmende Wirkung
Solunat Nr. 4	2-mal 10 Tr. morgens und abends	Beruhigung und Entkrampfung des vegetativen Nervensystems
Solunat Nr. 6	2-mal 5–10 Tr. morgens und abends	Ausleitung des Interzellularraums

▸ **Tab. 13.90** Medikation bei Diabetes mellitus Typ II.

Solunat	Dosierung	Begründung
Solunat Nr. 1	2-mal 10–15 Tr. morgens und abends	Regulation des Zellstoffwechsels
Solunat Nr. 8	2-mal 10 Tr. mittags und zur Nachtruhe	Anregung des Leber- und Pankreasstoffwechsels
Solunat Nr. 9	2-mal 10–15 Tr. morgens und abends	Ausleitung über das Lymphgewebe, Begleitmittel von Solunat Nr. 1

Dünndarmerkrankungen

Wie die Nährstoffe im Dünndarmbereich resorbiert werden, entscheidet über unser Wohlbefinden. Zweifellos trägt eine ausgewogen zusammengestellte Mahlzeit dazu bei, dass die Resorption leichter erfolgt. Ebenso kann mit verdauungsstärkenden Medikamenten dieser Vorgang unterstützt werden. Entscheidend ist aber die **Art und Weise,** wie wir essen, in welcher Umgebung wir das tun und mit welcher inneren Haltung. So wurde von amerikanischen und britischen Psychologen in mehreren Studien festgestellt, dass bei Menschen, die in Familien leben, in denen gemeinsam gegessen und zudem vor dem Essen gebetet wird, weniger häufig Allergien und Infektionskrankheiten auftreten [31].

Morbus Crohn

Morbus Crohn ist eine in Schüben verlaufende chronisch-entzündliche Darmerkrankung, deren Ursache bis jetzt unbekannt ist. Die Entzündung kann alle Anteile des Verdauungstrakts betreffen, am häufigsten ist sie jedoch im Übergangsbereich vom Dünndarm zum Dickdarm lokalisiert. Typisches Symptom sind immer wieder auftretende Durchfälle, die von krampfartigen Schmerzen vor allem im rechten Unterbauch begleitet sein können. Bei der Mehrzahl der Betroffenen kommt es nach langjährigem Krankheitsverlauf zu Komplikationen wie Fistelbildung, Abszessen oder Darmverschluss, die häufig eine Operation erforderlich machen. Die endgültige Diagnose wird mittels Darmspiegelung, Röntgen, Ultraschall und Laboruntersuchungen gestellt.

Bei der Behandlung mit Spagyrika wählen Sie aus den in ▶ **Tab. 13.91** aufgeführten Therapieempfehlungen die für Ihren Patienten zutreffenden Mittel aus. Verordnen Sie diese mindestens über einen Zeitraum von 3–4 Monaten. Bei Besserung der Symptomatik können Sie die Mittel langsam ausschleichen. Es empfiehlt sich, auch bei Beschwerdefreiheit 1-mal jährlich eine Ausleitungstherapie (Kap. 10) durchzuführen.

Dünndarmdivertikel

Dünndarmdivertikel verursachen in der überwiegenden Zahl der Fälle keine Beschwerden und werden meist zufällig bei einer Untersuchung entdeckt. Gelegentlich führen sie jedoch zu Verdauungsstörungen, Bauchschmerzen, Völlegefühl und Durchfällen. Durch die Störung der fettlöslichen Vitamin- und Fettaufnahme kann es zu Blutarmut kommen. Auch Blutauflagen im Stuhl sind mitunter die Folge von Dünndarmdivertikeln. Die Diagnosestellung erfolgt in der Regel durch eine Röntgenuntersuchung mit einem Kontrastmittel.

Die Auswahl der infrage kommenden spagyrischen Heilmittel richtet sich nach dem Beschwerdebild des Patienten (▶ **Tab. 13.92**). Die Dauer der Behandlung liegt erfahrungsgemäß zwischen 3 und 6 Monaten.

▶ **Tab. 13.91** Medikation bei Morbus Crohn.

Solunat	Dosierung	Begründung
Solunat Nr. 2	2-mal 10 Tr. morgens und mittags	bei starker Erschöpfung zusätzlich mit verordnen
Solunat Nr. 4	3-mal 5 Tr. über den Tag verteilt, 1-mal 10 Tr. zur Nachtruhe	Stabilisierung des meist schwachen vegetativen Nervensystems
Solunat Nr. 11	2-mal 10 Tr. morgens und abends	beruhigende Wirkung auf die Darmfunktion, insbesondere bei Blutbeimengungen im Stuhl
Solunat Nr. 18	2-mal 10 Tr. morgens und abends	zur Umstimmung bei Chronizität, zudem schleimbindende und entzündungshemmende Wirkung
Solunat Nr. 20	2–3-mal 10 Tr. vor den Mahlzeiten	entkrampfende und entzündungshemmende Wirkung
Solunat Nr. 21	2-mal 10 Tr. mittags und zur Nachtruhe	stark blutstillende Wirkung, mit einzusetzen bei Blutbeimengungen im Stuhl

▸ **Tab. 13.92** Medikation bei Dünndarmdivertikel.

Solunat	Dosierung	Begründung
Solunat Nr. 1	2–3-mal 10–15 Tr. über den Tag verteilt	Regulation des Zellstoffwechsels, Unterstützung des Heilprozesses bei Geschwüren und Geschwülsten
Solunat Nr. 9	2–3-mal 10 Tr. über den Tag verteilt	Ausleitung über das Lymphsystem, Ergänzungsmittel von Solunat Nr. 1
Solunat Nr. 19	2-mal 10 Tr. mittags und abends vor dem Essen	zusätzliche Gabe bei Völlegefühl
Solunat Nr. 20	2-mal 10 Tr. mittags und abends vor dem Essen	zusätzliche Verabreichung bei Durchfallneigung und Krämpfen
Solunat Nr. 21	3–4-mal 10 Tr. über den Tag verteilt	zusätzliche Verabreichung bei Blutauflagen im Stuhl

Laktoseintoleranz

Laktose (Milchzucker) wird normalerweise in ihre beiden Bestandteile Galaktose (Schleimzucker) und Glukose (Traubenzucker) aufgespalten, die dann resorbiert werden. Zuständig für diesen Prozess ist das Enzym Laktase, das bei jedem gesunden Menschen im Dünndarm vorkommt.

Ein Mangel an Laktase führt zur Laktoseintoleranz (Milchzuckerunverträglichkeit). Die Folge ist, dass der Magen-Darm-Trakt den Milchzucker nicht verdauen kann. Statt ins Blut gelangt Laktose unverdaut in den Dickdarm und wird hier im Rahmen des Stoffwechsels von Bakterien zu Milchsäure und Gasen verarbeitet. So entstehen Völlegefühl, Blähungen, krampfartige Bauchschmerzen und Durchfälle unmittelbar nach dem Genuss von Milch und Milchprodukten. Schätzungen zufolge leidet weltweit fast die Hälfte der Bevölkerung unter einer solchen mehr oder weniger ausgeprägten Laktoseintoleranz. In Deutschland gibt es etwa 15–20 Prozent Betroffene. Bei unspezifischen Magen-Darm-Beschwerden sollten Sie deshalb auch an eine Laktoseintoleranz denken.

Therapievorschlag

Wie bei Zöliakie wird eine Ausleitungstherapie (Kap. 10) durchgeführt und das Immunsystem mit Solunat Nr. 3 (Azinat) 2–3-mal 10 Tropfen über den Tag verteilt stabilisiert.

Zöliakie/einheimische Sprue

Zöliakie beziehungsweise einheimische Sprue sind eine Unverträglichkeit des Dünndarms gegenüber Gluten, einem Getreideeiweiß von Roggen, Weizen, Gerste, Hafer und Dinkel. Bei den Betroffenen ruft diese Erkrankung Symptome wie Durchfall, Völlegefühl, Übelkeit, Gewichtsverlust, Blutarmut, Vitamin- und Eiweißmangel hervor. Im Kindesalter kann es durch die Zöliakie zu Mangelernährung und damit zu Wachstums- und Entwicklungsstörungen kommen.

Als Ursache der Zöliakie vermutet man eine genetische Veranlagung. Diese führt zu einem Enzymdefekt der Dünndarmschleimhaut oder einer immunologischen Erkrankung, bei der das Gluten als Allergen eine Antigen-Antikörper-Reaktion auslöst. Folge beider angenommenen Ursachen ist eine Zerstörung der Dünndarmschleimhaut.

Die Diagnose kann anhand der Symptome angenommen werden. Sicher bestätigt wird sie durch einen Antikörpernachweis im Blut sowie durch Gewebeentnahme aus dem Dünndarm mittels einer Endoskopie.

Die Behandlung ist **rein diätetisch** – glutenhaltige Nahrungsmittel (Getreideprodukte wie Brot, Kuchen, Nudeln, Mehl und andere) sind zu meiden. Unter strenger glutenfreier Ernährung regeneriert sich die Dünndarmschleimhaut und die Symptome vergehen innerhalb weniger Tage beziehungsweise Wochen.

Therapievorschlag

Während der Phase der Umstellung auf glutenfreie Nahrung verordnen Sie Ihrem Patienten über 4–6 Wochen eine Ausleitungstherapie und zur Stärkung des Immunsystems Solunat Nr. 3 (Azinat) 2–3-mal 10 Tropfen über den Tag verteilt.

Dickdarmerkrankungen

Viele Erkrankungen des Dickdarms haben ihren Ursprung in einer über lange Zeit hinweg bestehenden unphysiologischen Darmflora. Weitverbreitete Fehlernährung, häufige Antibiotikabehandlungen, umfassende Medikation im Alter bei einer physiologisch schwächer werdenden Darmfunktion, Hektik und Lebensangst – es gibt viele Gründe für eine gestörte Darmfunktion.

Mit spagyrischen Heilmitteln können Sie über einen beliebig langen Zeitraum, ohne Gewöhnung an die Mitteleinnahme, Neigung zu Diarrhö, Flatulenz oder Obstipation behandeln. Bei dieser Umstimmungstherapie ist es möglich, sowohl eine gesunde Darmflora aufzubauen wie auch die Verdauungskraft der einzelnen Organe altersentsprechend zu optimieren.

Blinddarmreizung

Ist der Blinddarm akut entzündet, ist die **operative Entfernung** des Wurmfortsatzes die Therapie der Wahl. Werden Komplikationen durch rechtzeitige Entfernung vermieden, ist die Prognose der akuten Blinddarmentzündung sehr gut.

Bei immer wiederkehrender Blinddarmreizung kann durch konsequente Nahrungsumstellung auf eine **ballaststoffreiche Ernährung** und eine 6–8-wöchige Kur mit Spagyrika (▶ **Tab. 13.93**) der Stoffwechsel normalisiert und eine Operation mit großer Wahrscheinlichkeit vermieden werden.

Colitis ulcerosa

Die Colitis ulcerosa ist eine chronisch-entzündliche, meist in Schüben verlaufende Darmerkrankung, die vom Mastdarm ausgeht und sich auf den gesamten Dickdarm ausbreiten kann. Die Ursache ist unbekannt. Meist beginnt die Krankheit zwischen dem 20. und 40. Lebensjahr. Typische Symptome sind Durchfälle mit Schleim- und Blutbeimengungen sowie Bauchschmerzen. Daneben kann es zu Gewichtsverlust, Komplikationen vonseiten des Darms und zu Entzündungen in anderen Organen kommen. Besteht Colitis ulcerosa über viele Jahre, ist das Risiko für Darmkrebs erhöht.

Colitis ulcerosa wird durch Darmspiegelung, Röntgen, Ultraschall sowie Blut- und Stuhluntersuchungen diagnostiziert. Die Behandlung mit spagyrischen Heilmitteln erfolgt zunächst als Kur über 3–6 Monate (▶ **Tab. 13.94**). Danach empfiehlt sich 1–2-mal jährlich eine Ausleitungskur (Kap. 10).

▶ **Tab. 13.93** Medikation bei Blinddarmreizung.

Solunat	Dosierung	Begründung
Solunat Nr. 9	3-mal 10–15 Tr. über den Tag verteilt	Reinigung des lymphatischen Gewebes
Solunat Nr. 18	2-mal 10 Tr. morgens und abends	Lösung eventuell vorhandener Kotsteine
Solunat Nr. 20	2-mal 10 Tr. mittags und abends vor dem Essen	antientzündliche Wirkung spezifisch im Darm

▶ **Tab. 13.94** Medikation bei Colitis ulcerosa.

Solunat	Dosierung	Begründung
Solunat Nr. 4	3-mal 5 Tr. über den Tag verteilt, 1-mal 8 Tr. zur Nachtruhe	Stabilisierung des vegetativen Nervensystems, entkrampfende Wirkung
Solunat Nr. 11	2-mal 10 Tr. morgens und abends	beruhigende Wirkung auf die Verdauungsfunktion, entzündungshemmende Wirkung
Solunat Nr. 20	2-mal 10 Tr. mittags und abends vor dem Essen	entkrampfende und entzündungshemmende Wirkung
Solunat Nr. 21	2-mal 10 Tr. morgens und abends (kann bis auf 4-mal 10 Tr. täglich erhöht werden)	stark adstringierende, blutstillende, entzündungshemmende und wundheilende Wirkung

Fallbeispiel

Colitis ulcerosa

Ein Patient, 38 Jahre, leidet seit einem Jahr an häufigem Stuhlgang (bis zu 10-mal täglich) mit starken Blutungen und Schleimauswurf.

Anamnese

Über Darmbeschwerden klagt er schon seit seinem 32. Lebensjahr, jedoch traten sie in dieser massiven Form erst nach einem Urlaub in Nepal auf.

Untersuchung

Die Untersuchungen des Tropeninstituts verliefen alle negativ. Bei der anschließenden Darmspiegelung wurde eine Colitis ulcerosa, ausschließlich im Dickdarmbereich, festgestellt.

Therapie

Zunächst wurde der Patient mit Cortison behandelt, jedoch ohne nennbaren Erfolg. Danach wurde er auf Mesalazin (Immunsuppressivum) eingestellt, das er auch beim Erstbesuch in meiner Praxis (Juni 2008) noch regelmäßig einnahm. Von Januar bis Mai unterzog er sich bei einer Kollegin einer NAET(Nambudripad's Allergy Elimination Technique)-Diät zur Linderung der Nahrungsmittelunverträglichkeit. Außerdem erfolgte eine Behandlung mit Flohsamen, Weihrauch, Fußreflexzonenmassage und therapeutischen Einläufen. Da der gewünschte Behandlungserfolg ausblieb, wollte er eine Behandlung mit spagyrischen Heilmitteln versuchen.

Ich stellte für ihn folgenden Behandlungsplan auf:

- Solunat Nr. 11 (Matrigen II; 2-mal 10 Tropfen morgens und abends) diente der allgemeinen Beruhigung des Stoffwechsels.
- Solunat Nr. 14 (Polypathik; 3-mal 10 Tropfen über den Tag verteilt) wurde dem Patienten verordnet, da er offensichtlich unter hoher Anspannung stand.
- Solunat Nr. 20 (Stomachik II; 3-mal 10 Tropfen zu jeder Mahlzeit) wurde zur Entkrampfung und Beruhigung des gesamten Verdauungstrakts eingesetzt.
- Solunat Nr. 21 (Styptik; 3-mal 10 Tropfen über den Tag verteilt) eignete sich in erster Linie zur Blutstillung und zugleich zur Entgiftung des Verdauungstrakts.

▼

▼

Weitere Therapie und Verlauf

Nach 10 Tagen teilte er mir telefonisch mit, dass er sich insgesamt deutlich ruhiger fühle, der Stuhl aber immer noch ungeformt sei, sich weiterhin Blut aufgelagert habe und mit 5–6-mal täglich zwar seltener auftrete, aber immer noch zu häufig sei. Ich erhöhte daraufhin die Dosis von Solunat Nr. 20 und Solunat Nr. 21 auf je 3-mal 15 Tropfen pro Tag, die anderen Solunate riet ich in der angegebenen Dosierung beizubehalten.

Nach einer weiteren Woche berichtete er von einer deutlichen Verbesserung der Darmmotilität. Er habe nur noch 3–4-mal Stuhl pro Tag und die Blutauflagen seien nur noch vereinzelt und in wesentlich geringerer Form zu beobachten. Daraufhin empfahl ich ihm, von allen 4 Solunaten nur noch 2-mal 10 Tropfen täglich einzunehmen.

Nach einem weiteren Monat berichtete der Patient, dass er sein Wohlbefinden mit der reduzierten Dosis der Mittel habe beibehalten können, die Stuhlhäufigkeit sich jetzt auf 2-mal pro Tag reduziert habe und er jetzt das Mittel Mesalazin absetzen möchte. Ich riet ihm, sich sofort zu melden, wenn es danach wieder zu einer Verschlechterung kommen sollte.

Nach einem weiteren Monat stellte sich der Patient wieder bei mir vor. Er hatte mittlerweile etwas an Gewicht zugenommen und fühlte sich wohl. Die Dosis der Mittel hatte er in eigener Regie etwas erhöht. Geringe Darmblutungen traten nun wieder auf, da er beruflich vermehrte Belastungen durchzustehen hatte. Er nahm Solunat Nr. 14 und Solunat Nr. 21 wieder je 3-mal 10 Tropfen – Solunat Nr. 11 und Solunat Nr. 20 behielt er mit 2-mal 10 Tropfen täglich bei. Mesalazin hatte er aber seither nicht mehr eingenommen.

Heute, nach einem halben Jahr der Behandlung mit Solunaten, geht es dem Patienten weiterhin gut, sein Stuhlverhalten hat sich auf 2-mal täglich, ohne Blut und Krämpfe, normalisiert. Er nimmt die Mittel in einer Dosierung von 2-mal 10 Tropfen ein und will dies bis zur geplanten Darmspiegelung in 2 Monaten fortsetzen.

Darmpilzerkrankungen

Patienten, die sich einer längeren Antibiotikatherapie unterziehen mussten oder durch häufigen Gebrauch übersäuernder Genussmittel die Balance der Darmflora zerstörten, leiden häufig an Darmpilzerkrankungen verschiedenster Genese. Bei der Behandlung mit spagyrischen Heilmitteln spielt die Art des Erregers keine Rolle. Hier wird versucht, die **Dysbalance** zwischen natürlicher und unphysiologischer **Darmflora** auszugleichen. Es handelt sich um eine Umstimmungstherapie, die einen Behandlungszeitraum von durchschnittlich 6–8 Wochen erfordert (▶ **Tab. 13.95**).

Zusatztherapie

- Patienten mit Darmpilzerkrankungen sollten Industriezucker und Weißmehlprodukte meiden.
- Des Weiteren sind warme Mahlzeiten immer frisch zuzubereiten. Die vermehrte Bildung freier Radikale durch das Aufwärmen von Essen beeinträchtigt den Aufbau einer gesunden Darmflora.
- Ceres Tropaeolum majus Urtinktur 3-mal 3–5 Tropfen über den Tag verteilt einnehmen.
- Bei Darmpilzerkrankungen auf Grund einer vorausgegangenen Antibiose geben Sie zusätzlich zu oben genannter Medikation Omni-Biotic 10 einen Beutel täglich über 4 Wochen.

Dickdarmdivertikel

Divertikel des Dickdarms sind in den westlichen Industrieländern eine häufige Erkrankung des höheren Lebensalters. Etwa 20 Prozent der Betroffenen entwickeln Symptome wie länger anhaltende, hauptsächlich im linken Unterbauch angesiedelte Bauchschmerzen, Obstipation oder auch Diarrhö. Blutungen und Entzündungen der Divertikel sind eine häufige Komplikation der Erkrankung.

Die Diagnose ergibt sich meist aus dem Beschwerdebild des Patienten und der Blutanalyse, sie wird durch eine Dickdarmspiegelung gesichert.

Dickdarmdivertikel werden wie Dünndarmdivertikel mit spagyrischen Heilmitteln behandelt (▶ **Tab. 13.92**).

Dickdarmpolypen

Dickdarmpolypen sind gutartige Vorwölbungen der Darmschleimhaut. Ihre Größe variiert von wenigen Millimetern bis zu mehreren Zentimetern. In den meisten Fällen handelt es sich dabei um Wucherungen des Drüsengewebes, das bösartig entarten kann, wenn eine bestimmte Größe erreicht ist. Da Dickdarmpolypen sehr langsam wachsen, entarten sie in der Regel erst nach mehreren Jahren. Über 90 Prozent aller Darmkrebserkrankungen entwickeln sich aus Wucherungen des Drüsengewebes. Eine frühzeitige Diagnose vorhandener Darmpolypen ist entscheidend, um einer Krebsentstehung vorzubeugen.

In den meisten Fällen verursachen Darmpolypen keinerlei Beschwerden und werden als Zufallsbefunde entdeckt. Größere Darmpolypen können durch Stuhlunregelmäßigkeiten, Bauchschmerzen oder Blut und Schleim im Stuhl auffällig werden. Für eine Diagnose sind die manuelle Austastung des Enddarms, ein Test auf okkultes Blut im Stuhl und die Darmspiegelung von Bedeutung.

Es empfiehlt sich, Patienten mit Dickdarmpolypen, nachdem diese entfernt wurden, 2-mal jährlich über 6–8 Wochen mit den in ▶ **Tab. 13.96** aufgeführten Spagyrika vorbeugend zu behandeln. Diese Medikation hat sich auch bei Patienten mit kleinen Polypen ohne Malignitätsverdacht bewährt. Hier richtet sich die Dauer der Behandlung nach dem individuellen Reaktionsmuster des Patienten. Die durchschnittliche Behandlungsdauer liegt bei 4–6 Monaten.

▶ **Tab. 13.95** Medikation bei Darmpilzerkrankungen.

Solunat	Dosierung	Begründung
Solunat Nr. 3	2-mal 10 Tr. morgens und mittags	zur Steigerung der Abwehrlage
Solunat Nr. 8	2-mal 5–10 Tr. mittags und abends	Ausleitung über die Leber, Entgiftung des Darmes
Solunat Nr. 19	2-mal 10 Tr. mittags und abends	Anregung des Stoffwechsels im Magen-Darm-Bereich, Unterstützung des Abbaus unphysiologischer Darmflora

▶ **Tab. 13.96** Medikation bei Dickdarmpolypen.

Solunat	Dosierung	Begründung
Solunat Nr. 1	3-mal 10–15 Tr. über den Tag verteilt	Regulation des Zellstoffwechsels, Unterstützung des Heilprozesses bei Geschwüren und Geschwülsten
Solunat Nr. 9	3-mal 10 Tr. über den Tag verteilt	Ergänzungsmittel von Solunat Nr. 1, Ausleitung über das Lymphsystem
Solunat Nr. 21	2-mal 10 Tr. morgens und abends	Einsatz nur bei Blutbeimengungen im Stuhl

Diarrhö

Zunächst müssen Erkrankungen, die mit Diarrhö einhergehen, ausgeschlossen werden. Besteht die erhöhte Darmmotilität aufgrund von Erwartungsangst, Hektik, zu hastigem Essen oder auch ohne feststellbare Gründe, hat sich eine Kur über 6–8 Wochen mit Spagyrika aus ▶ **Tab. 13.97** bewährt.

Flatulenz

Die Neigung zu Flatulenz weist in den meisten Fällen auf eine schwache Stoffwechselfunktion von Leber und Galle hin, kann aber auch scheinbar ohne Ursache auftreten. Bei näherer Befragung Ihres Patienten werden Sie allerdings feststellen, dass es sich meist um **ungesunde Ernährungsgewohnheiten** wie im Laufen essen, Streit bei Tisch, zu schnelles Essen und Ähnliches handelt. Verordnen Sie Ihrem Patienten, neben mehr Ruhe beim Essen, über 4 Wochen die konsequente Einnahme der Solunate aus ▶ **Tab. 13.98**.

Obstipation

Viele meiner Patienten reagieren sehr erstaunt, dass eines der Behandlungsziele der tägliche Stuhlgang ist. Für sie ist mittlerweile ein 2–3-mal wöchentlich erfolgender Toilettengang völlig normal. Sich wenigstens 1-mal am Tag die nötige Zeit und Ruhe hierfür zu nehmen, scheint manchem nicht möglich. Neben regelmäßigen Entspannungsübungen, ausreichender Flüssigkeitszufuhr und balaststoffreicher Ernährung haben sich die in ▶ **Tab. 13.99** aufgeführten Spagyrika bewährt. Wählen Sie die für Ihren Patienten zutreffenden Mittel aus und verordnen Sie diese kurmäßig über 6–8 Wochen.

Reizdarm-Syndrom

Beim Reizdarm-Syndrom ist vor allem der Transport der Nahrung im Dickdarm gestört. Es kann allerdings der gesamte Verdauungstrakt, also auch Dünndarm und Magen, betroffen sein. Sehr viele Menschen leiden an dieser Erkrankung, die durch immer wiederkehrende Beschwerden wie Bauchschmerzen, Stuhlunregelmäßigkeiten und Blähungen gekennzeichnet ist. Einige haben ständig Beschwerden, bei den meisten treten sie nur gelegentlich und/oder in besonderen Situationen auf.

▶ **Tab. 13.97** Medikation bei Diarrhö.

Solunat	Dosierung	Begründung
Solunat Nr. 4	4-mal 5 Tr. über den Tag verteilt	bei Ursache „Erwartungsangst“
Solunat Nr. 14	3-mal 5 Tr. untertags	bei Ursachen „Stress und Hektik“
Solunat Nr. 20	2-mal 10 Tr. nach den Hauptmahlzeiten	entkrampfende Wirkung, adstringierende Wirkung auf den Verdauungstrakt

▶ **Tab. 13.98** Medikation bei Flatulenz.

Solunat	Dosierung	Begründung
Solunat Nr. 8	3-mal 5 Tr. mittags, abends und zur Nachtruhe	Entlastung des Leberstoffwechsels, Unterstützung der Eiweißverdauung
Solunat Nr. 19	2-mal 10 Tr. mittags und abends nach dem Essen	anregende Wirkung auf den gesamten Verdauungstrakt

▶ **Tab. 13.99** Medikation bei Obstipation.

Solunat	Dosierung	Begründung
Solunat Nr. 4	2-mal 5–10 Tr. abends und zur Nachtruhe	bei Anspannung des vegetativen Nervensystems und Schlafstörungen
Solunat Nr. 8	2-mal 5–10 Tr. mittags und abends	bei trägem Leber- und Gallestoffwechsel
Solunat Nr. 14	3-mal 5–10 Tr. über den Tag verteilt	bei spastischer Obstipation durch hohes Stresspotenzial untertags
Solunat Nr. 18	2-mal 10 Tr. morgens und abends	bei chronisch-spastischer Obstipation, insbesondere bei sehr hartem Stuhlgang
Solunat Nr. 19	2-mal 10 Tr. mittags und abends nach dem Essen	anregende Wirkung auf den gesamten Verdauungstrakt

▶ **Tab. 13.100** Medikation bei Reizdarm-Syndrom.

Solunat	Dosierung	Begründung
Solunat Nr. 4	3-mal 5 Tr. über den Tag verteilt, 1-mal 8 Tr. zur Nachtruhe	Stabilisierung des vegetativen Nervensystems, entkrampfende Wirkung
Solunat Nr. 14	3-mal 5 Tr. über den Tag verteilt	entkrampfende Wirkung über das ZNS
Solunat Nr. 19	2-mal 10 Tr. mittags und abends vor dem Essen	bei Obstipationsneigung und Flatulenz
Solunat Nr. 20	2-mal 10 Tr. mittags und abends vor dem Essen	bei Diarrhö und Flatulenz

Die genaue Ursache des Reizdarm-Syndroms ist unbekannt. Eine organische Ursache ist nicht erkennbar. Man spricht deshalb auch von einer funktionellen Erkrankung.

Die spagyrische Behandlung richtet sich nach dem Beschwerdebild des Patienten. Das Hauptmittel ist Solunat Nr. 4 (Cerebretik), alle weiteren werden nach Bedarf eingesetzt (▶ **Tab. 13.100**). Empfehlen Sie Patienten, die häufig am Reizdarm-Syndrom leiden, auch wenn sie beschwerdefrei sind, über mehrere Monate Solunat Nr. 4 (Cerebretik) vor der Nachtruhe einzunehmen.

Die Solunate Nr. 19 und Nr. 20 können auch im Wechsel gegeben werden. Es empfiehlt sich in diesem Fall, Solunat Nr. 19 mittags und Solunat Nr. 20 abends zu verabreichen.

Zusatztherapie

- tierisches Eiweiß reduzieren
- ballaststoffreiche Nahrungsmittel vermehrt aufnehmen
- auf ausreichende Flüssigkeitszufuhr achten
- Regulation des Mikrobioms mit Omnibiotic stressrepair 1 Beutel täglich über 2–4 Wochen

Enddarmerkrankungen

Heutzutage ist bei vielen Patienten durch Ernährungsgewohnheiten, Alkoholkonsum, Umweltnoxen und nicht zuletzt erhöhte Medikamenteneinnahme der Leberstoffwechsel überlastet. Es hat sich in der Praxis bewährt, bei Erkrankungen des Enddarms, gleich welcher Art, die Leber mit zu behandeln. Eine Reinigungs- und Entlastungstherapie der Leber unterstützt über den Pfortaderkreislauf die Behandlung von Enddarmerkrankungen signifikant.

Analabszess/Analfistel

Ein Analabszess ist eine abgekapselte Vereiterung im Bereich des Analkanals. Der Ursprung der Entzündungen liegt in Schleimhautfalten am Übergang vom Mastdarm zum Analkanal, die die Krypten bilden. In diesen Vertiefungen können kleine Kotreste zurückbleiben und sich entzünden. Häufig besteht ein Zusammenhang zwischen einem Analabszess und einer Analfistel. Der grundsätzliche Unterschied liegt darin, dass ein Abszess immer ein akutes Ereignis ist, das sich rasch innerhalb weniger Tage entwickelt. Die Analfistel ist dagegen eine langsam schleichende Entzündung, die sich in Richtung des geringsten Gewebewiderstands ausbreitet und dabei dünne, kanalartige Gänge bildet. Eine Anafistel geht oft in ein chronisches Geschehen über. Typisch für die Fistel ist ein meist juckendes Sekret aus dem Fistelgang. Beide Erkrankungsformen werden kurmäßig über mindestens 3 Monate mit den gleichen Solunaten behandelt (▸ **Tab. 13.101**).

Zusatztherapie

Bei einem Analabszess verordnen Sie zusätzlich zu den Spagyrika aus der Homöopathie Myristica sebifera D 12 3–4-mal täglich je 5 Globuli.

Analfissur

Eine Analfissur (▸ **Tab. 13.102**) ist ein Längsriss der Schleimhaut im Bereich des äußeren Enddarms. Signifikante Symptome sind starke Schmerzen beim Stuhlgang und hellrote Blutauflagerungen.

Die exakten Ursachen für die Entstehung einer Fissur sind noch nicht gänzlich bekannt. Eine chronisch erhöhte Muskelspannung des Schließmuskels sorgt dafür, dass Schleimhautdefekte im Analbereich schlechter abheilen. Die starken Schmerzen, die beim Stuhlgang von der Wunde ausgehen, erhöhen wiederum die Muskelspannung des Schließmuskels. Ein Schmerzkreislauf baut sich auf und eine chronische Analfissur kann entstehen.

Zusatztherapie

Schüßler-Salz Nr. 7 Magnesium phosphoricum D 12 3-mal 2 Tabletten über den Tag verteilt lutschen, bei starken Krampfzuständen in Form der „Heißen Sieben“ (Kap. 16.9) anwenden.

Hämorrhoiden

Hämorrhoiden (▸ **Tab. 13.103**) sind knotenförmige Erweiterungen des sogenannten Schwellkörpers oberhalb der Schließmuskeln im After. Auf der Grundlage einer angeborenen Bindegewebsschwäche wird ihre Bildung durch verschiedene Faktoren wie ständige Verstopfung, starkes Pressen beim Stuhlgang, vorwiegend sitzende Tätigkeit, Übergewicht und Schwangerschaft begünstigt beziehungsweise ausgelöst.

▸ **Tab. 13.101** Medikation bei Analabszess/Analfistel.

Solunat	Dosierung	Begründung
Solunat Nr. 6	3-mal 10 Tr. über den Tag verteilt	Ausleitung von Eiterprozessen, entzündungshemmende und gewebereinigende Wirkung
Solunat Nr. 8	2-mal 5–10 Tr. mittags und zur Nachtruhe	Weichmachung des Stuhlgangs durch erhöhte Ausscheidung der Gallensalze
Solunat Nr. 9	3-mal 10 Tr. über den Tag verteilt	Ergänzungssolunat zu Solunat Nr. 6, verstärkte Ausleitung über das Lymphsystem
Solunat Nr. 25	mehrmals täglich äußerlich auftragen	entzündungshemmende, juckreizstillende und immunstimulierende Wirkung

▸ **Tab. 13.102** Medikation bei Analfissur.

Solunat	Dosierung	Begründung
Solunat Nr. 6	3-mal 10 Tr. über den Tag verteilt	Reinigung des Gewebes, entzündungshemmende Wirkung
Solunat Nr. 8	2-mal 5–10 Tr. mittags und zur Nachtruhe	Weichmachung des Stuhlgangs durch erhöhte Ausscheidung der Gallensalze
Solunat Nr. 19	2-mal 10 Tr. mittags und abends	Anregung der Verdauung, weicherer Stuhlgang in Kombination mit Solunat Nr. 8
Solunat Nr. 25	mehrmals täglich äußerlich auftragen	entzündungshemmende, juckreizstillende und immunstimulierende Wirkung

▸ **Tab. 13.103** Medikation bei Hämorrhoiden.

Solunat	Dosierung	Begründung
Solunat Nr. 6	3-mal 10 Tr. über den Tag verteilt	Reinigung des Gewebes, entzündungshemmende Wirkung
Solunat Nr. 8	2-mal 5–10 Tr. mittags und zur Nachtruhe	Weichmachung des Stuhlgangs durch erhöhte Ausscheidung der Gallensalze
Solunat Nr. 25	1–2-mal täglich äußerlich auftragen im Wechsel mit Solunat Nr. 26	entzündungshemmende Wirkung
Solunat Nr. 26	1–2-mal täglich äußerlich auftragen im Wechsel mit Solunat Nr. 25	gewebestrukturierende Wirkung

Schätzungen zufolge sind über 50 Prozent aller Menschen jenseits des 30. Lebensjahrs von der Erkrankung betroffen. Typische Symptome sind schmerzlose, hellrote, anale Blutungen, Jucken, Stechen, Brennen, Nässen und das Gefühl unvollständiger Entleerung. Zunächst von außen nicht sicht- oder tastbar, wölben sich Hämorrhoiden im fortgeschrittenen Stadium in den Analkanal vor und treten mitunter während des Stuhlgangs bei stärkerem Pressen vor den After. Dabei kann es zu Einklemmungen kommen, die starke Schmerzen verursachen.

14 Lebensabschnitte

In diesem Kapitel sind markante Lebensabschnitte zusammengefasst, die nicht notgedrungen mit Krankheit in Verbindung stehen. Es sind Zeiten des Übergangs und sehr häufig fühlen sich Menschen in dieser Zeit instabil, verletzlich – oder auch krank. Die Solunate sind hier wertvolle Wegbegleiter, die ohne unerwünschte Nebenwirkungen auch über längere Zeitabschnitte eingenommen werden können.

14.1 Pubertät

Diese Lebensphase ist für alle Beteiligte, Jugendliche wie Bezugspersonen, eine Zeit großer Herausforderungen. Bei vielen Jugendlichen ist Hilfe von außen zunächst unerwünscht. Sie wollen ihren Weg allein finden, sich selbst „ausprobieren". Daher begegnen uns in der naturheilkundlichen Praxis meist junge Menschen, die eine Odyssee unerfreulicher Erfahrungen hinter sich haben. Vorbeugende Maßnahmen wären, falls diese doch einmal erwünscht sein sollten, Rhythmisierung und Ausleitung in Form von 4–6-wöchigen Kuren 2-mal jährlich.

Die in der Praxis am häufigsten genannten Beschwerdebilder sind:

1. unreine Haut
2. Kreislaufdysregulation
3. mangelnde Konzentrationsfähigkeit

Zu Punkt 1: Neben einer einfach durchführbaren Ernährungsberatung ist der Hinweis auf ausreichende Trinkmengen von Wasser und Kräutertees (falls diese nicht vehement abgelehnt werden) eine Grundvoraussetzung für die Verbesserung des Hautbildes.

Zusätzlich empfehlen Sie eine mindestens drei Monate umfassende Therapie mit Solunaten zur Aknebehandlung (► **Tab. 13.50**) ergänzt durch:

Akne Kapseln 2-mal 1 Kapsel pro Tag von Wala

Zu Punkt 2: Bei der Kreislaufdysregulation Jugendlicher handelt es sich in den meisten Fällen um Hypotonie, wobei der diastolische Wert des Blutdrucks hier oft signifikant niedriger ist als die Pulsfrequenz. Dies führt zu Schwindelattacken, latenter Übelkeit und Antriebsarmut tagsüber, abends wird über Einschlafstörungen geklagt. Häufig ist starkes Körperwachstum diesem Beschwerdebild vorausgegangen und der Gesamtorganismus ist noch nicht auf „die neue Länge eingespielt".

Hier hilft der konsequente Einsatz von

Solunat Nr. 2 (Aquavit) 2-mal 10 Tr. morgens und mittags, bei Einschlafstörungen verordnen Sie noch eine dritte kleinere Gabe von 5–8 Tr. am Abend. Hier wird ausnahmsweise auch am Abend Gold verabreicht.

Begründung: Ist der Blutdruckwert am Abend unter einer kritischen Grenze (systolisch 90 mmHg), versucht der Körper das Einschlafen zu verhindern, da im Schlaf der Blutdruck aus physiologischen Gründen nochmals etwas weiter absinken würde.

Bessern sich nach einer Woche Einnahme von Solunat Nr. 2 die hypotonen Beschwerden nicht, geben Sie zusätzlich 2-mal 10 Tr. morgens und mittags das Lebenselixier.

Zu Punkt 3: Zunächst muss geklärt werden, ob die Ursache für die mangelnde Konzentrationsfähigkeit die exzessive Nutzung von modernen Kommunikationsmitteln und Medien sein könnte. Ebenso ist der Konsum von Drogen (auch Alkohol zählt dazu!) sowie größerer Mengen von Kaffee und Tabak auszuschließen.

Ansonsten ist zu beachten, dass es während der Pubertät ein Zeitfenster gibt, meist zwischen dem 14. und 15. Lebensjahr, in dem nochmals eine Entwicklung der rechten Hirnhälfte abläuft. In dieser Zeit ist es schwer, sich auf rein logische Daten zu konzentrieren. Hier sollte dem Jugendlichen Mut zugesprochen werden, dass diese Zeit vorübergeht (Dauer ca. 6 Monate) und es sollte in Kauf genommen werden, dass er eventuell eine Klasse wiederholen muss, da vonseiten der Schulen meist keine Rücksicht auf diese Entwicklungsphase genommen wird.

▶ **Tab. 14.1**

Solunat	Dosierung	Begründung
Solunat Nr. 4	1-mal 5 Tr. zur Nachtruhe	entkrampft und entspannt Vegetativum und ZNS
Solunat Nr. 17	2-mal 3–5 Tr. morgens und mittags	wichtig für die Entwicklung eines gesunden Selbstbewusstseins

Unterstützende rhythmisierende Therapie, die bis zu einem halben Jahr durchgehend gegeben werden darf (▶ **Tab. 14.1**):

14.2 Schwangerschaft und Stillzeit

14.2.1 Einführung

Schwangerschaft ist keine Krankheit, dennoch fühlt es sich für viele Frauen in dieser besonderen Zeit an manchen Tagen so an. Sei es Schwangerschaftsübelkeit im ersten Trimenon, sei es die Angst, dass sich der Körper, insbesondere die Figur, bleibend verändern wird, oder die Angst vor der Geburt – naturheilkundliche Mittel können hier gute Dienste leisten, ohne die Entwicklung des werdenden Lebens unerwünscht zu beeinflussen.

Spagyrische Heilmittel sind wertvolle Begleiter während der Schwangerschaft und in der Stillzeit. Dennoch ist hier die therapeutische Grundregel besonders zu beachten.

Merke
So wenig wie möglich, so viel wie nötig.

Frauen, die wegen des Alkoholgehalts der Mittel Bedenken bezüglich der Einnahme während der Schwangerschaft haben, geben die Spagyrika in heißes Wasser, lassen es auf Trinkwärme abkühlen und nehmen sie auf diese Weise ein.

Während der Stillzeit rate ich Frauen von ausleitenden Maßnahmen ab, da Stoffwechselendprodukte auch über die Muttermilch ausgeleitet werden.

14.2.2 Analogie Planetenprinzipien

Während Schwangerschaft und Stillzeit gilt es vor allem, das **Mond**prinzip in Balance zu halten. Dies erfolgt bei einem überschießenden Mondprinzip (z. B. bei der Schwangerschaftsübelkeit) durch die Stärkung des **Sonnen**prinzips. Bei mangelnder Mondkraft, z. B. bei zu wenig Milchbildung, müssen beide Prinzipien, Sonne und Mond, gestärkt werden, denn ist die Sonne schwach, wird auch der Mond nicht kräftig scheinen.

14.2.3 Mittel der Wahl in Schwangerschaft und Stillzeit

- Solunat Nr. 2 (Aquavit) wird in der Schwangerschaft bei Erschöpfung, niederem Blutdruck und bei Anämie eingesetzt. In der Stillzeit ist es ein wichtiges Aufbaumittel, das unerwünschten Mangelerscheinungen wie z. B. Haarausfall vorbeugt.
- Solunat Nr. 3 (Azinat) leitet Viren und Bakterien aus, stärkt das Immunsystem und beugt gefürchteten vaginalen Pilzinfektionen vor. Dieses Mittel ist für Schwangere insbesondere dann angezeigt, wenn Antibiotikagaben vermieden werden müssen (Frühschwangerschaft).
- Solunat Nr. 4 (Cerebretik) ist für Mutter und Kind ein zuverlässiges beruhigendes und entkrampfendes Mittel.
- Solunat Nr. 8 (Hepatik) mildert Übelkeit im ersten Trimenon und lindert Obstipation im letzten Trimenon der Schwangerschaft.
- Solunat Nr. 11 (Matrigen II) wirkt beruhigend auf die Funktionen des weiblichen Genitales. Bei Schwangeren insbesondere bei vorzeitigen Wehen das Mittel der Wahl.
- Solunat Nr. 14 (Polypathik) wirkt krampf- und schmerzlösend sowie psychisch entspannend. Es ist **nicht angezeigt** als schmerzstillendes Mittel während des Geburtsvorganges.
- Solunat Nr. 16 (Renalin) stärkt das gesamte Urogenitalsystem, hilft Ängste lösen.
- Solunat Nr. 17 (Sanguisol) stärkt die Psyche, lindert depressive Verstimmungen.
- Solunat Nr. 19 (Stomachik I) wirkt anregend im Magen-Darm-Bereich.

- Solunat Nr. 20 (Stomachik II) wirkt beruhigend im Magen-Darm-Bereich.
- Solunat Nr. 21 (Styptik) stillt Blutungen.

14.2.4 Dosierung der Mittel für Schwangere und Säuglinge

Die Auswahl der Mittel sollte in der Schwangerschaft so sparsam wie möglich erfolgen und deren Dosierung so niedrig wie möglich gehalten werden.

Es hat sich in der Praxis bewährt, die Solunate zunächst in kleiner Dosierung anzubieten, 1–2 Tage die Reaktion darauf abzuwarten und erst dann die Tropfenzahl langsam, den Bedürfnissen der Patientin entsprechend, weiter zu erhöhen. Ausnahmen sind Akutsituationen wie gynäkologische Blutung in der Schwangerschaft oder vorzeitige Wehen. Dann werden die Solunate in mittlerer Tropfenzahl stündlich gegeben, bei Blutungen sogar alle 15 Minuten. Ist innerhalb von 2 Stunden keine deutliche Besserung der Symptomatik zu erkennen, müssen andere Maßnahmen ergriffen werden.

Die bei den einzelnen Erkrankungen angegebenen Tropfenzahlen sind Mittelwerte. In der Praxis können deutlich niedrigere wie auch höhere Tropfenzahlen erforderlich sein.

Bei Neugeborenen und Säuglingen beschränkt sich die Dosierung auf 1 Tropfen pro Mittelgabe, je nach Erkrankung bis zu 4-mal täglich. Dieser Tropfen kann von stillenden Müttern auf die Brustwarze gegeben werden. Dann wird abgewartet, bis der Tropfen angetrocknet ist, dann wird der Säugling angelegt. Genau so kann mit dem Sauger auf dem Fläschchen verfahren werden.

Eine andere bewährte Methode ist, den Tropfen um den Bauchnabel des Kindes im Uhrzeigersinn einzumassieren. Diese Methode hat sich vor allem bei den Dreimonatskoliken bewährt.

Eine weitere Form, Säuglingen die Solunate zu verabreichen, ist der Weg über die Muttermilch. Die Mutter nimmt die entsprechenden Mittel in Erwachsenendosierung ein. Die Muttermilch wird dann zum probaten Heilmittel, ist sozusagen mit Solunaten angereichert. Diese Vorgehensweise hat sich vor allem bei der Behandlung des atopischen Ekzems im Säuglingsalter bewährt.

14.2.5 Die werdende Mutter

Schwangerschaftsübelkeit

Das Schwangerschaftserbrechen verdirbt vielen werdenden Müttern zunächst die Freude auf das kommende Kind. Neben häufigen kleinen, leicht verdaulichen Mahlzeiten werden Bitterstoffe meist als angenehm und erleichternd empfunden. Zusätzlich wird die körperliche wie auch seelische Leistungsfähigkeit unterstützt (▶ **Tab. 14.2**).

Zusatztherapie

Von Wala: Levico comp. 2–3-mal täglich 5–10 Globuli unter der Zunge zergehen lassen. Dieses Mittel kann unbedenklich während der gesamten Restschwangerschaft und während der Stillzeit eingenommen werden.

Anämie

Zwischen dem 4. und 6. Fetalmonat beginnt die Blutbildung des Kindes in Thymus, Milz und Knochenmark. Jetzt klagen viele werdende Mütter über starke Müdigkeit auf Grund einer Anämie. Unten aufgeführte Solunate kräftigen die Mutter, enthalten aber nicht das benötigte Eisen. Hierfür kombinieren Sie die Solunate (▶ **Tab. 14.3**) mit der beschriebenen Zusatztherapie.

▶ **Tab. 14.2** Medikation bei Schwangerschaftsübelkeit.

Solunat	Dosierung	Begründung
Solunat Nr. 2	2-mal 10 Tr. morgens und mittags	Steigerung der körperlichen Vitalität, bessere Verwertung der Nahrung
Solunat Nr. 4	2-mal 5 Tr. abends und zur Nachtruhe	Beruhigung des vegetativen Nervensystems, hier insbesondere des Vagus
Solunat Nr. 8	3-mal 5 Tr. vor jeder Hauptmahlzeit	aktivierende und entlastende Wirkung auf Leber- und Gallestoffwechsel

▶ **Tab. 14.3** Medikation bei Anämie.

Solunat	Dosierung	Begründung
Solunat Nr. 2	2-mal 10 Tr. morgens und mittags	Aufbaumittel in Zeiten erhöhter körperlicher Herausforderungen
Solunat Nr. 17	2-mal 5 morgens und mittags	steigert über seinen hohen Goldanteil die Wirkintensität von Solunat Nr. 2

▶ **Tab. 14.4** Medikation bei Ödembildung/Wassereinlagerungen.

Solunat	Dosierung	Begründung
Solunat Nr. 9	3-mal 5–10 Tr. über den Tag verteilt	leitet Ödeme über die Lymphe aus
Solunat Nr. 14	2-mal 5 Tr. morgens und abends	Die entkrampfende Wirkung von Polypathik führt zugleich zu einer Entstauung des Bindegewebes.
Solunat Nr. 16	2-mal 5 Tr. morgens und mittags	leitet Ödeme über den Nierenstoffwechsel aus

Hämorrhoiden

Im letzten Trimenon der Schwangerschaft klagen viele Frauen über Hämorrhoidenbildung. Diese Beschwerde sollte ernst genommen werden und bis zur Geburt so weit wie möglich beseitigt sein. Durch den Geburtsvorgang selbst können ebenfalls Hämorrhoiden entstehen. Diese werden in gleicher Weise behandelt. Rechtzeitige Behandlung dieser Gewebeschwäche beugt späteren, oft sehr unangenehmen Hämorrhoidalleiden vor.

- Solunat Nr. 8 (Hepatik) 2-mal 5–10 Tr. mittags und abends
- bei blutenden Hämorrhoiden zusätzlich: Solunat Nr. 21 (Styptik) 2–4-mal 5–10 Tr. über den Tag verteilt
- Zusatztherapie bei äußeren Hämorrhoiden: Wala Quercus Salbe 2–3-mal täglich anwenden
- bei Hämorrhoiden im Enddarmbereich: Wala Quercus Hämorrhoidalzäpfchen 1–2-mal täglich anwenden

Ödembildung/Wassereinlagerungen

Im letzten Trimenon der Schwangerschaft klagen viele werdende Mütter über Wasseransammlungen in den Händen, Füßen und insbesondere in den Beinen. Neben dem Tragen von Kompressionsstrümpfen werden folgende Solunate empfohlen (▶ **Tab. 14.4**).

Schwangerschaftsstreifen

Striae werden mit regelmäßigen, täglichen Ölmassagen vorbeugend behandelt.

Dazu eignet sich sehr gut das Rosenöl von Lunasol. Bauch, Hüften und Gesäß werden von Schwangerschaftsbeginn an bis drei Monate nach der Geburt morgens und abends mit leicht kreisenden Bewegungen eingeölt. Durch eine leichte Zupfmassage wird diese Wirkung intensiviert.

Vorzeitige Wehen

Die Ursache der vorzeitigen Wehen muss von gynäkologischer Seite abgeklärt sein, insbesondere dann, wenn Fehlgeburten dieser Schwangerschaft vorausgegangen sind oder es sich um eine Mehrlingsschwangerschaft handelt. Im letzten Trimenon der Schwangerschaft kommt es relativ häufig zu einem kurzen Auftreten von Wehen.

Mit spagyrischen Heilmitteln lassen sich die unerwünschten Uteruskontraktionen beruhigen (▶ **Tab. 14.5**). Der Schwangeren wird damit die Anspannung und Angst vor einer Frühgeburt genommen.

Angst vor der Geburt

Viele Frauen freuen sich auf ihr Kind und haben gleichzeitig Angst vor der Geburt. Angst macht eng und verkrampft – das genaue Gegenteil dessen, was den Geburtsvorgang erleichtert. Die genannten Solunate können bereits 1–2 Wochen vor dem voraussichtlichen Geburtstermin gegeben werden (▶ **Tab. 14.6**).

▶ **Tab. 14.5** Medikation bei vorzeitigen Wehen.

Solunat	Dosierung	Begründung
Solunat Nr. 4	3-mal 5 Tr. über den Tag verteilt, 1-mal 10 Tr. zur Nachtruhe	entkrampfende und beruhigende Wirkung
Solunat Nr. 11	3-mal 10 Tr. über den Tag verteilt	Beruhigung von Uteruskontraktionen durch die retardierende Wirkung auf den weiblichen Unterleib
Solunat Nr. 16	2-mal 10 Tr. morgens und mittags	beruhigende Wirkung auf das gesamte Urogenitalsystem

▶ **Tab. 14.6** Medikation bei Angst vor der Geburt.

Solunat	Dosierung	Begründung
Solunat Nr. 4	2-mal 5 Tr. abends und zur Nachtruhe	entspannt und unterstützt den lunaren, zulassenden Seelenanteil der Frau
Solunat Nr. 16	2-mal 5 Tr. morgens und mittags	stärkt die Nierenfunktion und entkrampft über den Kupferanteil
Solunat Nr. 17	1-mal 5 Tr. morgens	stärkt das Selbstbewusstsein, das Wissen, die Geburt zu meistern

▶ **Tab. 14.7** Medikation bei Schwangerschaftsintoxikation.

Solunat	Dosierung	Begründung
Solunat Nr. 8	3-mal 5 Tr. über den Tag verteilt	nur erforderlich wenn laborchemisch die Leberwerte erhöht sind
Solunat Nr.9	2-mal 10 Tr. morgens und abends	leitet Ödeme über die Lymphe aus
Solunat Nr. 14	3-mal 10 Tr. über den Tag verteilt	senkt in dieser hohen Dosierung den Blutdruck und leitet Ödeme aus
Solunat Nr. 16	3-mal 5–8 Tr. über den Tag verteilt	zum Stärken der Nierenfunktion

Schwangerschaftsintoxikation

Die Behandlung mit Solunaten ist als Vorbeugemaßnahme bei bekanntem Risiko und/oder als Begleitbehandlung zu verstehen, um die erforderliche schulmedizinische Medikation so niedrig dosiert wie möglich halten zu können (▶ **Tab. 14.7**).

Schwangerschaftsdiabetes

Die Behandlung mit Solunat Nr. 8 (Hepatik) kann bei bekanntem Risiko auch präventiv erfolgen.

Solunat Nr. 8 (Hepatik) 3-mal 5–8 Tr. nach den Mahlzeiten zur Stärkung der Organfunktionen von Leber und Pankreas.

Juckreiz der Haut

Der oft als sehr unangenehm wahrgenommene Juckreiz des sich rundenden Bauches sowie meist auch an Oberschenkeln und Hüften kann durch eine Schwäche im Leberstoffwechsel wie auch durch ein überreiztes Vegetativum verursacht sein. Beide Mittel können einzeln, bei Bedarf auch in Kombination verordnet werden.

- Solunat Nr. 4 (Cerebretik) 4–5-mal täglich 3–5 Tr. über den Tag verteilt stabilisiert ein überreiztes, vegetatives Nervensystem.
- Solunat Nr. 8 (Hepatik) 3-mal 5 Tr. über den Tag verteilt aktiviert den Leber- und Gallestoffwechsel.

Zusatztherapie

Lunasol-Kinderbalsam, mehrmals täglich auf die betroffenen Hautstellen aufgetragen, hilft signifikant, den Juckreiz zu stillen.

Karpaltunnelsyndrom

Die Behandlung mit Solunaten ist als Begleitbehandlung zu verstehen. Die Symptome werden hierdurch gemildert, der Einsatz von Schmerzmitteln ist meist nicht erforderlich.

- Solunat Nr. 9 (Lymphatik) 2-mal 10–15 Tr. morgens und abends zur Ausleitung von ödematösen Anschwellungen
- Solunat Nr. 14 (Polypathik) 2-mal 5–10 Tr. morgens und abends entkrampft und entstaut das Bindegewebe

Zusatztherapie

Lunasol-Sportsalbe mehrmals täglich auf das betroffene Gelenk auftragen

14.2.6 Die junge Mutter

Erschöpfung nach der Geburt

Die meisten Mütter fühlen sich nach der Geburt körperlich und seelisch ausgelaugt. Die hormonelle Umstellung in den ersten Tagen nach der Geburt führt zur sogenannten „Wochenbettdepression“. Viele Frauen entwickeln in diesen Tagen Unfähigkeits- und Schuldgefühle, sodass sie keine Freude über das Neugeborene empfinden können (▸ **Tab. 14.8**).

Zusatztherapie

Folgende Bachblütenmischung hat sich bewährt und wird zusätzlich zu obiger Medikation verordnet.

Dazu werden in eine Pipettenflasche pro 10 Milliliter einer 5-Vol.-%igen Wasser-Alkohol-Mischung folgende Blütenessenzen gegeben:

- 1 Tropfen Mustard
- 1 Tropfen Olive
- 2 Tropfen Rescue Remedy

Von dieser Mischung verordnen Sie 5–6-mal täglich 4 Tropfen auf die Zunge.

Mastitis

Ursache einer Brustentzündung ist Milchstau und eine Infektion mit Staphylokokken, die über den Mund des Säuglings übertragen wurde. Milchstau entsteht häufig, wenn die Mutter während des Stillens nicht genügend zur Ruhe kommen kann. Fließt die Milch ungehindert, kommt es zu keiner Infektion (▸ **Tab. 14.9**).

▸ **Tab. 14.8** Medikation bei Erschöpfung nach der Geburt.

Solunat	Dosierung	Begründung
Solunat Nr. 2	2-mal 10 Tr. morgens und mittags	Aufbaumittel in Zeiten der Rekonvaleszenz
Solunat Nr. 4	2-mal 5 Tr. abends und zur Nachtruhe	entkrampfende und beruhigende Wirkung, erholsamerer Schlaf
Solunat Nr. 17	2-mal 5 Tr. morgens und mittags	gegen Wochenbettdepression, Steigerung des Selbstbewusstseins

▸ **Tab. 14.9** Medikation bei Mastitis.

Solunat	Dosierung	Begründung
Solunat Nr. 3	3-mal 10 Tr. über den Tag verteilt	antibakterielle und abwehrsteigernde Wirkung
Solunat Nr. 4	3-mal 5 Tr. untertags, 1-mal 10 Tr. zur Nachtruhe	Beruhigung und Entkrampfung des vegetativen Nervensystems
Solunat Nr. 9	3-mal 10 Tr. über den Tag verteilt	Aktivierung des Lymphflusses, Entstauung des Brustgewebes

Zusatztherapie

- Aus der Homöopathie haben sich zusätzlich, entsprechend dem Arzneimittelbild, Belladonna und Phytolacca in Tiefpotenz (D 6 oder D 12; stündlich 3 Globuli, maximal 4 Gaben) bewährt.
- Quarkumschläge (Kap. 16.10.6)

Mangelnde Milchbildung

Neben milchbildenden Teemischungen und dem Rat an die junge Mutter, wirklich viel zu trinken, können Sie mit folgenden Solunaten das Stillen unterstützen (▶ **Tab. 14.10**).

Wochenbettdepression

Am zweiten oder dritten Tag nach der Entbindung leiden viele jungen Mütter an der sogenannten „Wochenbettdepression" (▶ **Tab. 14.11**). Dies nimmt alle Freude am Neugeborenen, vermittelt das Gefühl, der Aufgabe Mutter nicht gewachsen zu sein, und lässt viele Frauen in Tränen zerfließen. Es ist die Umstellung der Hormone nach der Geburt, die diese dunkle Stimmung hervorbringen kann.

Zusatztherapie

Folgende Bachblütenmischung hat sich, gleich nach der Geburt mit der Einnahme begonnen, als vorbeugende Maßnahme bei den häufig auftretenden Wochenbettdepressionen bewährt:

In eine 20-ml-Pipettenflasche mit klarem Quellwasser werden aus den „Stockbottles" (Konzentrate) jeweils 3 Tropfen gegeben von: Mustard, Olive und Walnut.

Von dieser Mischung werden 5–8-mal täglich 4 Tropfen auf die Zunge gegeben.

Die Behandlung mit Bachblüten ist in diesem Fall meist nur über die Dauer von 3–4 Tagen erforderlich. Daher muss dem Quellwasser kein konservierender Alkohol hinzugefügt werden.

Narbenschmerzen

Schmerzen im Narbengewebe nach Dammschnitt oder Kaiserschnitt können, auch bei stillenden Müttern, mit folgenden Solunaten (▶ **Tab. 14.12**) erleichtert werden:

▶ **Tab. 14.10** Medikation bei mangelnder Milchbildung.

Solunat	Dosierung	Begründung
Solunat Nr. 2	3-mal 15 Tr. über den Tag verteilt, jedoch nicht mehr nach 16.00 Uhr	intensive Vitalisierung in Zeiten erhöhter Erschöpfbarkeit
Solunat Nr. 4	2-mal 10 Tr. abends und vor der Nachtruhe	Beruhigung und Entkrampfung des vegetativen Nervensystems

▶ **Tab. 14.11** Medikation bei Wochenbettdepression.

Solunat	Dosierung	Begründung
Solunat Nr. 17	2-mal 3–5 Tr. morgens und mittags	Hauptmittel bei depressiver Verstimmung, geistiges Lebenselixier
Solunat Nr. 4	1-mal 5 Tr. zur Nachtruhe	Beruhigung des vegetativen Nervensystems
Solunat Nr. 8	1-mal 5 Tr. abends	Die aktivierende Wirkung auf den Leberstoffwechsel unterstützt die hormonelle Umstellung.

▶ **Tab. 14.12** Medikation bei Narbenschmerzen.

Solunat	Dosierung	Begründung
Solunat Nr. 9	2-mal 10 Tr. morgens und abends	fördert den Lymphfluss und entstaut das betroffene Gewebe
Solunat Nr. 14	3-mal 5 Tr. über den Tag verteilt	entkrampft und lindert die Schmerzwahrnehmung

Zusatztherapie

Johanniskrautöl von Lunasol mehrmals täglich im Narbenbereich (auch im Dammbereich) dünn auftragen.

14.3 Das Neugeborene

14.3.1 Neugeborenenikterus

Die Gelbfärbung von Haut und Skleren bei Neugeborenen in den ersten Lebenstagen ist bis zu einem gewissen Maße physiologisch und muss nicht behandelt werden. Dauert die Gelbfärbung aber über den 10. Lebenstag hinaus und liegen die Bilirubin-Werte im Blut entsprechend hoch, ist eine Behandlung erforderlich.

Mit Solunaten können Sie vorbeugend therapieren, indem die werdende Mutter im letzten Trimenon der Schwangerschaft 1–2-mal täglich eine kleine Gabe Solunat Nr. 8 (Hepatik) einnimmt. Dies reguliert zum einen eine Leber-bedingte Verdauungsschwäche in der Schwangerschaft und stärkt gleichzeitig beim Kind die Stoffwechselfunktionen der Leber, was wiederum den Neugeborenenikterus, wenn überhaupt, undramatisch in Erscheinung treten lässt.

Zur Behandlung des Neugeborenen:

Die stillende Mutter nimmt Solunat Nr. 8 (Hepatik) 3-mal 5 Tr. über den Tag verteilt ein.

Kann die Mutter nicht stillen, dann ist dem Säugling 1 Tr. Solunat Nr. 8 (Hepatik) um den Bauchnabel herum im Uhrzeigersinn 3-mal täglich nach einer Mahlzeit einzumassieren.

14.3.2 Blähungen/Dreimonatskoliken

Bis der Darm des Neugeborenen in seiner Entwicklung vollständig ausgereift ist und sich seine Funktionen vollständig auf das Leben außerhalb des Mutterleibs eingestellt haben, leiden viele Säuglinge z. T. über Wochen und Monate an unterschiedlich heftigen Blähungskoliken. Neben dem üblichen Fencheltee und den strikten Anweisungen an die stillende Mutter, nicht nur blähende Speisen zu meiden, sondern auch strikt darauf zu achten, selbst in Ruhe und ohne Hast zu essen, hat sich vor allem der Einsatz von Solunat Nr. 4 (Cerebretik) bewährt.

Vor jeder Säuglingsmahlzeit wird ein Tropfen dieses Mittels entweder vor dem Stillen auf die Brustwarze der Mutter aufgebracht oder auf den Sauger des Fläschchens aufgetragen.

Ist die Mutter selbst sehr angespannt, was häufig der Fall ist, verordnen Sie der Mutter Solunat Nr. 14 (Polypathik) 2–3-mal täglich 5–8 Tr.

14.3.3 Die atopische Konstitution

Die gleichen Mittel können über die Muttermilch verabreicht werden. Die Mutter nimmt sie in der Dosierung für Erwachsene (siehe Spalte 2 in Klammern) ein.

14.3.4 Obstipation

Die Ursache der Obstipation bei Säuglingen ist oft eine Verkrampfung im Magen-Darm-Bereich. Es ist bei diesen Kindern strikt darauf zu achten, dass sie die Mahlzeiten in absoluter Ruhe einnehmen können.

Solunat Nr. 4 (Cerebretik) vor jeder Mahlzeit 1 Tr. (bis zu 6 Tr./Tag!) ist hier das Solunat der Wahl.

Zusatztherapie

Wala Kupfersalbe rot um den Bauchnabel 1–2-mal täglich außerhalb der Mahlzeiten einmassieren

▶ **Tab. 14.13** Medikation bei atopischer Konstitution.

Solunat	Dosierung	Begründung
Solunat Nr. 4	1–2-mal 1Tr. abends und zur Nachtruhe (1-mal 5–8 Tr.)	Beruhigung des vegetativen Nervensystems
Solunat Nr. 9	2-mal 1 Tr. morgens und abends (2-mal 10 Tr.)	Hauptmittel zur Behandlung der Hautaffektionen, aktiviert den Lymphfluss
Solunat Nr. 16	2-mal 1 Tr. morgens und abends (2-mal 5–10 Tr.)	Durch Anregen des Nierenstoffwechsels wird die Haut in ihrer Entgiftungsfunktion entlastet.

14.3.5 Trinkschwäche

Es gibt „müde geborene" Kinder, die während des Stillvorganges oder der Fläschchengabe einfach einschlafen. Wenn keine Organerkrankung vorliegt (Gehirn, Leber, Niere), schafft das Stärkungsmittel der Solunate meist rasche Abhilfe:

Solunat Nr.2 (Aquavit) 2-mal 1 Tr. morgens und mittags auf die Brustwarze der Mutter oder auf den Sauger.

Ist die Mutter selbst erschöpft, hat es sich bewährt, wenn sie selbst dieses Solunat in folgender Dosierung einnimmt:

Solunat Nr. 2 (Aquavit) 2-mal 8–10 Tr. morgens und mittags

14.3.6 Fieber/Fieberkrampf

Hohes Fieber bei Neugeborenen und Säuglingen bis zum ersten Lebensjahr ist immer mit der Angst vor einem Fieberkrampf verbunden. Die hier beschriebene Behandlung mit Solunaten muss innerhalb einer Stunde wirken, d. h., die Temperaturkurve beginnt zu fallen oder steigt zumindest nicht weiter an. Sollte dies nicht gelingen, ist schulmedizinische Behandlung angezeigt.

Eine Kontrolle der Temperatur alle 10–15 Minuten ist erforderlich. Wenn das Fieber fällt, sind keine weiteren Gaben der unten genannten Solunate mehr erforderlich, bis sich das Fieber auf einen entsprechend niedrigeren Wert eingependelt hat. Liegt dieser bei 38,5 °C oder tiefer, werden die Solunate nur noch im Abstand von 4–5 Stunden 3–4-mal täglich verabreicht, bis Normaltemperatur erreicht ist. Das Fieber soll spätestens nach vier Tagen komplett abgeklungen sein.

Solunat Nr. 4 (Cerebretik) 1 Tr. alle 10 Minuten beugt Fieberkrämpfen vor.

Solunat Nr. 7 (Epidemik) 1 Tr. alle 10 Minuten reguliert auf natürliche Weise die Körpertemperatur, ohne den heilenden Effekt von Fieber auf die Entwicklung des Immunsystems zu unterbrechen.

14.4 Klimakterium

„Die Wechseljahre der Frau sind eine Zeit häufig wechselnder Beschwerden." Dies war die Feststellung einer Patientin, die darunter schon einige Jahre litt. Dennoch ist das Klimakterium keine Krankheit, es ist der Übergang in eine neue Lebensphase.

Frauen, die sich bewusst, sowohl körperlich wie auch seelisch und geistig, auf diese Zeit der Umstellung vorbereiten, haben meist wenige, oft gar keine Beschwerden. Die **Vorbereitungsphase** beginnt idealerweise ab dem 45. Lebensjahr. Dazu gehören, neben einer leichten, abwechslungsreichen Ernährung, die Reduktion von Kaffee, Schwarztee und Alkohol. Spätestens jetzt sollte mit dem Rauchen aufgehört werden. Eine Ausleitungskur, 2-mal jährlich, im Frühling und Herbst über 4–6 Wochen, beugt den Beschwerden des Alters signifikant vor. Ein geregelter Tagesrhythmus und ausreichend Schlaf unterstützen die **Rhythmusumstellung** während des Wechsels wohltuend. Regelmäßige körperliche Bewegung ist genauso wichtig wie regelmäßige Ruhepausen und Zeiten für Kontemplation [3].

Die meisten Patientinnen kommen erst dann in Behandlung, wenn sie schon über längere Zeit unter unangenehmen Wechseljahrbeschwerden leiden, wie

- Herzneurosen,
- Hitzewallungen,
- Schlafstörungen,
- trockener Vaginalschleimhaut und/oder
- Stimmungsschwankungen.

Die Behandlung mit spagyrischen Heilmitteln ist über mindestens 6 Monate zur Stabilisierung durchzuführen, auch wenn sich in dieser Zeit die Beschwerden verringert haben oder ganz verschwunden sind. Je nach Patientin werden die Solunate individuell ausgewählt (▶ Tab. 14.14).

Das Hauptmittel der Solunate für Wechseljahrbeschwerden ist **Solunat Nr. 6 (Dyscrasin).** Es wird als Grundbehandlung immer mit verabreicht. Nach Alexander von Bernus ist Solunat Nr. 6 über die gesamte Zeit der Wechseljahre einzunehmen, um Altersbeschwerden, die auf Ablagerungen im interstitiellen Raum zurückzuführen sind, gezielt vorzubeugen.

Da sich dies bei meinen Patientinnen als nicht durchführbar erwies, habe ich die Einnahme von Solunat Nr. 6 mit einer 2-maligen Ausleitungskur im Jahr verbunden. Dies wird leichter akzeptiert und führt ebenso zu guten Erfolgen.

▶ **Tab. 14.14** Medikation bei Wechseljahrbeschwerden.

Solunat	Dosierung	Begründung
Solunat Nr. 4	2-mal 5–10 Tr. abends und zur Nachtruhe	bei Ein- und Durchschlafstörungen, zur Stärkung des vegetativen Nervensystems
Solunat Nr. 5	2-mal 5–10 Tr. morgens und mittags	bei nervösen Herzbeschwerden, Kräftigung des Herzmuskels
Solunat Nr. 6	2–3-mal 10 Tr. über den Tag verteilt	Reinigung des interstitiellen Raums von Stoffwechselendprodukten
Solunat Nr. 8	1–2-mal 5–10 Tr. mittags und abends	bei Durchschlafstörungen zur Leberzeit (1.00 bis 3.00 Uhr nachts) und Depressionsneigung, Unterstützung des Leberstoffwechsels (Hormone werden über die Leber abgebaut)
Solunat Nr. 11	2–3-mal 10 Tr. über den Tag verteilt	bei zu häufigen und zu starken Blutungen sowie Hitzewallungen
Solunat Nr. 16	1–2-mal 10 Tr. morgens und mittags	harmonisierende Wirkung auf körperlicher und seelischer Ebene, Ausleitung über die Niere
Solunat Nr. 17	1–2-mal 5–10 Tr. morgens und mittags	bei Depressionsneigung, Stärkung des Selbstbewusstseins

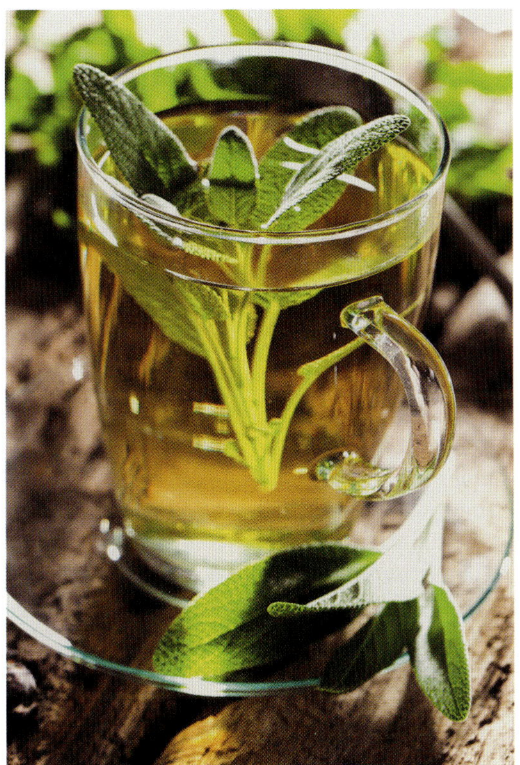

▶ **Abb. 14.1** Salbeitee. (© karepa – stock.adobe.com)

Zusatztherapie Bei Hitzewallungen sollte die Patientin ¼–½ Liter Salbeitee (▶ **Abb. 14.1**) über den Tag verteilt trinken.

Ceres Alchemilla comp. ist zusätzlich 2–3-mal über den Tag verteilt mit je 3–5 Tropfen einzunehmen.

14.5 Geriatrie

14.5.1 Einführung

Bei der Betreuung eines geriatrischen Patienten ist die persönliche Einstellung des Therapeuten zu den Themen Alter und Tod wichtig. Eine empathische Gesprächsführung wirkt heilend, wenn der Behandelnde selbst seine persönlichen Ängste und Abneigungen diesen Themen gegenüber bearbeitet, sprich er-löst hat.

Geriatrie umfasst die Krankheiten alter Menschen und ihre Behandlung. Es geht bei der Entscheidung, ob ein Patient als Geriatriker bezeichnet wird, weniger um das kalendarische Alter als um das biologische. Geriatrie ist nicht mit Palliativmedizin gleichzusetzen, die sich um die Symptommilderung, insbesondere die Schmerzbehandlung, des sterbenden Menschen bemüht.

Eine geriatrische Behandlung richtet sich an die gebrechlichen, multimorbiden Senioren. Ziel einer solchen Intervention ist die Verbesserung der Lebensqualität auf körperlicher, seelischer und geistiger Ebene.

In der Geriatrie ist die Zusammenarbeit verschiedener medizinischer Bereiche erforderlich. Schulmedizin, alternative Heilmethoden, Physiologie und Psychiatrie sollten sich idealerweise ergänzen, um die letzten Jahre eines Menschen lebenswert zu gestalten.

Wie immer die Zusammenarbeit verschiedener Therapierichtungen letztendlich gewählt wird, es sollte der Grundsatz gelten: „So wenig wie möglich, aber so viel wie nötig."

Dies gilt insbesondere bei der Verordnung innerlich einzunehmender Mittel, auch der Solunate. Ein gebrechlicher Körper kann nur noch bedingt verstoffwechseln. Zu viele verschiedene Mittel und zu hohe Dosierungen können gegenteilige Wirkungen zeigen.

Es ist die Regel, bei allen Medikationen ab dem 70. Lebensjahr die Dosierung der Mittel pro Lebensjahrzehnt um 10 % zurückzunehmen

Beim Geriatriker liegt die Dosierung meist noch niedriger und der Therapeut sollte sich zudem nur für die wichtigsten Mittel entscheiden, um den in seiner Lebenskraft deutlich geschwächten Organismus nicht zu überfordern. Die bei den einzelnen Erkrankungen aufgeführten Solunate müssen nicht alle zusammen eingesetzt werden – wählen Sie die für Ihren Patienten wichtigsten aus.

14.5.2 Analogie der Planetenprinzipien

Dominiert die Kindheit das lunare, das Leben aufbauende Prinzip, so wird das Alter von Saturn regiert. Als Hüter der Schwelle kennzeichnet er den Wechsel von einer Ebene zur nächsten, den Übergang vom Leben zum Tod. Alle chronischen Krankheiten, alle sklerosierenden, degenerativ veränderten Körperstrukturen sind vom saturnischen Prinzip gezeichnet. Der Alterungsprozess, der letztendlich zum Tode führt, ist Saturn. Dieses Prinzip hilft uns den Kreis zu schließen, um eine neue Ebene betreten zu können.

Heilung im Sinne einer *restitutio ad integrum* ist beim geriatrischen Patienten nicht mehr möglich. Zum einen ist die Vitalität, die ein solcher Prozess verlangt, nicht mehr vorhanden, zum anderen reicht die Lebenszeit, die für eine Rückkehr zur vollkommenen Heilung benötigt würde, nicht mehr aus (Heilung bedarf ungefähr eines Drittels der Zeit, die die Krankheit besteht).

Da es jedoch beim Geriatriker nicht um vollkommene Heilung, sondern in erster Linie um eine gute Lebensqualität geht, wird die Wirkkraft aller planetaren Prinzipien eingesetzt, entsprechend den Krankheitssymptomen, die genannt werden. Insbesondere die planetaren Kräfte von Sonne (Herz stärkend) und Jupiter (Leber kräftigend) kommen sehr häufig zum Einsatz.

14.5.3 Mittel der Wahl für den geriatrischen Patienten

- Solunat Nr.1 (Alcangrol) ist das Hauptmittel bei allen Erkrankungen mit unerwünschter Zellneubildung – und auch bei der Behandlung von Alterstumoren angezeigt.
- Solunat Nr. 2 (Aquavit) ist das körperliche Lebenselixier und somit Hauptmittel bei der altersbedingten Gebrechlichkeit. Aquavit wirkt zudem leicht verdauungsanregend und hilft, die aufgenommene Nahrung besser zu verwerten.
- Solunat Nr. 3 (Azinat) stärkt und reguliert das Immunsystem, wirkt entzündungshemmend, vor allem bei Erkrankungen der Gelenke, der Atmungsorgane, der Haut und des gesamten Drüsensystems.
- Solunat Nr. 4 (Cerebretik) entspannt und entkrampft das vegetative Nervensystem und fördert zudem tiefen und erholsamen Schlaf. Bei einer aufbauenden, rhythmisierenden Behandlung ist es der lunare Gegenpol zu den solaren Goldmitteln.
- Solunat Nr. 5 (Cordiak) wird bei allen Herz- und Kreislauferkrankungen, insbesondere beim Altersherz, zur Kräftigung und rhythmisierenden Regulation eingesetzt.
- Solunat Nr. 8 (Hepatik) wird bei allen Leber-, Galle- und Pankreaserkrankungen eingesetzt. Es aktiviert deren Stoffwechsel, wirkt entzündungshemmend und leicht Blutzucker senkend. Zudem ist es ein leicht abführend wirkendes Bittermittel. Bei Menschen mit umfassender schulmedizinischer Medikation wird es begleitend zur Organstärkung der Leber verabreicht.

- Solunat Nr. 12 (Ophthalmik) kräftigt und reguliert die Sehkraft und ist bei allen Augenerkrankungen, auch bei der Altersschwachsichtigkeit und bei allen degenerativen Augenerkrankungen, als Grundmittel angezeigt.
- Solunat Nr. 14 (Polypathik) entkrampft und beruhigt, ohne zu ermüden („Tagessedativum"). Es dämpft die Schmerzwahrnehmung und ist somit bei degenerativen Gelenkerkrankungen eine wichtige Begleitmedikation.
- Solunat Nr. 16 (Renalin) stärkt und entkrampft das gesamte Urogenitalsystem, wirkt auf seelischer Ebene Angst lösend.
- Solunat Nr. 17 (Sanguisol) wirkt, auch bei alten Menschen, psychisch aufhellend. Es wird bei depressiver Verstimmung eingesetzt und als stärkendes Mittel zusammen mit Aquavit und/oder Cordiak verordnet. Es intensiviert zudem die Wirkung von Ophthalmik bei schweren Augenerkrankungen.
- Solunat Nr. 18 (Splenetik) wirkt lösend, sowohl auf körperlicher wie auch auf seelischer Ebene. Es kann bei allen sklerosierenden und chronischen Krankheitsprozessen ergänzend eingesetzt werden. Beim geriatrischen Patienten wird es vor allem bei Altersstarrsinn und Gebrechlichkeit im Alter verabreicht.
- Solunat Nr. 19 (Stomachik Nr. I) ist ein starkes Bittermittel, das die Verdauungsfunktionen, auch bei altersbedingter Verdauungsschwäche, deutlich anfacht. Es kann bei allen nicht entzündlichen Magen-Darm-Erkrankungen eingesetzt werden.

14.5.4 Häufige geriatrische Krankheitsbilder

Altersdiabetes

Es ist nicht immer einfach, Betreuenden wie Patienten die zentrale Wichtigkeit einer ausgewogenen Ernährung, aufgeteilt in fünf kleine Mahlzeiten, zu vermitteln. Es ist auch wenig sinnvoll, einen sehr alten, geschwächten Menschen zu häufiger Nahrungsaufnahme überreden zu wollen. Es bedarf eines liebevollen Feingefühls, hier den goldenen Mittelweg zu finden. Wann immer es möglich ist, sollte auf eine ruhige Atmosphäre beim Essen sowie auf abwechslungsreiche und appetitlich angerichtete Speisen, ganz besonders in der Altenpflege, geachtet werden. Dies erhöht signifikant die so wichtige Verdauungsleistung.

Medikation bei Altersdiabetes

Solunat Nr. 8 (Hepatik) 2–3-mal 3–5 Tr. nach dem Essen, stabilisiert Leber- und Pankreasfunktionen; senkt leicht den Blutzucker und ist als Langzeittherapeutikum geeignet

Ergänzend

Bei langjährig bestehendem Diabetes und bei schwer einstellbaren Blutzuckerwerten hat sich eine Kur, 2–3-mal jährlich, über 4 Wochen mit folgenden Solunaten bewährt:

- Solunat Nr. 1 (Alcangrol) 2-mal 5–8 Tr. morgens und abends, reinigt und strukturiert die Zellen von Leber und Pankreas
- Solunat Nr. 9 (Lymphatik) 2-mal 5–8 Tr. morgens und abends, dient als Drainagemittel von Solunat Nr.1

Altersherz

Die häufigsten Erkrankungen des älteren Herzens sind Herzinsuffizienz und Herzrhythmusstörungen. In manchen Fällen sind bakterielle Erkrankungen, die den Herzmuskel in seiner Leistung beeinträchtigen, vorausgegangen. Meist besteht jedoch in der Vorgeschichte eine Hypertonie über viele Jahre, oder die Herzkranzgefäße sind aufgrund metabolischer Fehlleistungen verkalkt (▶ **Tab. 14.15**).

Ergänzende Solunate

- Solunat Nr. 8 (Hepatik) 2-mal 5 Tr. mittags und abends, bei Stauungen im Pfortaderkreislauf bei Rechtsherzinsuffizienz
- Solunat Nr. 9 (Lymphatik) 2-mal 5–8 Tr. morgens und abends, zur Ausleitung von Ödemen
- Solunat Nr. 15 (Pulmonik) 2-mal 5 Tr. morgens und abends, Verschleimung der Atemwege durch Ödembildung bei Linksherzinsuffizienz
- Solunat Nr. 16 (Renalin) 2-mal 5 Tr. morgens und mittags, zur Ausleitung von Ödemen und zur Stärkung der Nierenfunktion

▸ **Tab. 14.15** Grundmedikation bei Altersherz.

Solunat	Dosierung	Begründung
Solunat Nr. 5	2-mal 5 Tr. morgens und mittags	unterstützt die Durchblutung des Herzmuskels
Solunat Nr. 17	2-mal 3–5 Tr. morgens und mittags	intensiviert die Goldwirkung von Cordiak, wichtig bei stark nachlassender Herzleistung
Solunat Nr. 4	1-mal 5 Tr. zur Nachtruhe	rhythmisierender lunarer Gegenpol zu den Goldmitteln

Zusatzmedikation

Bei Engegefühl im Herzbereich, insbesondere nachts, haben sich Einreibungen auf das Sternum mit

- Aurum-Lavandula comp. Salbe von Weleda bewährt.

Erkrankungen der Atmungsorgane

Die wichtigsten Solunate bei allen Erkrankungen der Atmungsorgane, insbesondere der Lunge, sind als Grundbehandlung zu verstehen und werden je nach Bedarf durch andere Solunate (z. B. Herz- oder Nierenmittel) ergänzt.

Medikation bei Erkrankung der Atmungsorgane

- Solunat Nr. 3 (Azinat) 2–3-mal 5–10 Tr. pro Tag zur Stärkung des Immunsystems und zur Ausleitung von Bakterien und Viren
- Solunat Nr. 15 (Pulmonik) 2–3-mal 5–8 Tr. pro Tag ist das organbezogene Lungenheilmittel der Solunate
- Solunat Nr. 29 (Ätherische Essenz Nr. II) zur äußeren Anwendung auf Reflexpunkten unterstützt die Entschleimung
- Lunasol-Raumspray zur reflektorischen Vertiefung der Atmung

Augenerkrankungen

Altersbedingte Sehschwäche/Glaukom/Katarakt

Die nachlassende Sehkraft ist für viele alte Menschen Quelle von Verstimmung und Resignation. Es empfiehlt sich, mit unten stehenden Solunaten eine Langzeitbehandlung (wenigstens ein Jahr) durchzuführen. Berichten zufolge kann die Sehkraft zumindest erhalten werden, oft verbessert sie sich sogar.

Falls die Sehkraft schon so weit geschwächt ist, dass das selbständige Abzählen der Tropfen nicht mehr gewährleistet ist, verfahren Sie mit dem Einnahmemodus wie bei Makuladegeneration

Grundbehandlung

- Solunat Nr. 12 (Ophthalmik) 1–2-mal 5–8 Tr. morgens und mittags, verbessert die Sehleistung, auch bei Glaukom und Katarakt einzusetzen
- Solunat Nr. 17 (Sanguisol) 1–2-mal 3 Tr. morgens und mittags, intensiviert die Goldwirkung von Ophthalmik, insbesondere bei Glaukom und Katarakt einzusetzen

Ergänzungsmittel

- Solunat Nr. 8 (Hepatik) 1-mal 5 Tr. abends, Sehleistung verbessert sich bei gesunder Leberfunktion
- Solunat Nr. 16 (Renalin) 1-mal 5 Tr. morgen, Sehleistung verbessert sich bei gesunder Nierenfunktion
- Solunat Nr. 18 (Splenetik) 2-mal 5–8 Tr. morgens und abends, wird zusätzlich bei Glaukom und Katarakt eingesetzt. Begründung: chronisch verlaufende Erkrankungen mit Degeneration des Gewebes
- siehe auch Kap. 13.2

Makuladegeneration

Auch bei dieser wohl schwersten Augenerkrankung im Alter sollte ein Behandlungsversuch mit Solunaten unternommen werden. Ob es sich um die trockene Form der Makuladegeneration handelt, die durch Einlagerungen von Stoffwechselendprodukten in die Aderhaut gekennzeichnet ist, oder ob es sich um die seltene, feuchte Form handelt, die durch Wucherung von Gefäßmembranen unter der Netzhaut bedingt ist, beiden gemeinsam ist der voranschreitende Sehverlust. Das Abzählen der Tropfen mehrerer Solunate ist für den Betroffenen oft nicht mehr möglich. Hier empfiehlt sich folgende Vorgehensweise:

Zählen Sie Tropfenzahl der Goldmittel Nr. 12 (Ophthalmik) und Solunat Nr. 17 (Sanguisol) in ein Glas Wasser und bitten Sie den Patienten, dies über den Vormittag verteilt schluckweise zu trinken. Genauso verfahren Sie mit den ergänzenden Mitteln am Nachmittag. Diese werden schluckweise bis zum Abend getrunken. Auf den Einsatz von Leber- und Nierenmitteln wurde hier verzichtet, aufgeführt sind nur die notwendigsten Solunate.

Trockene Makuladegeneration

Siehe ▶ **Tab. 14.16**

Feuchte Makuladegeneration

Siehe ▶ **Tab. 14.17**

Degenerative Gelenkerkrankungen

Unten empfohlene Medikation ist in jedem Stadium degenerativer Gelenkerkrankungen einzusetzen. Empfindet der Patient mit den genannten Mitteln Erleichterung im Sinne einer Schmerzminderung, sollte versucht werden, die bisherige Einnahme von Schmerzmitteln auf ein Mindestmaß zu reduzieren.

- Solunat Nr. 3 (Azinat) 2–3-mal 5–8 Tr. über den Tag verteilt, nur bei akuter Entzündung, stärkt zugleich das bei alten Menschen meist labile Immunsystem.
- Solunat Nr. 14 (Polypathik) 2–4-mal 5 Tr. über den Tag verteilt, zur Dämpfung quälender Schmerzwahrnehmung.
- Solunat Nr. 16 1–2-mal 5 Tr. morgens und mittags zur Stärkung der Niere; nur erforderlich, wenn Schmerzmittel schon über einen längeren Zeitraum eingenommen wurden.
- Solunat Nr. 18 (Splenetik) 2-mal 5–8 Tr. morgens und abends, zur Lösung von Ablagerungen in Gelenken, Bändern und Muskulatur.
- Solunat Nr. 28 (Ätherische Essenz Nr. I) mehrmals täglich bei akuten Schmerzen auf die Schmerzpunkte auftragen. In hartnäckigen Fällen zusätzlich Lunasol-Sportsalbe darüber auftragen.
- Die betroffenen Gelenke mehrmals täglich mit Lunasol-Sportsalbe einreiben.

Zusatztherapie

Ceres Fraxinus exc. Urtinktur 2–3-mal 2–3 Tr. über den Tag verteilt, bei allen rheumatischen Beschwerden mit einzusetzen

▶ **Tab. 14.16** Medikation bei trockener Makuladegeneration.

Solunat	Dosierung	Begründung
Solunat Nr. 6	1-mal 10 Tr. nachmittags	reinigt den Zwischenzellraum
Solunat Nr. 12	1-mal 10 Tr. vormittags	Spezifikum bei allen Augenleiden
Solunat Nr. 17	1-mal 5–10 Tr. vormittags	intensiviert die Goldwirkung von Ophthalmik
Solunat Nr. 18	1-mal 10 Tr. nachmittags	bei allen schweren chronischen Erkrankungen

▶ **Tab. 14.17** Medikation bei feuchter Makuladegeneration.

Solunat	Dosierung	Begründung
Solunat Nr. 1	1-mal 10–20 Tr. nachmittags	bei unerwünschtem Zellwachstum jeder Art
Solunat Nr. 6	1-mal 10 Tr. nachmittags	reinigt den Zwischenzellraum, Drainagemittel für Solunat Nr. 1
Solunat Nr. 12	1-mal 10 Tr. vormittags	Spezifikum bei allen Augenleiden
Solunat Nr. 17	1-mal 5–10 Tr. vormittags	intensiviert die Goldwirkung von Ophthalmik
Solunat Nr. 18	1-mal 10 Tr. nachmittags	bei allen schweren chronischen Erkrankungen

Demenz

Eine Behandlung mit Solunaten ist als Begleittherapie zu verstehen. Eine Rhythmisierung mit Gold und Silber hilft dem Betroffenen, mehr in sich zu ruhen und trotz dieser schweren neurologischen Erkrankung seinen eigenen persönlichen Weg zu finden. Pflegende und Angehörige sind gefordert, da die Welt, in der sich ein schwer an Demenz erkrankter Mensch aufhält, ihnen unzugänglich und oft auch bedrohlich erscheint. Betroffenen Begleitpersonen wird daher empfohlen, die Rhythmisierung als aufbauende Therapie (Kap. 11) über vier Wochen ein- bis zweimal jährlich selbst zu machen. Sie vermittelt mehr Stabilität und Kraft.

Rhythmisierung für den Betroffenen

- Solunat Nr. 4 (Cerebretik) 2-mal 3–5 Tr. abends und zur Nachtruhe
- Solunat Nr. 17 (Sanguisol) 2-mal 3–5 Tr. morgens und mittags

Ergänzend

- Solunat Nr. 14 (Polypathik) 2–3-mal 3–5 Tr. untertags/bei großer Unruhe, macht nicht müde, wirkt entspannend und entkrampfend

Zusätzlich empfiehlt sich 2-mal jährlich eine 4–6-wöchige Ausleitungskur des glymphatischen Systems (spezifische Gliazellen, die in der Lage sind, Hirnzellen über den Blutweg zu entgiften):

- Solunat Nr. 6 (Dyscrasin) 2-mal 5 Tr. morgens und abends
- Solunat Nr. 9 (Lymphatik) 2-mal 5–8 Tr. morgens und abends

Zusatztherapie

Ceres Lavandula Urtinktur 2–3-mal 1–2 Tr. untertags zur Zentrierung und Beruhigung

siehe auch unter Morbus Alzheimer.

Depressive Verstimmung

Die Ursachen für Altersdepression sind vielfältig und keine Seltenheit. Sie sollten in einem emphatisch geführten Therapiegespräch gefunden werden. Dabei ist sorgfältig darauf zu achten, dass eine schwere Depression mit Suizidneigung nicht übersehen wird.

Bei unten aufgeführten Solunaten (▶ **Tab. 14.18**) ist als Erstes die Grundmedikation bei depressiver Verstimmung angegeben und dann folgen, entsprechend der Ursache, die ergänzenden Solunate.

Frailty-Syndrom

Darunter ist die Gebrechlichkeit eines alten Menschen zu verstehen, es beinhaltet folgende Symptome:

- objektivierbarer Muskelabbau und/oder Muskelschwäche
- Osteoporose
- subjektive Erschöpfung auf physischer, emotionaler und mentaler Ebene
- unfreiwilliger Gewichtsverlust von mehr als 10 % pro Jahr
- verminderte körperliche Aktivität bedingt durch Gang- und Standunsicherheit

▶ **Tab. 14.18** Medikation bei depressiver Verstimmung.

Solunat	Dosierung	Begründung
Solunat Nr. 2	2-mal 5–8 Tr. morgens und mittags	nachlassende Vitalität, körperliche Erschöpfung
Solunat Nr. 4	1-mal 5 Tr. zur Nachtruhe	lunarer Gegenpol zu den Goldmitteln, fördert erholsamen Schlaf, beruhigt das Vegetativum
Solunat Nr. 17	2-mal 3–5 Tr. morgens und mittags	Einsamkeit, Trauer um verstorbene Angehörige und Freunde, Angst vor dem eigenen Tod
Bei Bedarf ergänzt mit:		
Solunat Nr. 8	1–2-mal 5 Tr. abends und zur Nachtruhe	ungenügende Stoffwechseltätigkeit der Leber, Intoxikation der Leber durch Medikamente
Solunat Nr. 16	1–2-mal 5 Tr. morgens und mittags	ungenügende Stoffwechseltätigkeit der Niere, Angst

► **Tab. 14.19** Medikation bei Frailty-Syndrom (Dauermedikation).

Solunat	Dosierung	Begründung
Solunat Nr. 2	2-mal 5–8 Tr. morgens und mittags	Erschöpfung, Vitalitätsverlust
Solunat Nr. 5	2-mal 5 Tr. morgens und mittags	zur Unterstützung der Herzleistung
Solunat Nr. 10	2-mal 5 Tr. morgens und abends	zur Behandlung bei Osteoporose
Solunat Nr. 22	1-mal 5 Tr. morgens	Anregung der gesamten Stoffwechseltätigkeit über die Schilddrüse. Nicht bei bekannter Hyperthyreose anwenden!

Hypertonie

Auch bei langjährig bestehender Hypertonie sollte ein Versuch mit unten stehenden Solunaten gemacht werden. Es ist dabei empfehlenswert, Blutdruckkontrollen 2–3-mal wöchentlich durchzuführen, um ein zu starkes Absinken des Blutdrucks zu vermeiden (► **Tab. 14.20**).

Hypotonie

Niedriger Blutdruck ist bei alten Menschen mit entsprechender Veranlagung oft eine der Folgen von Bewegungsarmut. Hier sollte auf sanft geführte Mobilisation geachtet werden. Bei der Körperpflege sind Wechselduschen mit zuerst warmem, dann kühlem Wasser der Arme und Beine empfehlenswert. Ist der Patienten bettlägerig und eine tägliche Dusche morgens zu anstrengend, kann dieser den Kreislauf anregende Effekt auch durch wechselwarme Waschungen erfolgen (► **Tab. 14.21**).

Inkontinenz

Dieses Leiden belastet alte Menschen besonders stark. Das Gefühl der Unreinheit, des Kontrollverlustes über den eigenen Körper und die damit verbundene, oft selbst verordnete, soziale Ausgrenzung können mit Ursache der Altersdepression sein. Die hier angegebene Medikation muss über mindestens drei Monate durchgeführt werden, bevor beurteilt werden kann, ob der Körper noch in der Lage ist, auf diesen Umstimmungsreiz zu antworten.

Medikation bei Inkontinenz

- Solunat Nr. 2 (Aquavit) 1-mal 5–8 Tr. morgens, zur allgemeinen Kräftigung, Schwächezustände begünstigen Inkontinenz
- Solunat Nr. 16 (Renalin) 2-mal 3–5 Tr. morgens und abends, zur Kräftigung von Nieren- und Blasenfunktion

► **Tab. 14.20** Medikation bei Hypertonie.

Solunat	Dosierung	Begründung
Solunat Nr. 5	1-mal 5 Tr. morgens	zur Kräftigung des Herzmuskels
Solunat Nr. 14	3-mal 5–8 Tr. über den Tag verteilt	wirkt entspannend und entkrampfend und somit auch blutdrucksenkend
Solunat Nr. 16	1-mal 5–8 Tr. morgens	nur bei erhöhten diastolischen Blutdruckwerten einzusetzen; entkrampft und stärkt die Niere

► **Tab. 14.21** Medikation bei Hypotonie.

Solunat	Dosierung	Begründung
Solunat Nr. 2	2-mal 5–8 Tr. morgens und mittags	wirkt leicht blutdruckerhöhend und vitalisiert
Solunat Nr. 5	1–2-mal 5–8 Tr. morgens und am frühen Abend	verbessert die Durchblutung des Herzmuskels; 2. Gabe nur, wenn Blutdruck auch am Abend niedrig ist
Solunat Nr. 17	2-mal 3–5 Tr. morgens und mittags	wirkt leicht blutdrucksteigernd und belebend

Handelt es sich um Stressinkontinenz, sind folgende Solunate **zusätzlich** zu oben genannten zu verordnen:

- Solunat Nr. 4 (Cerebretik) 2-mal 3–5 Tr. abends und zur Nachtruhe, stärkt das Vegetativum und wirkt entspannend
- Solunat Nr. 14 (Polypathik) 2-mal 3–5 Tr. morgens und mittags, entkrampft und entspannt

Ist die Inkontinenz durch Bänderschwäche und dadurch bedingte Senkungsbeschwerden verursacht, verordnen Sie die folgende Zusatztherapie.

Zusatztherapie

Ceres Equisetum arv. Urtinktur 2–3-mal 2 Tr. über den Tag verteilt oder Sie lassen die Solunate täglich zusammen mit ¼ l Schachtelhalmtee einnehmen.

Mangelernährung/Verdauungsschwäche

Ein Teil des natürlichen Alterungsprozesses ist das Nachlassen der Verdauungskraft. Dies trifft alte Menschen besonders schmerzlich, da Speisen aus der Kindheit oft mit positiven Erinnerungen verbunden sind, sich aber für den gealterten Verdauungstrakt oft als zu schwer verdaulich erweisen.

Lieblos zubereitete und wenig gewürzte Speisen lassen alte Menschen die Nahrungsaufnahme oft ganz verweigern. Mangelernährung und ein weiteres Nachlassen der Verdauungsfunktionen, bis hin zu Kachexie, sind die Folgen (▸ **Tab. 14.22**).

Schlaflosigkeit

Ein alter Mensch schläft in der Regel weniger (4–6 Stunden) und oft wird diese nächtliche Erholungsphase noch durch mehrmalige Toilettengänge unterbrochen. Wenn sich jedoch der Schlaf auf nur 2–3 Stunden pro Nacht reduziert und sich der Patient untertags nicht durch kurze Schlafphasen erholen kann, muss zunächst eine Altersdepression ausgeschlossen werden. Handelt es sich „nur" um Schlaflosigkeit, ist folgende Medikation über 4–6 Monate durchzuführen:

Medikation bei Schlaflosigkeit

- Solunat Nr. 4 (Cerebretik) 2-mal 5 Tr. abends und zur Nachtruhe entspannt und beruhigt das Vegetativum, macht müde

Ergänzend

- Solunat Nr. 8 (Hepatik) 1-mal 5 Tr. abends; Patient liegt nachts zwischen 1 Uhr und 3 Uhr wach (Organuhr Leberzeit)
- Solunat Nr. 14 (Polypathik) 2-mal 2–5 Tr. morgens und mittags bei starker nervlicher Anspannung untertags
- Solunat Nr. 15 (Pulmonik) 1-mal 5 Tr. abends; Patient liegt zwischen 3 Uhr und 5 Uhr wach (Organuhr Lunge)
- Solunat Nr. 16 (Renalin) 1-mal 5 Tr. morgens; Patient kann wegen Ängsten nicht schlafen („die Angst sitzt an der Niere")

Sturz und seine Folgen

Dieser Behandlungsvorschlag (▸ **Tab. 14.23**) unterstützt den Heilungsverlauf bei Knochenbrüchen, auch im hohen Alter, wenn dies die Lebenskraft noch zulässt. Zugleich wird einer oft parallel auftretenden depressiven Verstimmung vorgebeugt. Diese Behandlung ist über mindestens drei Monate durchzuführen.

▸ **Tab. 14.22** Medikation bei Mangelernährung/Verdauungsschwäche.

Solunat	Dosierung	Begründung
Solunat Nr. 2	1-mal 5–8 Tr. morgens	regt die Verdauungsleistung schon zu Beginn des Tages sanft an
Solunat Nr. 8	1-mal 5–8 Tr. zur Nachtruhe	entlastet Leber, Galle und Pankreas, unterstützt deren Regeneration während der Nachtruhe
Solunat Nr. 19	2-mal 3–5 Tr. mittags und abends vor dem Essen	starkes Bittermittel, das den Fluss der Verdauungssäfte im gesamten Verdauungstrakt anregt
Solunat Nr. 20	2-mal 5–8 Tr. vor den Hauptmahlzeiten	zur Beruhigung und Entkrampfung der Verdauungsorgane, wenn sich deren Schwäche durch Koliken und Diarrhö äußert

▶ **Tab. 14.23** Medikation bei Sturz und seinen Folgen.

Solunat	Dosierung	Begründung
Solunat Nr. 2	2-mal 5–8 Tr. morgens und mittags	zur allgemeinen Vitalisierung in der Rekonvaleszenzphase
Solunat Nr. 4	1-mal 5 Tr. zur Nachtruhe	lunarer Gegenpol zu den Goldmitteln Rhythmisierung bei Knochenaufbau wichtig!
Solunat Nr. 10	2-mal 5–8 Tr. morgens und abends	Das darin enthaltene spagyrisch aufbereitete Calcium unterstützt den Knochenaufbau.
Solunat Nr. 17	2-mal 3–5 Tr. morgens und mittags	beugt depressiver Verstimmung vor

Ergänzendes Mittel

Iso-Bikomplex Nr.13 2–3-mal 2 Tbl. pro Tag lutschen.

Tumorerkrankungen im Alter

Häufig lehnen alte Menschen mit Krebsdiagnose eine den Körper stark belastende Behandlung wie Chemo- und Strahlentherapie ab. Oft werden diese auch von schulmedizinischer Seite auf Grund des Alters- und Allgemeinzustandes nicht mehr erwogen.

Dennoch wünschen sich alle Tumorpatienten Unterstützung. Die Angst vor den Schmerzen steht meist im Vordergrund. Hier sind Angehörige wie Behandelnde aufgerufen, sich rechtzeitig um eine gut geleitete palliative Versorgung zu kümmern.

Unten aufgeführte Mittel (▶ **Tab. 14.24**) sind als tumorbegleitende Therapie zu verstehen. Ihr Ziel ist es, die Lebensqualität, auch bei einer malignen Erkrankung, so lange wie möglich zu erhalten.

Wählen Sie unter folgenden ergänzenden Solunaten nach Bedarf (▶ **Tab. 14.25**).

Zusatztherapie

Lunasol-Raumspray nach Bedarf anwenden. Es vertieft reflektorisch die Atmung und hilft, Schleim zu lösen. Es bindet unangenehme Gerüche und ist eine große Hilfe für Patienten, Angehörige und Pflegende. Auf feinstofflicher Ebene vermittelt es Klärung, innere Sammlung und Reinheit.

▶ **Tab. 14.24** Medikation bei Tumorerkrankung im Alter.

Solunat	Dosierung	Begründung
Solunat Nr. 1	2–3-mal 8–10 Tr. über den Tag verteilt	bei unerwünschtem Zellwachstum in dieser für Geriatriker hohen Dosierung
Solunat Nr. 6	2–3-mal 5–8 Tr. über den Tag verteilt	Drainage für Solunat Nr.1 bei Tumorwachstum im **nicht drüsigen** Gewebe
Solunat Nr. 9	2–3-mal 5–8 Tr. über den Tag verteilt	Drainage für Solunat Nr.1 bei Tumorwachstum im **drüsigen** Gewebe

▶ **Tab. 14.25** Ergänzende Medikation.

Solunat	Dosierung	Begründung
Solunat Nr. 2	2-mal 5–8 Tr. morgens und mittags	bei körperlicher Schwäche
Solunat Nr.4	1-mal 5 Tr. zur Nachtruhe	Entspannung des Vegetativums, unterstützt erholsamen Schlaf
Solunat Nr.8	1–2-mal 5–8 Tr. mittags und/oder abends	zur Entlastung der Leber bei Einnahme vieler sonstiger Medikamente
Solunat Nr. 16	1–2-mal 5–8 Tr. morgens und/oder mittags	zur Entlastung der Niere bei Einnahme vieler sonstiger Medikamente
Solunat Nr. 17	2-mal 3–5 Tr. morgens und mittags	bei Verzweiflung und Lebensüberdruss

15 Spagyrische Haus- und Reiseapotheke

Hier eine Anleitung, wie Sie für sich oder als Empfehlung für Ihre Patienten eine überschaubare, individuelle Haus- und Reiseapotheke mit Solunaten zusammenstellen.

Zunächst stellen Sie sich folgende Fragen:

- Was sind meine häufigsten Beschwerden, sprich welche „Schwachstelle“ zeigt sich mir immer wieder zuhause und/oder im Urlaub?
- Welche spagyrischen Heilmittel benötigte ich bisher häufig?
- Leide ich an einer chronischen Krankheit (z. B. Herzerkrankung oder langwierige Magen-Darm-Beschwerden, labile Abwehrkraft etc.)?
- Wohin geht die Reise? Große Klimaveränderung? Zeitverschiebung am Urlaubsort? Tropisches Land?

Die Antworten darauf weisen die Richtung, wie eine individuelle Haus- und Reiseapotheke zusammengestellt werden kann.

Es ist zu bedenken, dass fast alle Solunate Umstimmungsmittel sind, d. h., sie werden über einen längeren Zeitraum regelmäßig eingenommen, um die Selbstheilkraft des Körpers so weit zu aktivieren und zu stabilisieren, dass eine tiefgreifende Heilung, soweit diese möglich ist, stattgefunden hat. Nur wenige der Solunate sind Heilmittel für den akuten Notfall, doch sind es gerade die schnell wirkenden Mittel, die sich ein Patient im Urlaub oder am Wochenende, wenn nur der Notarzt erreichbar ist, als Hilfe wünscht. Dies bedeutet jedoch nicht, dass die Solunate für eine Haus- und Reiseapotheke ungeeignet sind. Wichtig, gerade für den Laien, ist es, zu wissen, was das einzelne Solunat bewirken kann und wie schnell eine Umstimmung erwartet werden darf. Ist dies verstanden, dann können Sie sich auch als medizinischer Laie vorbeugend behandeln und mit der erforderlichen Achtsamkeit Ihren Urlaub ohne frustrierende Krankheitstage genießen. Auch der so oft zu beobachtende „Einbruch“ am Wochenende kann gemeistert und überbrückt werden, bis montags therapeutische Hilfe wieder leicht zu erreichen ist.

Merke

Für Laien gilt auch hier die Grundregel: Wenn starke Beschwerden nicht innerhalb von 24 Stunden den gewünschten Verlauf nehmen, sprich sich in Richtung Erleichterung/Heilung lösen, ist medizinische Hilfe in Anspruch zu nehmen und die Grenze der Selbstbehandlung erreicht.

Wie kann es vermieden werden, ein medizinischer Notfall zu sein? Wie schon seit Jahrhunderten bekannt, gilt auch hier die Regel: „Vorbeugen ist besser als heilen.“ Wenn Sie einer naturheilkundlichen Behandlung den Vorzug geben, dann ist es sehr wichtig, die ersten Anzeichen einer körperlichen Dysbalance zu erkennen und **sofort** darauf zu reagieren. Dies hat nichts mit allzu großer Überempfindlichkeit oder Ängstlichkeit zu tun. Es ist der einfachen Grundregel geschuldet, dass der Beginn einer jeden Erkrankung schnell und einfach zu behandeln ist. Hat sich diese erst im Körper verankert und/oder haben sich die viralen oder bakteriellen Erreger deutlich vermehrt (wie z. B. bei allen Erkältungskrankheiten oder Infekten des Magen-Darm-Traktes), so ist meist schulmedizinische Behandlung erforderlich und manches Mal lebensrettend.

Solunate als Globuli Traditionell wurden spagyrische Heilmittel bisher als Tinkturen hergestellt. Die Solunate in Form von Globuli herzustellen, sollte zunächst der Nachfrage mehrerer Therapeuten Rechnung tragen, die eine nicht alkoholische Gabe der Solunate für Menschen im Alkoholentzug suchten.

Die bisherige Erfahrung mit Globuli zeigt, dass diese ebenso Wirkung zeigen wie die Solunate in Tropfenform. In meiner Praxis sind Globuli vor allem bei Patienten beliebt, die in Urlaub fliegen und sich scheuen, mehrere Fläschchen mit Flüssigkeit im Fluggepäck zu haben.

▶ **Tab. 15.1** Medikation zur Urlaubsvorbereitung.

Solunat	Dosierung	Begründung
Solunat Nr. 2	2-mal 10 Tr. morgens und mittags	körperliche Stabilisierung, leicht aktivierend
Solunat Nr. 17	1-mal 5 Tr. morgens	seelisch-geistige Stabilisierung, meist bei ausgeprägter Erschöpfung erforderlich
Solunat Nr. 14	2-mal 5–8 Tr. abends und zur Bettruhe	beruhigend und entkrampfend; insbesondere bei starker, vegetativer Anspannung dem Solunat Nr. 4 vorzuziehen

Merke
Die Dosierung der Globuli entspricht der Dosierung in Tropfenform, d. h. ein Globulus = ein Tropfen.

Der praktische Umgang mit dieser Haus- und Reiseapotheke Sie finden eine kurze Zusammenstellung aller in Frage kommenden Solunate und Anwendungsbeispiele für die häufigsten Beschwerdebilder zuhause am Wochenende oder im Urlaub sowie bewährte begleitende Tipps. Wählen Sie entsprechend Ihren persönlichen Bedürfnisse die für Sie in Frage kommenden Solunate aus.

Bei Interesse an einer ausführlicheren Erläuterung des Krankheitsbildes finden Sie einen Verweis auf die entsprechende Stelle in diesem Buch.

Dosierungsempfehlung für Kinder
Siehe hierzu den Abschnitt Altersabhängige Dosierungshinweise. (S. 52)

Allgemeine Hinweise für die Reiseapotheke Wenn am Urlaubsort ein Ihnen ungewohntes Klima zu erwarten ist und/oder die Zeit sich um mehr als 3 Stunden verschiebt, ist es sinnvoll, sich zuhause auf diese Umstellung vorzubereiten. Der Lohn hierfür wird eine schnellere Akklimatisierung am Urlaubsort und ein vom ersten Urlaubstag an gutes Allgemeinbefinden sein. Die folgenden Empfehlungen gelten auch für alle, die aus einem sehr stressigen Berufsalltag in den Urlaub gehen – eine zwar ersehnte Auszeit, aber auch ein starker Rhythmuswechsel, den der Körper oft mit Unwohlsein quittiert.

15.1 Urlaubsvorbereitung

Rhythmisierung bedeutet Stabilisierung (s. a. Kap. 11.2): Je nach persönlicher Belastung empfiehlt es sich, diese körperliche wie seelische Stabilisierung 2 bis 3 Wochen **vor** Urlaubsantritt als Kur (▶ **Tab. 15.1**) durchzuführen.

Jetlag (Dysrhythmie), diesem ausgeprägten Verlust der Körperrhythmik, kann mit dem im entsprechenden Abschnitt beschriebenen Einnahmemodus (S. 67) vorgebeugt werden, der ggf. auch als Behandlung Erfolg verspricht.

15.2 Schmerzen

15.2.1 Kopfschmerzen

Siehe auch Kap. 12.5.4.

Spannungskopfschmerz

Solunat Nr. 14 stündlich 5–10 Tropfen maximal 4 Gaben in Folge. Wählen Sie 5 Tropfen bei niedrigem oder normal hohem Blutdruck. Bei hohem Blutdruck ist eine höhere Dosierung mit 8–10 Tropfen pro Mittelgabe angezeigt.

Praxistipp
Bereiten Sie sich folgende „Anti-Schmerz-Salbe“ zu: Rühren Sie in 30 ml APM-Salbe (Bezugsquelle s. Kap. 19) mit einem Holzstäbchen 20 Tropfen Solunat Nr. 28 und 20 Tropfen Solunat Nr. 29 ein. Betupfen Sie beide Zeigefingerkuppen mit nur wenig Salbe und massieren Sie sanft Ihre Schläfen sowie den Nacken und den Schulterbereich damit. Die Salbe wirkt schmerzlindernd sowie entspannend und entkrampfend.

Migräne

Wie Spannungskopfschmerz plus „Heiße Sieben“: Hierfür nehmen Sie 10 Tbl. **Schüssler-Salz Nr. 7** und lösen diese in einer Tasse heißen Wassers und trinken dieses schluckweise über 10 bis 15 Minuten.

Kater

Solunat Nr. 8 2–3-mal 5 bis maximal 8 Tropfen innerhalb einer Stunde in etwas Wasser einnehmen plus die einfache Variante des Leberwickels (Kap. 16.10.4).

Bei starken Kopfschmerzen geben Sie zu den Gaben von Solunat Nr. 8 noch 5 bis maximal 8 Tropfen **Solunat Nr. 14.**

15.2.2 Bauchschmerzen

Siehe auch Kap. 13.12

Kolikartige Bauchschmerzen

Treten diese plötzlich und ohne vorher bekannte Magen-Darm-Erkrankung auf, geben Sie auf ein volles Glas lauwarmes Wasser (zirka 150 ml) 10 Tropfen **Solunat Nr. 19** plus 5 Tropfen **Solunat Nr. 4** und trinken Sie dieses über den Zeitraum von einer Stunde in kleinen Schlucken aus. Massieren Sie im Uhrzeigersinn 2–3 Tropfen reines ätherisches Lavendelöl in die Haut ein und legen Sie sich zusätzlich eine halb gefüllte Wärmflasche auf den Bauch. Die Schmerzen sollten nach einer Stunde deutlich abklingen. Ist dies nicht der Fall oder verstärkt sich der Schmerz durch die Wärmeauflage, ist ärztliche Abklärung unbedingt erforderlich.

Wenn bei Ihnen eine entzündliche Magen-Darm-Erkrankung bekannt ist, nehmen Sie statt Solunat Nr. 19, **Solunat Nr. 20**. Ansonsten gleiche Vorgehensweise.

„Unklares Bauchweh“

Bauchschmerzen ohne erkennbaren Grund haben ihre Ursache meist im seelischen Bereich. Sie treten häufig vor gefürchteten Herausforderungen (z. B. Flugreise) auf oder sind Ausdruck nicht verarbeiteter traumatischer Erfahrungen.

Nehmen Sie zunächst zur Stärkung des Selbstbewusstseins **Solunat Nr. 17** einmalig 1–3 Tropfen. Mischen Sie dann in ein volles Glas Wasser 8–10 Tropfen **Solunat Nr. 4** und trinken Sie dieses in kleinen Schlucken über den Zeitraum von einer Stunde. Es empfiehlt sich zusätzlich eine Bauchmassage mit **ätherischem Angelikawurzelöl.** Mischen Sie in 10 ml süßes Mandelöl (oder Olivenöl) 3 Tropfen Angelikawurzel und verteilen Sie ein paar Tropfen dieser Mischung auf Ihrer Handfläche. Massieren Sie sanft den ganzen Bauch im Uhrzeigersinn. Legen Sie sich zusätzlich eine Wärmflasche auf und ruhen Sie wenigstens eine halbe Stunde.

> **Cave**
> **Differenzialdiagnose: Blinddarm (S. 173)!**

15.2.3 Rückenschmerzen

Siehe auch Kap. 12.5 Schmerzbehandlung.

Hexenschuss

Solunat Nr. 14 stündlich 5 Tropfen (maximal vier Gaben) zur Entkrampfung der Muskulatur, zusätzlich mehrmals tägliche Einreibungen mit **Sportsalbe** (Bezugsquelle s. Kap. 19). Bewährt hat sich, falls die Beschwerden nach 3–4 Stunden mit oben genannten Mitteln nicht deutlich nachlassen, die zusätzliche Einnahme von **Hypericum C 30** 2-mal 5 Globuli im Abstand von 10 Minuten.

Fehlbelastung/Verspannung

Solunat Nr. 14 2–3-mal täglich 5 Tropfen, plus zur Nachtruhe **Solunat Nr. 4** 5–8 Tropfen, sowie 2-mal tägliche Einreibungen mit Sportsalbe.

Zerrungen/Prellungen

Solunat Nr. 14 2–3-mal täglich 5 Tropfen plus 2–3-mal tägliche Einreibungen mit **Traumeel Salbe.** Zusätzlich hat sich hier die tägliche Einnahme von **Arnica C 30** 5 Globuli über maximal drei Tage bewährt.

15.3 Erkältung/Grippaler Infekt

15.3.1 Mit Fieber

Es ist wichtig, dass Sie in Tagen des Wohlbefindens ein paar Mal Ihre Körpertemperatur sowohl morgens, unmittelbar vor dem Aufstehen, wie auch abends zwischen 17.00 und 19.00 Uhr messen. Nur so können Sie wissen, was Ihre „normale" Körpertemperatur ist. Diese kann von Mensch zu Mensch um mehr als ein volles Grad variieren. Erst mit dem Wissen um die eigene Basaltemperatur ist es für Sie im Erkrankungsfall möglich einzuschätzen, ob Sie erhöhte Temperatur oder hohes Fieber haben.

Bei Fieber, das mehr als ein volles Grad über Ihrer persönlichen Basaltemperatur liegt, ist Bettruhe bis zum Erreichen der normalen Körpertemperatur dringlich anzuraten!

Nehmen Sie bei leichtem Fieber **Solunat Nr. 7** 3–4-mal täglich 10 Tropfen, bei hohem Fieber empfiehlt sich Solunat Nr. 7 stündlich 8–10 Tropfen, maximal fünf Gaben. Danach sollte das Fieber langsam fallen. Gehen Sie dann auf 4-malige Gabe täglich zurück, bis das Fieber ganz abgeklungen ist.

Sollte das Fieber über zwei Tage nicht unter 39 Grad fallen, ist für Laien unbedingt ärztliche oder heilpraktische Hilfe hinzuzuziehen.

15.3.2 Ohne Fieber

Auch ohne Fieber wäre es bei einem grippalen Infekt ideal, die Alltagsaufgaben, soweit es möglich ist, zu reduzieren und für ein bis zwei Tage Ruhe einzuhalten. Leider scheint dies für viele Menschen heute nicht mehr machbar zu sein. Das Ergebnis ist eine längere Krankheitsphase mit einer hohen Wahrscheinlichkeit für einen Rückfall.

Grippale Infekte ohne Fieber behandeln Sie mit **Solunat Nr. 3** 3–4-mal täglich 10 Tropfen plus **Schüssler-Salz Nr. 3 D 12** 3–4-mal täglich 3 Tabletten lutschen.

Die folgenden Empfehlungen nehmen Sie **zusätzlich** zu **Solunat Nr. 7** oder **Solunat Nr. 3** ein.

15.3.3 Halsweh

Siehe auch Kap. 13.7.

Gurgeln Sie 2-mal täglich mit folgender Mischung: Geben Sie in ein halbes Glas lauwarmes Wasser 10 Tropfen Solunat Nr. 3 plus 2 Tropfen ätherisches Zitronenöl in Bioqualität (Firma Prima Vera, Farfalla, Tautropfen oder andere gute Hersteller ätherischer Öle).

Sind Ihre Mandeln stark geschwollen, empfiehlt sich zusätzlich die Einnahme von Solunat Nr. 9 3-mal 10 Tropfen pro Tag.

15.3.4 Schnupfen

Siehe auch Rhinitis (S. 139).

Bei Schnupfen mit reichlicher Sekretbildung nehmen Sie **Solunat Nr. 16** 2–3-mal täglich 5–8 Tropfen.

Bei sogenanntem Stockschnupfen, d. h. Schnupfen ohne Sekretbildung und/oder stark verstopfter Nase, nehmen Sie **Solunat Nr. 9** 2-mal täglich 10 Tropfen.

In beiden Fällen empfiehlt sich zusätzlich mehrmals täglich die äußerliche Einreibung des Nasenbereiches mit **CIL-Öl** (s. Kap. 16.1.2).

15.3.5 Stirn- und/oder Nebenhöhlenentzündung

Siehe auch Sinusitis (S. 139).

Nehmen Sie **Solunat Nr. 6** zusammen mit **Solunat Nr. 9** 2-mal täglich jeweils 10 Tropfen.

Auch hier ist die äußerliche Anwendung auf Stirn- und Nebenhöhlen mit CIL-Öl sehr empfehlenswert.

Cave

Falls Sie an einer Hauterkrankung wie Psoriasis, Neurodermitis oder Rosacea leiden, ist die Anwendung von Solunat Nr. 6 nicht empfehlenswert. Dieses Solunat leitet Toxine über die Haut aus und ist in diesem Falle nur nach Anweisungen Ihres Arztes oder Heilpraktikers zu empfehlen.

15.3.6 Husten

Siehe auch Kap. 13.1.

Sowohl bei trockenem Husten, d. h. ohne Schleimproduktion, wie auch bei reichlicher Sekretbildung ist die Anwendung von **Solunat Nr. 15** angezeigt. Nehmen Sie 3-mal täglich 10 Tropfen.

Wenn es zu nicht stillbaren Hustenattacken kommt, nehmen Sie zusätzlich untertags **Solunat Nr. 4** 2– 3-mal 3–4 Tropfen, nachts 5–6 Tropfen ein.

15.3.7 Ohrenschmerzen

Siehe auch Otitis media (S. 137).

Nehmen Sie **Solunat Nr. 9** 3–4-mal täglich 10–15 Tropfen und stellen Sie sich zur äußerlichen Anwendung eine Mischung aus **Solunat Nr. 28** und **Solunat Nr. 29** im Verhältnis 1 : 1 her. Diese Mischung ätherischer Öle tragen Sie auf den haarlosen Knochen hinter der Ohrmuschel (Mastoid) mehrmals täglich unverdünnt auf, ebenso in den äußeren Gehörgang.

15.4 Verdauungstrakt

15.4.1 Übelkeit/Erbrechen

Zunächst beantworten Sie sich die Frage, ob die Übelkeit/das Erbrechen durch Nervosität und dadurch bedingte Anspannung im Magen-Darm-Bereich ausgelöst wurde oder ob Sie etwas Unverträgliches gegessen haben.

Bei Nervosität und Anspannung nehmen Sie **Solunat Nr. 20** 3-mal 10 Tropfen zusammen mit **Solunat Nr. 4** 3-mal 3–5 Tropfen über den Tag verteilt ein.

Bei unverträglichem Essen nehmen Sie **zusätzlich Solunat Nr. 8** 3-mal 5–8 Tropfen über den Tag verteilt ein.

In beiden Fällen ist Schonkost so lange angesagt, bis Sie wieder normalen Appetit entwickelt haben. Dies sollte spätestens nach 2–3 Tagen der Fall sein.

15.4.2 Durchfall

Siehe auch Diarrhö (S. 176).

Nehmen Sie **Solunat Nr. 20** 3–4-mal 10 Tropfen pro Tag und zusätzlich 2-mal 2 Kapseln **Luvos Heilerde.** Trinken sie leichten, zehn Minuten gezogenen Schwarztee und essen Sie nichts Rohes oder schwer Verdauliches. Sollte der Durchfall nach drei Tagen nicht abgeklungen sein, ist Abklärung der Ursache vonseiten des Arztes einzuholen.

15.4.3 Verstopfung

Siehe auch Obstipation (S. 176).

Zunächst: Für viele Menschen ist es während der ersten zwei bis drei Tage im Urlaub völlig normal, keinen Stuhlgang zu haben. Körper und Seele stellen sich auf die noch unvertraute Umgebung und Ernährung ein. Doch spätestens dann, wenn ein unangenehmes Völlegefühl im Bauchbereich empfunden wird, ist „Anschub“ angezeigt.

Wenn Sie zu den Menschen gehören, die in unvertrauter Umgebung zunächst nichts hergeben und/oder wenn Sie auch in Ihrer häuslichen Umgebung immer wieder an Verstopfung leiden, ist **Solunat Nr. 19** 3-mal täglich 5–10 Tr. nach jeder Mahlzeit meist das Mittel der Wahl. Sollte dies nach zwei Tagen nicht zum gewünschten Erfolg führen, nehmen Sie zusätzlich **Solunat Nr. 14** 3-mal 5 Tropfen ein. Die entkrampfende Wirkung dieses Mittels in Kombination mit dem Bittermittel Solunat Nr. 19 hilft auch in hartnäckigen Fällen.

15.5 Herz- und Kreislaufbeschwerden

Erkrankungen des Herzens oder Kreislaufregulationsstörungen bedürfen einer therapeutischen Begleitung. Ist bei Ihnen abgeklärt, dass keine manifeste Erkrankung in diesem Organbereich besteht, und leiden Sie dennoch immer wieder an Unregelmäßigkeiten der Herzaktionen oder unter Kreislaufbeschwerden, versuchen Sie, mit folgenden Empfehlungen diese „Unpässlichkeiten“ zu meistern.

15.5.1 Herzrhythmusstörung/ Herzstolpern

Siehe auch Kap. 13.9.6.

Nehmen Sie regelmäßig morgens **Solunat Nr. 5** 5–8 Tropfen und zur Bettruhe **Solunat Nr. 4** 5–8 Tropfen ein. Die unregelmäßig empfundenen Herzaktionen sollten nach einer Woche deutlich abgeklungen sein. Ist dies der Fall, nehmen Sie die beiden Solunate noch weitere 4–6 Wochen kurmäßig zur Stabilisierung ein.

15.5.2 Hoher Blutdruck

Siehe auch Kap. 13.9.7.

Aufregungen im Alltag, Schreck oder Panik am Urlaubsort, Sie spüren einen unangenehmen Kopfdruck. Finden Sie jetzt eine Möglichkeit, Ihren Blutdruck zu messen. Wenn der erste Wert über 140 mmHg liegt und/oder der zweite Wert über 85, dann nehmen Sie **Solunat Nr. 14** 3-mal täglich 5–8 Tropfen ein. Als Dauermedikation möglich – aber nur mit therapeutischer Begleitung.

15.5.3 Niedriger Blutdruck

Siehe auch Kap. 13.9.8.

Ihnen ist schwindlig, es wird Ihnen sogar schwarz vor Augen: Nehmen Sie sofort 10 Tropfen **Solunat Nr. 2** auf die Zunge und speicheln Sie es vor dem Schlucken gut ein. Nehmen Sie dieses Solunat weiter regelmäßig morgens und mittags mit jeweils 10 Tropfen ein, wenn der erste Blutdruckwert unter 110 mmHg und der zweite Wert unter 65 mmHg liegen. Dauermedikation möglich, aber nur mit therapeutischer Begleitung.

15.5.4 Erschöpfung nach körperlicher Überanstrengung

15.6 Schlafstörungen

15.6.1 Einschlafstörung

Siehe auch Kap. 12.4.

Bei nervlicher Anspannung empfiehlt sich nach dem Abendessen **Solunat Nr. 14** 1-mal 5–10 Tropfen zur Entspannung und **Solunat Nr. 4** 1-mal 5–8 Tropfen vor der Bettruhe. Zusätzlich können Sie noch die „Heiße 7“ in kleinen Schlucken vor dem Schlafengehen trinken. Hierzu lösen Sie 10 Tbl. **Schüssler Salz Nr. 7 D 12** in einer Tasse heißem Wasser oder Tee auf.

15.6.2 Durchschlafstörung

Siehe auch Kap. 12.4.

Sie wachen meist zwischen 24.00 Uhr und 3.00 Uhr morgens auf und liegen über Stunden wach? Nehmen Sie vor der Bettruhe **Solunat Nr. 14** 1-mal 5–8 Tropfen und zusätzlich **Solunat Nr. 8** 1-mal 5–8 Tropfen.

Sie wachen meist gegen 4.00 Uhr morgens auf und schlafen dann kurz vor dem Weckerläuten wieder ein? Nehmen Sie ebenfalls vor der Bettruhe **Solunat Nr. 14** 1-mal 5–8 Tropfen plus **Solunat Nr. 15** 1-mal 5–10 Tropfen.

15.7 Blasenentzündung

Siehe auch Kap. 13.10.

Hier ist Bettruhe dringlichst angezeigt! Wenn es Ihnen gelingt, die Blasenentzündung durch Bettwärme über drei bis vier Tage auszukurieren, haben Sie gute Chancen, keinen Rückfall mehr zu erleiden.

Nehmen Sie (wie unter Fieber angegeben) **Solunat Nr. 7** 3–4-mal täglich 10 Tropfen plus **Solunat Nr. 16** 2-mal täglich 5–10 Tropfen.

▶ **Tab. 15.2** Medikation bei Erschöpfung nach körperlicher Überanstrengung.

Solunat	Dosierung	Begründung
Solunat Nr. 2	2-mal 10 Tr. morgens und mittags	Aufbau der körperlichen Energie
Solunat Nr. 16	2-mal 5–8 Tr. morgens und mittags	Kräftigung des Nierenstoffwechsels (vgl. TCM: „In der Niere sitzt die Lebenskraft“)

Tragen Sie zusätzlich die **Kupfersalbe rot** (Firma Wala) oberhalb des Schambeins mehrmals täglich dünn auf und trinken Sie reichlich heißes Wasser und Kräutertees.

15.8 Menstruationsbeschwerden

Siehe auch Kap. 13.5.

15.8.1 Heftige Schmerzen

Nehmen Sie im stündlichen Wechsel **Solunat Nr. 14** und **Solunat Nr. 4** jeweils 5 Tropfen, maximal von jedem Mittel 3 Gaben. Reiben Sie zusätzlich den gesamten Bauchbereich mit etwas Kupfersalbe rot (Firma Wala) ein.

Danach sollten die Schmerzen deutlich nachgelassen haben – wenn nicht, therapeutische Hilfe in Anspruch nehmen.

15.8.2 Sehr starke Blutung

Bei heftiger und ungewöhnlich starker Menstruation ist der sofortige Einsatz von **Solunat Nr. 21** als Stoßtherapie angezeigt: Geben Sie in ein Glas Wasser 20–30 Tropfen und trinken Sie dieses schluckweise über den Zeitraum einer halben Stunde. Nach 1–2 Stunden sollte die Blutung deutlich weniger geworden sein. Sie können über die nächsten 2–3 Tage Solunat Nr. 21 mit 2-mal 10 Tropfen täglich weiter einnehmen.

Falls die Blutung auf Solunat Nr. 21 nicht reagiert, ist die Ursache hierfür vonseiten der Gynäkologie abzuklären.

15.9 Haut

Siehe auch Herpes simplex (S. 144) (Lippenherpes).

15.9.1 Entzündung nach Insektenstich

Solunat Nr. 3 2-mal 10–15 Tropfen morgens und abends zur Stärkung der Abwehrkraft

Wasserstoffperoxid-Lösung 3 %ig mehrmals täglich auftragen. Hat eine sehr umfassende, desinfizierende Wirkung und bringt Hautaffektionen schneller zum Abheilen.

15.9.2 Unspezifische Hautentzündungen

Äußerlich: Wasserstoffperoxid-Lösung 3 %ig auf offene Hautstellen auftupfen. Bei Trockenexanthemen oder anderen unspezifischen, aber geschlossenen Hautirritationen hat sich die Behandlung mit Calendula Körperöl von Lunasol 2-mal täglich bewährt.

15.10 Nervensache

Hier finden Sie Empfehlungen bei nervalen Anspannungssymptomen.

15.10.1 Erschöpfungstief

Zu viel Arbeit vor Urlaub oder Wochenende, die Anspannung fällt ab, und es kommt zu anhaltender, tiefer Erschöpfung. Auch häufiges Grübeln und Nachdenken, das zu immer unerfreulicheren Gedankenmustern führt und das oft einer tiefgreifenden Erschöpfung vorausgeht, spricht gut auf folgende Kur (▶ **Tab. 15.4**) an.

▶ **Tab. 15.3** Medikation bei unspezifischen Hautentzündungen.

Solunat	Dosierung	Begründung
Solunat Nr. 6	2-mal 5–8 Tr. morgens und abends	reinigt tiefgreifend alle Hautschichten
Solunat Nr. 9	2-mal 10 Tr. morgens und abends	leitet über die Lymphe Stoffwechseltoxine der Haut aus
Solunat Nr. 16	2-mal 5 Tr. morgens und abends	Eine sanfte Anregung des Nierenstoffwechsels entlastet die Haut.

▶ **Tab. 15.4** Medikation bei Erschöpfungstief.

Solunat	Dosierung	Begründung
Solunat Nr. 2	2-mal 5 Tr.	geringere Dosierung bei seelischer Ursache bringt schnelleren und tieferen Erfolg
Solunat Nr. 17	2-mal 3 Tr. morgens und mittags	kräftigt das Selbstbewusstsein
Solunat Nr. 8	1-mal 8 Tr. abends	zur Unterstützung des Leberstoffwechsels; Muss nur dann eingenommen werden, wenn zusätzlich Zeichen depressiver Verstimmung mit auftreten

Es empfiehlt sich, diese Solunate konsequent über 6–8 Wochen einzunehmen.

15.10.2 Reisefieber/Flugangst

Wenn Ihnen bekannt ist, dass Sie zu oben genannten Anspannungen neigen, empfiehlt sich, eine Woche vor Reiseantritt **Solunat Nr. 17** 2-mal 3–5 Tr. morgens und mittags einzunehmen, zur allgemeinen Anhebung Ihres Selbstbewusstseins. Am Reisetag nehmen Sie stündlich **Solunat Nr. 14** jeweils 5 Tropfen (maximal 5 Gaben) so lange ein, bis Sie eine deutliche Entspannung sowohl auf körperlicher als auch auf seelisch-geistiger Ebene wahrnehmen. Es ist durchaus möglich, dass Sie von Solunat Nr. 14 nur eine oder zwei Gaben benötigen, um sich entspannt auf die Reise zu begeben. In diesem Fall sind weitere Gaben von Solunat 14 nicht erforderlich.

15.10.3 Weitere mögliche Indikationen

- Sonnenbrand/Sonnenstich/Hitzeerschöpfung (Hitzschlag)
- Sonnenallergie
- „Mallorca-Akne“

Hier eignen sich die Solunate nicht so gut zur Behandlung, sodass ich sie hier auch **nicht** empfehlen möchte.

16 Zusatztherapien und Hilfsmittel

16.1 Aromatherapie

16.1.1 Bronchienöl für Kinder

Kinder haben meist noch eine sehr empfindsame Geruchswahrnehmung. Sie bevorzugen feinere Duftmischungen und sind damit kooperativer bei der Therapie. Die folgende Mischung ätherischer Öle hat sich bei Husten und Bronchitis in meiner Praxis seit Jahren bewährt.

Auf 20 Milliliter süßes Mandelöl:

- 2 Tropfen Ysop
- 2 Tropfen Sandelholz
- 4 Tropfen Douglasie
- 4 Tropfen Lavendel extra

16.1.2 CIL-Öl

Die folgende ätherische Ölmischung erhielt ich von Susanne Fischer-Rizzi im Rahmen eines Aromatherapie-Seminars. CIL (Cistrose, Immortelle, Lavendel) begleitet meine Arbeit seit über 20 Jahren und ich bin noch immer dankbar für diese Rezeptur.

Auf 10 Milliliter süßes Mandelöl:

- 2 Tropfen Cistrose
- 4 Tropfen Immortelle
- 6 Tropfen Lavendel fein

Die ätherischen Öle werden mit dem fetten Öl verschüttelt und vor dem Schlafengehen auf die betreffenden Körperpartien aufgetragen. Bei akuten Erkrankungen kann die Anwendung auch untertags mehrmals erfolgen. Für Kinder ist die halbe Dosis ätherischer Öle zu empfehlen.

CIL reinigt die Lymphe, wirkt antientzündlich, vor allem im Bereich der oberen Luftwege, und bringt alte Ablagerungen in Stirn- und Nebenhöhlen zur Ausscheidung. Werden die genannten ätherischen Öle unverdünnt zu gleichen Teilen gemischt, ist diese Anwendungsform eine bewährte Notfallmischung bei Verletzungen aller Art [34].

16.1.3 „Wadl-Öl“

„Wadl-Öl“ empfehle ich vor allem Frauen, die zu Krampfadern und Besenreisern neigen. Diese Ölmischung hilft, die Beine zu entstauen und regt die Durchblutung an.

Auf 100 Milliliter süßes Mandelöl:

- 20 Tropfen Rosmarinöl
- 20 Tropfen Zypressenöl
- 20 Tropfen Zitronenöl

Die Öle sind gut zu verschütteln und dann morgens und abends dünn aufzutragen.

16.1.4 „Schutzöl“

„Schutzöl“ empfehle ich Patienten, die sehr sensibel auf Umwelteinflüsse reagieren oder sich häufig in psychisch belastenden Situationen befinden. Das Schutzöl vermittelt das Gefühl, sich besser abgrenzen zu können und die eigenen Bedürfnisse schneller zu erkennen und entsprechend zu handeln.

Auf 10 Milliliter Jojobaöl:

- 5 Tropfen Neroli
- 5 Tropfen Crab Appel aus der Bachblütenserie

Verschütteln Sie die Öle gut und tragen Sie die Mischung nach Bedarf dünn auf den Solarplexus auf.

16.1.5 „Duftende Einschlafhilfe“

Geben Sie in eine Duftlampe folgende ätherische Öle (▶ **Abb. 16.1**) und beduften Sie damit das Schlafzimmer vor dem Zubettgehen für etwa eine ½ Stunde:

- 2 Tropfen Sandelholz
- 2 Tropfen Neroli
- 4 Tropfen Lavendel fein

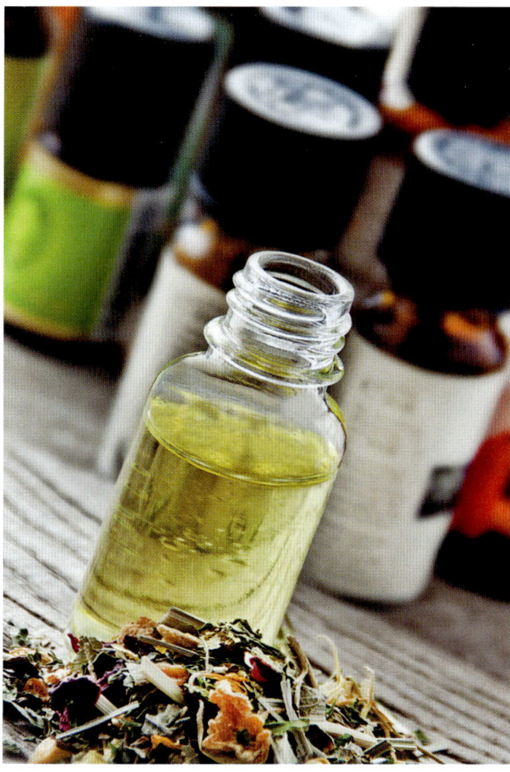

▶ **Abb. 16.1** „Duftende Einschlafhilfe". (© PhotoSG – stock.adobe.com)

16.1.6 Fußbad „Gute Nacht"

In eine Fußbadewanne geben Sie, in einer halben Tasse Milch als Emulgator gelöst, folgende ätherische Ölmischung:

- 4 Tropfen Muskatellersalbei
- 4 Tropfen Majoran
- 4 Tropfen Bergamotte

Baden Sie darin Ihre Füße etwa 10–15 Minuten und gehen Sie im Anschluss sofort zu Bett. (▶ Abb. 16.2)

16.1.7 Oliven-Lavendelöl-Mischung

Eine 20-Milliliter-Flasche wird mit Olivenöl (1. Kaltpressung) gefüllt und mit 20 Tropfen Lavendel fein oder Lavendel extra (von Primavera) verschüttelt. Bei Mittelohr- oder Gehörgangentzündung werden in jedes Ohr 1–2 Tropfen der Mischung geträufelt und zudem auf dem Mastoid etwas Öl verrieben. Wenden Sie diese Mixtur 2–3-mal täglich an.

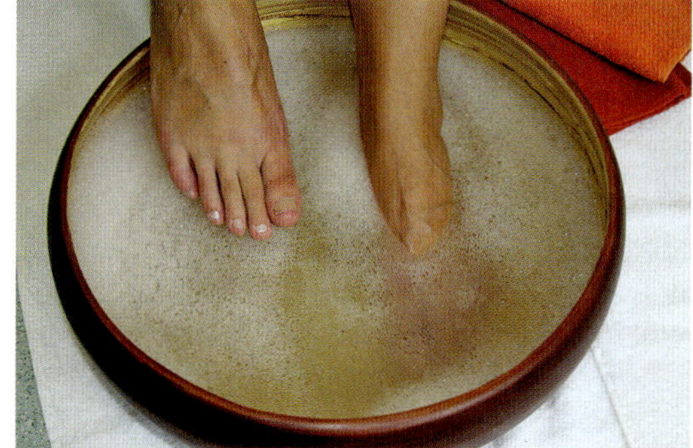

▶ **Abb. 16.2** Fußbad „Gute Nacht". (Thieme Gruppe)

16.2 Augenbad

Verwenden Sie für das Augenbad physiologische Kochsalzlösung aus der Apotheke. Geben Sie in eine Augenbadewanne 1–2 Tropfen Solunat Nr. 12 (Ophthalmik). Die Augenbadewanne wird leicht gegen das geöffnete Auge gedrückt, das Lid ist dabei langsam zu öffnen und zu schließen. Die Dauer des Augenbads beträgt 2–5 Minuten.

Bei entzündeten Augen empfiehlt es sich, das Augenbad für jedes Auge neu anzusetzen.

Augenbäder sollten über einen längeren Zeitraum durchgeführt werden (2–3 Monate). Sie verbessern die Sehkraft und die Augen sind widerstandsfähiger gegen Konjunktivitis.

16.3 Augenkompresse

Geben Sie in eine halbe Tasse abgekochtes und wieder abgekühltes Wasser 5 Tropfen Solunat Nr. 12 (Ophthalmik), weichen Sie 2 Wattepads darin ein, pressen Sie diese leicht aus und legen Sie sie für 15–30 Minuten auf die geschlossenen Augen.

Diese Behandlung ist vor allem bei Konjunktivitis und computermüden Augen angezeigt.

16.4 Mittel aus der ayurvedischen Heilkunde

16.4.1 Lassi

Lassi ist ein wertvolles ayurvedisches Heilgetränk. Es wird am besten nach dem Mittagessen getrunken.

Lassi hat viele Vorzüge:

- Es ist leicht verdaulich und hilft gegen Stuhlträgheit.
- Es fördert eine gesunde Darmflora, ist besonders wichtig bei Pilz- und Hauterkrankungen sowie bei schwachem Immunsystem und Allergien.
- Es versorgt den Körper mit Eiweiß, Kalzium und B-Vitaminen.

Zubereitung

Für eine Person nehmen Sie 2 Esslöffel frischen Naturjoghurt (ohne Konservierungsstoffe). Dieser wird mit stillem Mineralwasser oder gutem Leitungswasser auf die 4–6-fache Menge verdünnt. Dabei werden Wasser und Joghurt mit einem Schneebesen oder Mixer so lange verschlagen, bis alle Klümpchen verschwunden sind und das Getränk leicht schaumig ist. Lassi kann nach Belieben mit Honig oder Ahornsirup gesüßt oder mit Steinsalz gesalzen werden. Süßem Lassi geben Sie eine Prise Zimt bei, gesalzenem Lassi eine Prise Kreuzkümmel.

Bitte beachten Sie:

- Der Joghurt soll frisch und so fest sein, dass er sich wie „gestöckelte“ Milch mit einem Löffel abstechen lässt.
- Guter Naturjoghurt schmeckt leicht süß und nur ganz wenig säuerlich.
- Joghurt, auf den sich Milchwasser abgesetzt hat, ist für die Herstellung von Lassi nicht mehr geeignet.
- Lassi sollte nicht zu kalt getrunken werden, sondern am besten bei Zimmertemperatur.

16.4.2 Ghee

Butterfett gilt in der ayurvedischen Küche als Lebenselixier und Verjüngungsmittel. Es ist leichter verdaulich als Butter und andere Fette. Richtig zubereitet stärkt es die Verdauungsorgane, macht Speisen bekömmlicher und intensiviert ihren Geschmack. Es bewahrt deren Vitamin- und Vitalstoffgehalt. Ghee senkt zudem den Cholesterinspiegel und ist darüber hinaus ein ideales Transportmedium für fettlösliche Vitamine, Mineralstoffe und Spurenelemente. Es ist das einzige Fett, das auch bei stärkerem Erhitzen keine freien Radikale (zellwandschädigende Stoffe) bildet. Daher eignet es sich besonders für das Anbraten von Fleisch, Zwiebeln und Kartoffelgerichten.

Gutes Ghee herzustellen ist einfach, erfordert aber Zeit und Aufmerksamkeit. Da es lange haltbar ist (2 Jahre und mehr), kann ein großzügiger Vorrat anlegt werden. Wenn Sie Ghee zum ersten Mal herstellen, empfiehlt es sich, mit einer kleinen Menge zu beginnen.

Zubereitung

- Bringen Sie 500 Gramm ungefärbte (wichtig) Butter in Stücken in einem Topf bei mittlerer Hitze zum Sieden. Sobald sich Schaum auf der Oberfläche bildet, ist auf die kleinste Wärmestufe zurückzuschalten. Das Ganze sollte nun ohne Deckel weiter sieden. Rühren Sie während des gesamten Kochvorgangs das Ghee nicht um.
- Nach etwa 45 Minuten hat sich das in der Butter enthaltene Eiweiß zum Großteil am Topfboden abgesetzt, ein kleinerer Anteil schwimmt, wie eine Haut, auf dem geklärten Butterfett auf. Diese Haut wird vorsichtig abgeschöpft und das geronnene Eiweiß auf dem Topfboden aufmerksam beobachtet. Sobald es die Farbe von Milchkaramell annimmt, muss das Ghee sofort vom Herd genommen werden, da es sehr schnell anbrennt. Das fertige Ghee sollte goldgelb sein und nussig-aromatisch duften. Angebranntes Ghee muss entsorgt werden.
- Für 500 Gramm Butter liegt die Kochzeit je nach Herd zwischen 30 und 60 Minuten, für 2 Kilogramm Butter werden etwa 2 Stunden und mehr benötigt. Je kleiner die Hitze bei der Herstellung ist, desto hochwertiger ist das Resultat.
- Wenn das Ghee fertig ist, wird es durch ein feines Haarsieb oder Leintuch in Einweckgläser mit Schraubverschluss gegossen. Es soll unbedeckt auskühlen und dann fest verschlossen werden. Ghee soll kühl, aber nicht im Kühl-

schrank gelagert werden. Für den täglichen Gebrauch ist es hygienischer, wenn Sie eine kleine Menge Ghee in ein verschließbares Töpfchen oder Glas abfüllen.

16.5 Bachblütentherapie

Wasserglasmethode mit Rescue Remedy: Geben Sie in ein Glas Wasser 4 Tropfen Rescue Remedy. In Notfällen, wie Asthmaanfall, Schock, Verletzungen körperlicher wie seelischer Art, wird davon schluckweise alle 5–10 Minuten getrunken.

16.6 Obstessigbad

Das Obstessigbad ist ein Überwärmungsbad und sollte nicht bei herzkranken oder kreislaufschwachen Patienten eingesetzt werden. Wird es bei den ersten Erkältungszeichen verwendet, können diese am nächsten Tag weitgehend verschwunden sein – oder aber es kommt zu einem kurzen Fieberschub und der Verlauf des grippalen Infekts verkürzt sich deutlich.

16.6.1 Anwendung

- Während Sie die Badewanne mit warmem Wasser füllen, und zwar so warmem, dass Sie gerade noch hineinsteigen können, bereiten Sie schon das Bett vor. Legen Sie ein großes Frotteetuch auf das Bettlaken, stellen Sie sich eine Warmhaltekanne mit heißem Holundersaft, verdünnt in Wasser, oder einem Tee nach Ihrem Geschmack bereit.
- Wenn das Vollbad eingelaufen ist, fügen Sie dem Wasser eine **ganze** Flasche guten Obstessig zu, idealerweise Apfelessig. Halten Sie eine Uhr bereit, die Badedauer sollte 12 Minuten keinesfalls übersteigen. Legen Sie sich dann in die volle Wanne, sodass möglichst nur das Gesicht herausschaut. Wenn Ihnen das Bad unangenehm wird, können Sie es selbstverständlich auch früher verlassen.
- Nach 10–12 Minuten ziehen Sie zuerst den Stöpsel der Badewanne und lassen das Wasser auf Hüfthöhe ablaufen. Diese Vorgehensweise schont den Kreislauf. Erst dann stehen Sie auf, trocknen sich leicht ab, ziehen einen Frotteebademantel an und legen sich für mindestens 2 Stunden ins Bett zum Nachschwitzen.

16.7 Reibesitzbad

Das Reibesitzbad hat eine stark reinigende und ausgleichende Wirkung auf den gesamten Körper, insbesondere auf den Unterleib.

Das Reibesitzbad ist kein Bad, es soll dabei auch nicht gerieben werden, wie vielleicht der Name verlangt – es handelt sich um eine Kaltwasserwaschung. Daher ist es wichtig, dass der Körper des Patienten gut durchwärmt ist. Dies kann mit einem warmen Fußbad, einer Tasse heißem Tee oder durch Bewegung unterstützt werden.

16.7.1 Anwendung

- Der Patient sitzt auf einem Bidet. Ist dieses nicht vorhanden, gibt es in jedem Sanitärgeschäft einen Bidetaufsatz aus Plastik für die Toilette zu kaufen. Das Bidet wird mit kaltem Wasser, und zwar so kaltem, wie es aus der Leitung kommt, so weit angefüllt, dass der Körper nicht im Wasser sitzt.
- Frauen tauchen nun ein Gästehandtuch in das Wasser ein und beginnen die Waschung vom Damm her, über die äußeren Schamlippen vor zur Klitoris und tauchen das Tuch wieder ein. Der Kreislauf beginnt erneut, unter Auslassung des Analbereichs.
- Männer halten mit einer Hand die Vorhaut über der Eichel zusammen. Sie waschen sich, ebenfalls mit einem Gästehandtuch, mit der anderen Hand vom Damm her beginnend über den Hoden und die Rückseite des Penis. Dann wird das Tuch wieder in das kalte Wasser eingetaucht und der Kreislauf beginnt erneut.
  Männer, die beschnitten sind, dürfen die Waschung in dieser Form nicht ausführen. Bei ihnen ist eine sanft kreisende Waschung der Steißbeinregion möglich.

- Die Dauer eines Reibesitzbads beträgt mindestens 8 Minuten, maximal 15 Minuten. Es sollte 1-mal wöchentlich, möglichst immer am gleichen Tag, angewandt werden. Das Reibesitzbad ist wenigstens über 6 Monate durchzuführen.
- Nach der Anwendung wird mindestens 1 Stunde Bettruhe eingehalten, ohne Lesen, Fernsehen oder sonstige Ablenkungen. Es hat sich für die meisten meiner Patienten bewährt, das Reibesitzbad vor dem Schlafengehen zu machen.

Bei Entzündungen im Genitalbereich wird das Reibesitzbad nicht durchgeführt.

16.8 Salzwasserspülung der Nase

Dies ist eine Reinigungsübung aus dem Yoga mit dem Namen Jala Neti. Besorgen Sie sich in der Apotheke ein Nasenspülkännchen. Auf ½ Liter Wasser, das Körpertemperatur haben soll, geben Sie 1 Teelöffel Meersalz, Himalaya-Salz oder bergmännisch abgebautes Steinsalz. Bitte verwenden Sie kein gewöhnliches Kochsalz – dieses ist zu scharf und reizt die Schleimhäute.

- Füllen Sie das Nasenkännchen mit dem vorbereiteten Wasser. Stellen Sie sich breitbeinig vor ein Handwaschbecken, das Körpergewicht ist gleichmäßig auf beide Füße verteilt. Beugen Sie sich nach vorn und drehen Sie den Kopf zur Seite. Atmen Sie zunächst tief in den Bauch ein und aus und entspannen Sie sich.
- Jetzt führen Sie die Tülle des Nasenkännchens vorsichtig in das Nasenloch ein, das zur Decke zeigt. Ab jetzt atmen Sie nur noch durch den leicht geöffneten Mund. Wenn die Nase nicht verstopft ist, beginnt das Wasser fast augenblicklich, aus dem nach unten zeigenden Nasenloch zu fließen. Wenn die Nasenschleimhäute angeschwollen sind, dauert dies eine Weile. Bleiben Sie so entspannt wie möglich und atmen Sie durch den Mund weiterhin langsam ein und aus. Die Schleimhäute benötigen etwas Zeit, um abzuschwellen, aber das Wasser wird nach einer Weile fließen. Dieser Vorgang wird unterstützt, wenn Sie das Körpergewicht ein wenig auf den Fuß verlagern, auf dessen Seite das Wasser aus der Nase herauslaufen soll.
- Wenn das Nasenkännchen zur Hälfte geleert ist, entfernen Sie die Tülle aus dem Nasenloch, drehen den Kopf zur Mitte und lassen das restliche Wasser ablaufen. Entfernen Sie vorhandenen Schleim durch sanftes Ausschnaufen. Beugen Sie dann den Kopf zur anderen Seite und wiederholen Sie den gleichen Vorgang. Jetzt müssen die Nasenwege getrocknet werden. Dies ist sehr wichtig und steht meines Wissens nicht in den dem Nasenkännchen beigelegten Beschreibungen.
- Das Trocknen der Nase: Beugen Sie sich leicht über das Handwaschbecken. Schließen Sie das rechte Nasenloch mit dem rechten Daumen und atmen Sie 5–10-mal in schneller Folge durch das linke Nasenloch aus. Dabei liegt die Betonung auf einem kurzen kräftigen Ausatmen. Wiederholen Sie den gleichen Vorgang zur anderen Seite und beenden Sie die Nasentrocknung, indem Sie durch beide Nasenlöcher ein paar Mal kurz und kräftig ausatmen.
- Beenden Sie die Übung, indem Sie etwas Olivenöl mit dem kleinen Finger in den unteren Nasenraum einreiben. Das Einölen beugt einem Austrocknen der Nasenschleimhäute vor.

Diese Übung kann täglich bis zu 2-mal durchgeführt werden und sollte so selbstverständlich werden wie Zähneputzen. Dadurch wird häufigem Schnupfen vorgebeugt. Die Nasenspülung bringt insbesondere in Zeiten der Pollenallergie große Erleichterung. Es bedarf hier anfangs der Geduld abzuwarten, bis die geschwollenen Nasenschleimhäute das Wasser fließen lassen [27].

16.9 Schüßler-Salze – Die „Heiße Sieben“

Geben Sie 10 Tabletten des Schüßler-Salzes Nr. 7 Magnesium phosphoricum D 12 in eine Tasse heißes Wasser. Wenn die Tabletten gelöst sind, ist das Ganze warm schluckweise zu trinken.

Die „Heiße Sieben“ wirkt sehr gut bei allen krampfartigen Schmerzzuständen.

16.10 Wickel

16.10.1 Gallewickel

Bei Gallenkolik und bei „stummen" Gallensteinen haben sich heiße Wickel zur Schmerzdämpfung und/oder zur Anregung des Gallestoffwechsels bewährt, jedoch nur, wenn der Patient die Wärme als angenehm empfindet.

Die Anwendungsweise ist wie bei „Leberwickel" (Kap. 16.10.5). Auch hier intensivieren Sie die Wirkung durch ätherische Öle.

16.10.2 Gallewickel mit ätherischen Ölen

Verwenden Sie beim Gallewickel folgende ätherische Öle:

- bei Gallenkolik: Kamille, Melisse, Schafgarbe
- bei „stummen" Gallensteine: Kamille, Minze, Rosmarin

16.10.3 „Kalte Socke"

Sie benötigen dazu ein paar Baumwollsocken und ein paar Wollsocken. Die Baumwollsocken werden mit kaltem Wasser befeuchtet, gut ausgewrungen und angezogen, dann werden die Wollsocken darübergestreift.

Die intensivste Wirkung wird erreicht, wenn Sie, bevor Sie die Socken anziehen, eine heiße Wärmflasche an das Fußende des Bettes gelegt haben, sodass dieser Bereich schön vorgewärmt ist.

Die intensive Durchblutung der Füße bewirkt ein angenehmes Entspannungsgefühl und eine wohltuende Gedankenleere.

16.10.4 Leberwickel – einfache Variante

Ein Gästehandtuch wird mit heißem Wasser übergossen, ausgewrungen und so warm wie möglich auf den rechten Oberbauch appliziert. Darüber legen Sie eine nur halb gefüllte Wärmflasche und ein trockenes Frotteehandtuch. Der Leberwickel sollte wenigstens 20 Minuten, besser eine Stunde aufliegen.

Sie intensivieren die Wirkung des Leberwickels, indem Sie dem heißen Wasser ätherische Öle beimischen (Kap. 16.10.5). Lassen Sie den Patienten an den vorgeschlagenen Ölen riechen. Der Duft, der ihm am meisten zusagt, weist auf das für ihn wirkungsvollste Öl hin.

16.10.5 Leberwickel mit ätherischen Ölen

Verwenden Sie beim Leberwickel folgende ätherische Öle:

- bei vergrößerter Leber: Melisse, Minze, Rosmarin
- bei entzündeter Leber: Rosmarin, Karottensamen, Lavendel
- bei schwachem Leberstoffwechsel: Immortelle, Melisse, Minze

Rühren Sie 3–5 Tropfen des gewählten Öls in etwas Milch, Sahne oder einen Emulgator auf Lezithinbasis ein und mischen Sie dies mit ¼ Liter heißem Wasser. In das tauchen Sie nun das Gästehandtuch ein. Die weitere Vorgehensweise ist die gleiche wie für den „einfachen Leberwickel" (Kap. 16.10.4).

16.10.6 Quarkwickel

Sie benötigen, je nach Größe der zu behandelnden Körperfläche, zwischen 250 und 1000 Gramm zimmerwarmen Quark. Streichen Sie den Quark ½ Zentimeter dick auf ein doppelt gelegtes Küchenpapier und bedecken Sie ihn mit Küchenpapier. So lässt sich der Wickel nach der Anwendung leichter entsorgen. Decken Sie den Wickel zuerst mit einem dünnen Küchenhandtuch ab und legen Sie darüber ein warmes Frotteehandtuch. Der Quarkwickel sollte für mindestens 30 Minuten, besser eine ganze Stunde, aufgelegt werden.

Quarkwickel haben eine stark antientzündliche und schleimausleitende Wirkung auf den behandelten Bereich.

16.10.7 Unterschenkelguss

Der Patient setzt sich auf den Rand der Badewanne, beide Beine sind in der Wanne. Der Duschkopf wird zuerst im Abstand von etwa 10 Zentimetern gegen das rechte Knie gehalten und der Unterschenkel mit kühlem, nicht kaltem Wasser für

1 Minute abgespült. Dabei wird der Duschkopf ruhig, immer auf Höhe des Knies, gehalten – fahren Sie ihn **nicht** am Bein hin und her. Dann wird der Duschkopf am gleichen Bein, mit gleichem Abstand, gegen die Kniekehle gehalten. Danach verfährt der Patient in gleicher Weise mit dem anderen Bein. Zuletzt werden beide Beine leicht trocken getupft, jedoch nicht gänzlich trocken gerieben. Die Haut soll sich noch feucht anfühlen.

Auch hier erzielen Sie den schnellsten und intensivsten therapeutischen Einschlafeffekt, wenn der untere Bereich des Bettes mit einer heißen Wärmflasche vorgewärmt wurde.

16.10.8 Wadenwickel bei Fieber

Es ist sehr wichtig, mit den Wadenwickeln bei Fieber erst zu beginnen, wenn der Patient nicht mehr in der Phase des Fröstelns oder des Schüttelfrosts ist. Erst wenn die Bettdecke weggezogen wird oder kühle Stellen auf dem Kopfkissen gesucht werden, ist der rechte Zeitpunkt, mit Wadenwickeln das Fieber um **maximal** ein ganzes Grad abzusenken. Abruptes Absenken der Körpertemperatur um mehr als ein Grad ist für den Kreislauf sehr belastend.

Sie benötigen für den Wickel 2 Handtücher pro Bein, bei kleinen Kindern genügen Gästehandtücher. Die beiden Handtücher, die direkt auf die Unterschenkel appliziert werden, tauchen Sie in etwa 2–3 Liter lauwarmes Wasser, dem Sie 1 Esslöffel Obstessig beigefügt haben. Feuchten Sie nun die Handtücher gut, aber nicht tropfend an, und wickeln Sie sie um die Unterschenkel. Darüber wird ein trockenes Frotteehandtuch geschlungen. Die feuchten Tücher werden alle 5 Minuten erneut in das kühle Wasser getaucht und aufgelegt. Nach ungefähr einer halben Stunde sollte die Körpertemperatur kontrolliert werden. Wenn sich die Temperatur schon abgesenkt hat, ein Grad Fieberreduktion aber noch nicht erreicht wurde, ist mit den Wickeln fortzufahren, allerdings nur maximal eine Stunde lang.

16.10.9 Wechseldusche nach Pfarrer Kneipp

Empfehlen Sie Ihrem Patienten, zunächst ausgiebig warm zu duschen. Anschließend stellt der Anfänger die Duschtemperatur auf lauwarm bis kühl, Fortgeschrittene können gleich zu kalt übergehen.

Die Reihenfolge des Kaltabduschens ist: äußeres rechtes Bein, inneres rechtes Bein, äußeres linkes Bein, inneres linkes Bein, dann äußerer rechter Arm, innerer rechter Arm, äußerer linker Arm und innerer linker Arm. Anfänger können jetzt abschließen. Die mutigen Fortgeschrittenen brausen kurz über Brust und Bauch, Nacken und Gesicht. Danach sollte man sich kräftig abtrocknen und kann so in den neuen Tag starten.

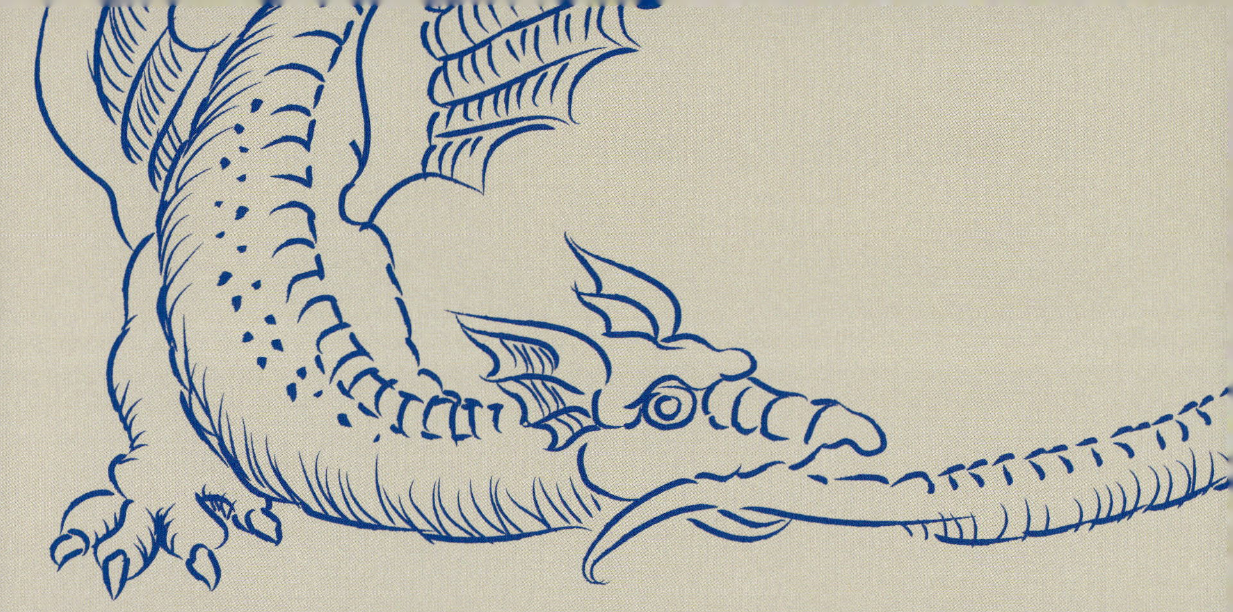

Teil 5
Anhang

17 Empfehlungsbogen

Empfehlungen für:	
zusammengestellt am:	

Medikament:	vor/nach dem Essen	morgens	mittags	abends	nachts

Bevorzugen Sie folgende Nahrungsmittel:

Vermeiden Sie folgende Nahrungsmittel:

Was Sie jeden Tag tun sollten:

Trinken Sie morgens auf nüchternen Magen eine Tasse warmes Wasser.
Darüber hinaus:

► **Abb. 17.1** Empfehlungsbogen. © Casagrande C. Spagyrik nach Alexander von Bernus. 4.Aufl. Stuttgart: Haug; 2019

18 Literatur

[1] Banzhaf H, Haebler A. Schlüsselworte der Astrologie. 1. Aufl. München: Heinrich Hugendubel; 2008

[2] von Bernus A: Alchymie und Heilkunst. 5. Aufl. Dornach: Verlag am Goetheanum; 1994

[3] Casagrande C: Die Zeit der Schattenblütenfrau – Eine Reise durch die Wechseljahre. 2. überarb. Aufl. Nordstedt: Books on Demand; 2011

[4] Coulter HL. Divided Legacy, Volume I. 2. Aufl. Washington D. C.: Center for Empirical Medicine; 1994

[5] Coulter HL. Divided Legacy, Volume II. 1. Aufl. Berkely: North Atlantic Books; 2000

[6] Dahlke R, Klein N. Das senkrechte Weltbild. 1. Aufl. Berlin: Ullstein; 2005

[7] Gebelein H. Alchemie. 2. Aufl. München: Eugen Diederichs; 1996

[8] Geerk F. Paracelsus – Arzt unserer Zeit. 2. Aufl. Zürich: Benziger; 1993

[9] Grün A. Gesundheit aus geistlicher Sicht. 11. Aufl. Münsterschwarzach: Vier Türme; 2005

[10] Grün A. Leben aus dem Tod. 7. Aufl. Münsterschwarzach: Vier Türme; 2006

[11] Haage BD. Alchemie im Mittelalter. 2. Aufl. Düsseldorf: Artemis & Winkler; 2000

[12] Helmstädter A. Pharmazie und Alchemie – Die spagyrischen Vorschriften des HAB. Dt. Apotheker Zeitung. 1989; 129: 119

[13] Helmstädter A. Spagyrische Arzneimittel – Pharmazie und Alchemie der Neuzeit. 1. Aufl. Stuttgart: Wissenschaftliche Verlagsgesellschaft; 1990

[14] Homöopathisches Arzneibuch 2008 (HAB 2008). Amtliche Ausgabe. 2. Aufl. Stuttgart: Deutscher Apotheker; 2008

[15] Junius MM. Praktisches Handbuch der Pflanzen-Alchemie. 1. Aufl. Interlaken: Ansata; 1982

[16] Krätz O. Goethe und die Naturwissenschaften. 2. Aufl. München: Callwey; 1998

[17] Laboratorium Soluna. Kompendium des Laboratoriums Soluna – Spagyrik in der täglichen Praxis. Donauwörth: Eigenverlag; 1989

[18] Laboratorium Soluna. Kompendium des Laboratoriums Soluna – Spagyrik in der täglichen Praxis. 3. Aufl. Donauwörth: Eigenverlag; 2007

[19] Laboratorium Soluna. Kompendium der spagyrischen Heilmittel nach Alexander von Bernus. Hohenfurch: Erasmus Grasser; 2007

[20] Longaker C. Dem Tod begegnen und Hoffnung finden. 2. Aufl. München: Piper; 1998

[21] Lown B. Die verlorene Kunst des Heilens. 1. Aufl. Stuttgart: Suhrkamp; 2004

[22] Mann K. Der Wendepunkt – Ein Lebensbericht. 1. Aufl. München: Nynphenburger Verlagsbuchhandlung; 1969

[23] Paracelsus. Der andere Arzt – Das Buch Paragranum (entstanden um 1530; eingeleitet und übertragen von Pörksen G): 4.– 5. Tsd. Frankfurt a. M.: Fischer; 1991

[24] Priesner C, Figala K (Hrsg.). Alchemie – Lexikon einer hermetischen Wissenschaft. 1. Aufl. München: Beck; 1998

[25] Proeller C, Proeller P. Rhythmik und Heilkunst – Die Soluna-Spagyrik (Gesamtwerk). 1. Aufl. Hohenfurch: Erasmus Grasser; 2018

[26] Röcker AE. Mit Yoga Nidra das Leben meistern. 1. Aufl. Petersberg: Via Nova; 2008

[27] Saraswati SS. Asana, Pranayama, Mudra, Banda. 4. Aufl. Köln: Satyananda Yoga Zentrum; 2001

[28] Sattilaro AJ, Monte TJ. Rückruf ins Leben. 3. Aufl. Holthausen/Münster: Mahajiva; 1995

[29] Schmitt FA. Alexander von Bernus – Dichter und Alchymist. 1. Aufl. Nürnberg: Hans Carl; 1971

[30] Schmötzer W. Grundlagen der anthroposophischen Heilkunde. 1. Aufl. Bonn: Volksheilkunde; 2005

[31] Seiwert L, Küstenmacher WT. Simplify your life – Einfacher und glücklicher leben. 1. Aufl. München: Knaur; 2008

[32] Storl WD. Berserker und Kuschelbär. 1. Aufl. Braunschweig: Aurum; 1992

[33] Uecker DM. Metalle in der ganzheitlichen Therapie. 1. Aufl. Stuttgart: Sonntag; 2008

[34] Werner M, von Braunschweig R. Praxis Aromatherapie. 1. Aufl. Stuttgart: Haug; 2006

[35] Wilkens J. Misteltherapie – Differenzierte Anwendung der Mistel nach Wirtsbäumen. 1. Aufl. Stuttgart: Sonntag; 2006

19 Bezugsquellen

Solunat Nr. 23 bis einschließlich Nr. 27 sowie die Sportsalbe sind als Apothekenrezeptur erhältlich über:
Rosenapotheke Friedberg, Ludwigstraße 3,
86316 Friedberg, Telefon 0821/3432990,
Fax 0821/3432991
(siehe auch www.rosenapo24.de und info@rosenapo24.de)

Therapeutisch verwendete Pflegeprodukte von Lunasol (Kinderbalsam, Kindercreme, Sportsalbe, Johanniskrautöl, Rosenblütenwasser und Lunasol-Raumspray) können direkt bestellt werden bei:
Laboratorium Soluna, Artur-Proeller-Str. 9a,
86609 Donauwörth, Telefon 0906/7060–620
(siehe auch www.soluna.de)

„Lebenselixier" ist eine Apothekenrezeptur und zu bestellen bei:
Seemüller-Apotheke Schliersee, Rathausstr. 7a,
83727 Schliersee, Telefon 08026/94722,
Fax 08026/94723
(E-Mail: seemueller.apotheke@t-online.de)

Die APM-Salbe ist erhältlich bei:
Willy Penzel Handels- und Vertriebs-GmbH & Co.KG, Willy-Penzel-Platz 1–8,
37619 Heyen bei Bodenwerder,
Telefon 05533/97370
(siehe auch www.apm-penzel.de)

20 Über die Autorin

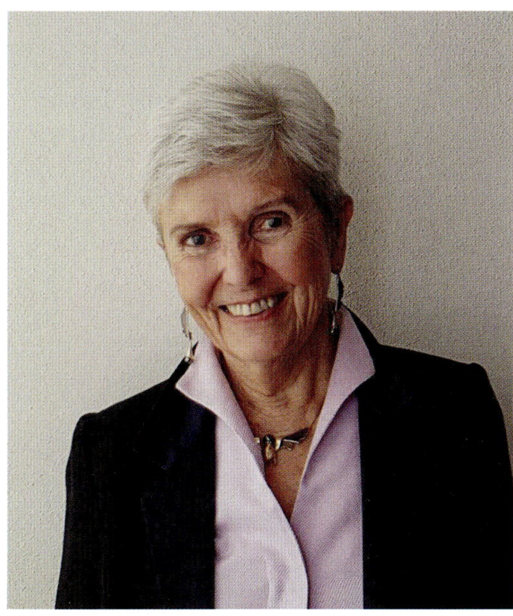

▸ **Abb. 20.1** Christina Casagrande. (Donato Casagrande, Türkenfeld)

Christina Casagrande wurde 1947 in Aschaffenburg geboren. 1952 siedelte ihre Familie in die Nähe von München um. Nach der Schule durchlief sie bis 1967 eine Ausbildung als Arzthelferin und arbeitete bis 1982 in verschiedenen internistischen Praxen, Sanatorien und Krankenhäusern in Oberbayern. Danach besuchte sie eine Heilpraktikerschule, legte 1985 die amtsärztliche Prüfung ab und eröffnete nach 2-jähriger Assistenzzeit die erste eigene Praxis in München.

Während ihrer Ausbildung zur Heilpraktikerin begegnete sie erstmals Lehrern, die ihr eine ganzheitlich-analoge Sichtweise eröffneten. Eines der wichtigsten Treffen fand 1982 mit Professor Manfred Junius statt, in dessen Spagyrik-Seminar sie unmittelbar das Zusammenwirken klassischer indischer Musik und westlicher alchemistischer Arbeit erleben durfte. Dieses praktische Erleben analoger Zusammenhänge prägte ihre Sicht- und Arbeitsweise nachhaltig. 20 Jahre und viele Treffen mit Junius später entschloss sie sich, eine Grundausbildung in ayurvedischer Heilkunde zu durchlaufen und so das Band zwischen östlicher und westlicher Alchemie/Spagyrik zu knüpfen.

Dazwischen lagen von 1986 bis 1992 Ausbildungen in Aromatherapie bei Susanne Fischer-Rizzi, Initiatorin der Firma Primavera und des Forum Essentia, Besuch des Bachblüten-Zentrums in England und tiefes Einarbeiten in die Blütentherapie, eine Ausbildung in klassischer Homöopathie in Bad Boll sowie Schulungen in anthroposophischer Heilkunde, Fußreflexzonenmassage, Phytotherapie, Atemtherapie und Yoga.

Auf Anraten von Kollegen und Lehrern besuchte sie 1994 erstmals das Laboratorium Soluna im Schloss des Alexander von Bernus in Tapfheim bei Donauwörth, wo noch das alte Labor steht, in dem aber heute keine Mittel mehr hergestellt werden. Der Laborneubau in Donauwörth kann auf Anfrage beim Laboratorium Soluna besichtigt werden.

Seit 1999 unterrichtete sie praxisbezogene Spagyrik nach von Bernus an Heilpraktikerschulen, bei Fachverbandsschulungen, hielt zu diesem Thema Vorträge bei Symposien und veröffentlichte in Fachzeitschriften. Von 2012 bis 2016 bot sie in Deutschland, Österreich und der Schweiz Intensivseminare zum Thema „Spagyrik" nach Alexander von Bernus an.

2000 erschien von ihr der heute vergriffene Ratgeber *Spagyrik, Paracelsus-Medizin im Alltag*, 2007 das Buch *Die Zeit der Schattenblütenfrau – eine Reise durch die Wechseljahre*, 2011 das Fachbuch *Komplementäre Sterbebegleitung* (Neuauflage 2019 unter dem Titel *Sterben begleiten*), dessen Mitherausgeberin sie ist, 2018 der Ratgeber *Bachblüten in Schwangerschaft, Geburt und Stillzeit*.

Aktuelle Informationen zu Christina Casagrande im Internet unter:

www.christina-casagrande.com

Sachverzeichnis